Fibrinklebung in der Ophthalmochirurgie

Fibrinklebung in der Ophthalmochirurgie

Herausgegeben von
Werner Buschmann und Ulrich Mester

168 Einzelabbildungen, davon 140 in Farbe; 19 Tabellen

Ferdinand Enke Verlag Stuttgart 1995

Professor Dr. med. WERNER BUSCHMANN
Mohnstraße 11
D-97080 Würzburg

Professor Dr. med. ULRICH MESTER
Chefarzt der Augenklinik am
Knappschafts-Krankenhaus Sulzbach
An der Klinik 10
D-66280 Sulzbach

Die Deutsche Bibliothek – CIP-Einheitsaufnahme

Fibrinklebung in der Ophthalmochirurgie / hrsg. von
Werner Buschmann und Ulrich Mester. – Stuttgart :
Enke, 1995
ISBN 3-432-26701-0
NE: Buschmann, Werner [Hrsg.]

Wichtiger Hinweis:

Wie jede Wissenschaft ist die Medizin ständigen Entwicklungen unterworfen. Forschung und klinische Erfahrung erweitern unsere Erkenntnisse, insbesondere was Behandlung und medikamentöse Therapie anbelangt. Soweit in diesem Werk eine Dosierung oder eine Applikation erwähnt wird, darf der Leser zwar darauf vertrauen, daß Autoren, Herausgeber und Verlag große Sorgfalt darauf verwandt haben, daß diese Angabe dem ***Wissensstand bei Fertigstellung des Werkes*** *entspricht.*

Für Angaben über Dosierungsanweisungen und Applikationsformen kann vom Verlag jedoch keine Gewähr übernommen werden. ***Jeder Benutzer ist angehalten,*** *durch sorgfältige Prüfung der Beipackzettel der verwendeten Präparate und gegebenenfalls durch Konsultation eines Spezialisten, festzustellen, ob die dort gegebene Empfehlung für Dosierungen oder die Beachtung von Kontraindikationen gegenüber der Angabe in diesem Buch abweicht. Eine solche Prüfung ist besonders wichtig bei selten verwendeten Präparaten oder solchen, die neu auf den Markt gebracht worden sind.* ***Jede Dosierung oder Applikation erfolgt auf eigene Gefahr des Benutzers.*** *Autoren und Verlag appellieren an jeden Benutzer, ihm etwa auffallende Ungenauigkeiten dem Verlag mitzuteilen.*

Geschützte Warennamen (Warenzeichen®) werden **nicht** immer besonders kenntlich gemacht. Aus dem Fehlen eines solchen Hinweises kann also nicht geschlossen werden, daß es sich um einen freien Warennamen handelt.

Satz: Photocomposition Jung, F-67420 Diespach/Plaine, gesetzt in 10/11 Punkt Times auf Linotronic 330
Druck: Druckhaus Götz GmbH, D-71636 Ludwigsburg

Geleitwort

Die Chirurgie des Auges entwickelt sich nicht kontinuierlich. Dies zeigt das Beispiel der Kataraktchirurgie: Albrecht v. Graefes Lappenschnitt war eine Methode mit neuartiger Wundkonstruktion und (autochtoner) Fibrinklebung. Eine „no stich"-Methode *mußte* es sein, denn man verfügte noch nicht über geeignetes Nahtmaterial. Spätere Augenarztgenerationen sahen darauf aus historisierender Fehleinstellung mit größter Anerkennung für seine Risikobereitschaft zurück, während sie die Bindehaut- und Korneoskleralwunde natürlich mit Nähten versorgten (ja bedauerten ihn vielleicht sogar mit der Überheblichkeit der Nachgeborenen ob seiner so viel unsichereren Methode). Die Nähte schienen uns einer der entscheidendsten Fortschritte zu sein, sie wegzulassen nahezu undenkbar. Und nahtlos auf eine selbstschließende Wundarchitektur zu vertrauen, erscheint auch heute noch vielen als zu riskant.

Mit der in diesem Buch (von MESTER, GREWING, DIETZE und KLEMEN) beschriebenen Fibrinklebung in der Kataraktchirurgie gehen wir indes auf das v. Graefesche Prinzip zurück – nur daß wir uns nicht auf das zufällige Vorhandensein von genügend eigenem Fibrin verlassen, sondern standardisiertes zusätzlich applizieren. Die natürliche Wundheilung – und damit die verziehungsfreie Wiederherstellung des optisch wirksamen Sphäroids Auge – wird damit qualitativ viel besser imitiert, als es mit Nähten beliebiger Anordnung erreichbar wäre (allerdings ist damit nicht die Frage beantwortet, ob die natürliche Heilung dieser iatrogenen Wunde auch die festeste, d.h. sicherste ist – und für welche Zeiträume).

Auch die von BUSCHMANN angegebene Klebung einer verletzten Linsenkapsel ahmt einen spontanen Heilverlauf nach – welcher zwar schon vor seinen umfangreichen Versuchen zuweilen beobachtet, aber noch nicht genügend verstanden war. Auch hatte die Natur wegen der meist nicht ausreichenden Präsenz von Fibrin (und dagegen anderer ungünstiger Randbedingungen, wie z. B. das Aufquellen mitverletzter Linsenzellen) nur selten „Erfolg". Die von ihm inaugurierte Methode begegnete daher zunächst verbreiteter Skepsis – zumal sich die Kataraktchirurgie mit Implantation einer Kunststofflinse gleichzeitig gerade in einem unerhörten Aufbruch befand. Mußte es vielen nicht als abenteuerlich erscheinen, wenn durch eine äußerst komplizierte Mikrofluid-chirurgische Technik ein Organteil zu erhalten versucht werden sollte, welches doch auf so elegante Weise gegen ein klares Implantat ausgetauscht werden konnte, und das, im Auge belassen, bei Fehlschlag der Methode durch Quellung, Phakolyse und vielleicht Infektion kaum beherrschbare Komplikationen mit schmerzhaften hohen Drucksteigerungen und intraokularen Entzündungen hervorrufen würde?

Indes: Bei den durch Unfälle am häufigsten betroffenen jungen Patienten ist die prothetische Versorgung durch Intraokularlinsen mit gegenwärtig üblichem Design wegen des (einseitigen!) Verlustes der Akkommodation noch wenig befriedigend, die berufliche Rehabilitation oft sehr erschwert. Das legitimiert große wissenschaftliche und operative Anstrengungen. Die inzwischen bei der Fibrinklebung verletzter Linsen gewonnenen Erfahrungen zeigen zudem, daß bei sachgerechter Ausführung die vorgenannten Bedenken nicht gerechtfertigt sind – Quellung und Phakolyse werden gestoppt, Infektionsprobleme sind nicht aufgetreten und die gelegentlich beobachteten passageren Druckanstiege waren medikamentös zu beherrschen.

An wen wendet sich das Buch? Zunächst einmal natürlich an die Operateure. In 10 wohlabgerundeten Kapiteln mit einer Fülle von Einzelartikeln aus fast allen Bereichen der Ophthalmochirurgie wird die jeweilige Technik vermittelt, wiedergegeben von Erfahrenen und eingebettet in den Rahmen technischer, apparate- und instrumentenbedingter Voraussetzungen und der chemischen und biologischen Hintergründe. Dabei ist dem Verlag zu danken, daß er durch den großzügigen Umfang Überschneidungen zugelassen, und dadurch auch die Möglichkeit einer schnellen Orientierung über einen für den nachschlagenden Leser gerade aktuellen Teilaspekt ermöglicht hat.

Darüber hinaus wendet sich das Buch aber auch an schlechthin jeden praktizierenden oder noch in Ausbildung befindlichen Augenarzt, spielt doch – besonders deutlich bei der Linsenklebung – die wochen- und monatelange, akribische und um die wichtigen Zeichen wissende Nachkontrolle an der Spaltlampe durch den niedergelassenen Kollegen die entscheidende Schlüsselrolle für den funktionellen Erfolg.

Beide werden die klaren Definitionen der Grenzen und Indikationen begrüßen, die für den einen die Maxime zum überlegten Handeln, für den anderen die Entscheidung zur Überweisung begründen.

Die gegenwärtigen Anforderungen an eine ökonomische Medizin sind der Entwicklung hochspezialisierter Einzeltechniken eher nicht förderlich. Bestand soll nur haben, was sich in häufiger, ja massenhafter Anwendung bewährt, Arbeitsgänge schneller und sicherer und damit (vielleicht) sogar kostengünstiger macht. Die Herausgeber haben diese Forderungen jahrelang als Hemmnis erlebt, die notwendigen Konsequenzen klar erkannt und die beiden wichtigsten Lösungswege angegeben: die grundlegende Methode der Fibrinklebung am Auge allgemein mit verschiedensten sinnvollen Indikationen weit zu verbreiten und die an den Operateur besonders hohe Anforderungen stellende und zugleich seltener indizierte Mikroapplikation bei Linsenklebung an besonderen Zentren zu konzentrieren. Auch für dieses Verdienst muß man ihnen danken und sie beglückwünschen.

Die Fibrinklebung ist einer der ältesten und zugleich der modernsten Zweige der Mikrofluidchirurgie, in welcher mechanisches Instrumentarium und Material durch den gezielten Einsatz von Flüssigkeiten verschiedenster taktischer Eigenschaften ebenso wirkungsvoll wie schonend ersetzt wird. Auch in dieser Hinsicht ist das Buch Pionierarbeit. Ich wünsche ihm den verdienten vollen Erfolg.

München, im März 1995 MANFRED MERTZ

Vorwort

Mehr als 12 Jahre sind seit dem ersten Bericht über die erfolgreiche Anwendung der Fibrinklebung zur Rettung einer verletzten Linse des menschlichen Auges vergangen; erst jetzt – zeitgleich mit der Fertigstellung dieses Buches – beginnen 15 deutsche Augenkliniken mit dem routinemäßigen Einsatz dieser Methode. Die Verzögerung ist sicher dadurch mitbegründet, daß die Anwendung des Fibrinklebers in Augenkliniken bisher überhaupt noch nicht üblich war – sehr im Gegensatz zu anderen Fachgebieten, die seit vielen Jahren in erheblichem Umfang davon Gebrauch machen (Hals-Nasen-Ohrenheilkunde, Neurochirurgie, Gefäßchirurgie, plastische Chirurgie, Unfallchirurgie, Geburtshilfe und Gynäkologie).

So bin ich meinen Koautoren sehr dankbar dafür, daß sie mit dem erfolgreichen Einsatz der Fibrinklebung in der nahtlosen Kataraktchirurgie, in der Bindehaut- und Tränenwegschirurgie, in der ophthalmologischen plastischen Chirurgie und in der Augenmuskelchirurgie Anwendungsgebiete mit weit höherer Operationsfrequenz eröffnet haben, die zur routinemäßigen Bereithaltung und Einsatzbereitschaft der Fibrinklebung in Augenkliniken führen werden. Dann steht das Verfahren auch zur Verfügung, wenn es – meist nachts oder am Wochende – gilt, eine verletzte Linse zu retten. – Herrn MESTER danke ich außerdem für die Übernahme der herausgeberischen Arbeit bezüglich der Beiträge zur Kataraktchirurgie.

In den genannten ophthalmologischen Anwendungsgebieten ist die Fibrinklebung eine vorteilhafte Alternative zu anderen (meist Naht-) techniken oder eine wertvolle Ergänzung, doch bei atrophischer Bindehaut mitunter die einzige Möglichkeit. Letzteres gilt in jedem Fall für Verletzungen der Linsenkapsel. Nur durch mikrochirurgische Fibrinklebung ist ein wasserdichter Verschluß von Wunden der vorderen und hinteren Linsenkapsel zu erreichen. Das Ergebnis ist eine umschriebene Narbe in einer ansonsten klaren, akkommodationsfähigen Linse. Meist liegen die Verletzungen nicht genau in der optischen Achse, so daß auch die volle Sehschärfe wieder erreicht wird. Rosetten und Vakuolen können sich vollständig zurückbilden.

Da es sich hierbei nicht um eine Variante eines gängigen Operationsverfahrens handelt, sondern um das weltweit erste chirurgische Verfahren zur Rettung verletzter Linsen überhaupt, war es erforderlich, zusätzlich zur Methode auch die erarbeitete Indikationsstellung zu beschreiben sowie auf die Kriterien zur Verlaufsbeobachtung, die Nachbehandlung und die Ergebnisse näher einzugehen. Bewußt haben wir auch alle ungünstigen Verläufe in die Ergebnisdarstellung aufgenommen, da deren Analyse auf der Grundlage unseres heutigen Erkenntnisstandes besonders lehrreich ist. Das führte zu einem vergleichsweise großen Umfang dieses Kapitels und erforderte die Aufnahme zahlreicher Farbabbildungen – mit der Folge hoher Druckkosten. Der Firma Immuno GmbH Heidelberg gilt deshalb unser besonderer Dank für den erheblichen Druckkosten-Zuschuß, der die Veröffentlichung dieses Buches erst ermöglichte.

Herzlichen Dank sage ich Herrn Professor LEYDHECKER, der als Klinikdirektor den Einsatz der Fibrinklebung wirksam unterstützte, meinen fleißigen und ausdauernden Doktoranden, die die minutiösen Arbeiten (vor allem an Rattenaugen!) ausführten, und allen am klinischen

Einsatz der Methode und an der Ergebnisauswertung beteiligten Mitarbeitern der Universitäts-Augenklinik Würzburg – insbesondere Frau Professor LINNERT, Frau Oberärztin SOLD, Herrn Professor WALLER und den Fotolaborantinnen Frau KUTTA, Frau SACHS und Frau KARG; ebenso den niedergelassenen Kolleginnen und Kollegen sowie Herrn Professor BARTHELMESS für die Überweisung einschlägiger Unfallpatienten und für die Nachuntersuchungsberichte. Meiner Arzthelferin Frau DIETZ danke ich besonders herzlich für das Schreiben der Manuskripte und die Ausdauer bei der Einarbeitung der Korrekturen und Ergänzungen.

Dem Enke Verlag sind alle Autoren außerordentlich dankbar für die zügige Veröffentlichung und die hervorragende Gestaltung des Buches; wir danken ferner den Verlagen Bernecker, Melsungen, Enke, Stuttgart, Slack Inc., Thorofare und Springer, Heidelberg, für die Genehmigung zur Reproduktion bereits früher veröffentlichter Abbildungen.

Möge unser aller Arbeit recht vielen Patienten Nutzen bringen!

Würzburg, im März 1995 WERNER BUSCHMANN

Autorenverzeichnis

AICHMAIR, HERMANN, Univ.-Prof. Dr. med., Wiss. Leiter der Akademie für den orthoptischen Dienst, Lazarettgasse 14, A-1090 Wien

BUSCHMANN, WERNER, Prof. Dr. med., Mohnstraße 11, D-97080 Würzburg

DIETZE, ULRICH, Doz. Dr. med. habil., Chefarzt der Abteilung für Augenheilkunde im Krankenhaus im Friedrichshain, Landsberger Allee 49, D-10249 Berlin

DUM, NORBERT, Dr. rer. nat., Immuno GmbH, Abt. med. Information, Im Breitspiel 13, D-69126 Heidelberg

EDEL, GEORG, Prof. Dr. med., Direktor des Pathologischen Institutes am St. Franziskus-Hospital, Hohenzollernring 64, D-48145 Münster

EMMERICH, KARL-HEINZ, Priv.-Doz. Dr. med., Direktor der Augenklinik der Städtischen Kliniken Darmstadt, Heidelberger Landstraße 379, D-64297 Darmstadt

GREWING, RALF, Dr. med., Oberarzt am Knappschaftskrankenhaus Sulzbach, Augenklinik, An der Klinik 10, D-66280 Sulzbach

KLEMEN, ULRICH, Univ.-Prof. Prim. Dr. med., Augenabteilung am Krankenhaus St. Pölten, Propst Führerstraße 4, A-3100 St. Pölten

KÖNIG, BRITTA, Dr. rer. nat., Immuno GmbH, Abt. Med. Information, Im Breitspiel 13, D-69126 Heidelberg

KUCHAR, ANDREAS, Dr. med., Universitäts-Augenklinik Wien, Abteilung A, Währinger Gürtel 20, A-1090 Wien

ODAR, JOHANN, Dr., Immuno GmbH, Abt. Wundversorgung, Im Breitspiel 13, D-69126 Heidelberg

MELLIN, KARIN-BRIGITTE, Prof. Dr. med., Abteilung für Erkrankungen des vorderen Augenabschnittes, Universitäts-Augenklinik Essen, Hufelandstraße 55, D-45122 Essen

MESTER, ULRICH, Prof. Dr. med., Chefarzt der Augenklinik am Knappschafts-Krankenhaus Sulzbach, An der Klinik 10, D-66280 Sulzbach

RIEKEL, BURKHARDT, Immuno GmbH, Abt. Klinische Forschung, Im Breitspiel 13, D-69126 Heidelberg

SCHACHTLER, RALPH, Dipl.-Biol., Immuno GmbH, Abt. Wundversorgung, Im Breitspiel 13, D-69126 Heidelberg

STEINKOGLER, FRANZ-JOSEF, Univ.-Prof. Dr. med., Universitäts-Augenklinik Wien, Abteilung A, Währinger Gürtel 20, A-1090 Wien

WIRTH, CHRISTIAN, Dr. med. vet., Immuno GmbH, Abt. Wundversorgung, Im Breitspiel 13, D-69126 Heidelberg

Inhalt

1 Fibrinklebung in der operativen Medizin

1.1 Applikationstechniken bei der Fibrinklebung

R. Schachtler, Ch. Wirth, J. Odar

1.1.1 Grundsätzliche Aspekte

Die Fibrinklebung hat seit ihrer Einführung in den siebziger Jahren in der operativen Medizin einen hohen Stellenwert erreicht. Zu den sogenannten klassischen Indikationen kamen vor allem in jüngerer Zeit Anwendungsbereiche auf dem Gebiet der Endoskopie, laparoskopischen Chirurgie und Ophthalmochirurgie hinzu. Durch die Vielfalt der Einsatzmöglichkeiten der Fibrinklebung ergeben sich unterschiedliche Klebe- und Applikationstechniken.

Für die Fibrinklebung sind zwei Komponenten notwendig: eine hochkonzentrierte, zähflüssige Fibrinogenlösung und eine wässrige Thrombinlösung (Abb. 1.1–1). Beide Kleberkomponenten werden zu gleichen Volumenanteilen auf die Klebefläche aufgetragen, und es bildet sich bei Fibrinklebern mit physiologischer Ionenstärke weißliches Fibrin (*Redl* und Mitarb. 1986). Die Resorptionszeit des verfestigten Fibrins entspricht der bei jeder Wundheilung zu beobachtenden Resorption körpereigenen Fibrins.

Neben Gewebevereinigung, Hämostase und Förderung der Wundheilung ist bei einem homologen Fibrinkleber besonders die vollständige Resorbierbarkeit und die sehr gute Verträglichkeit hervorzuheben. Mit der Fibrinklebung steht dem Operateur somit nicht nur ein Klebstoff, sondern ein biologisches System zur Verfügung.

1.1.2 Vorbereitung

Das Fibrinklebesystem existiert als tiefgefrorenes Präparat (z. B. in Fertigspritzen als Tissucol® DUO S, Fa. IMMUNO, Heidelberg) oder als lyophilisiertes Material mit Lösungsmittel (z. B. als TISSUCOL®-Kit). Das

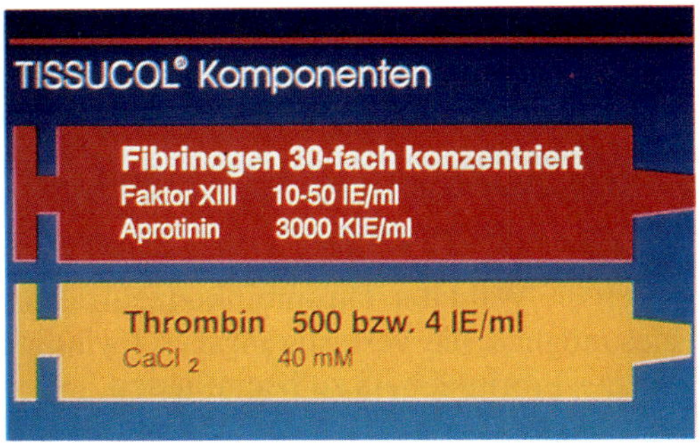

Abb. 1.1-1 Die zwei Komponenten der Fibrinklebung.

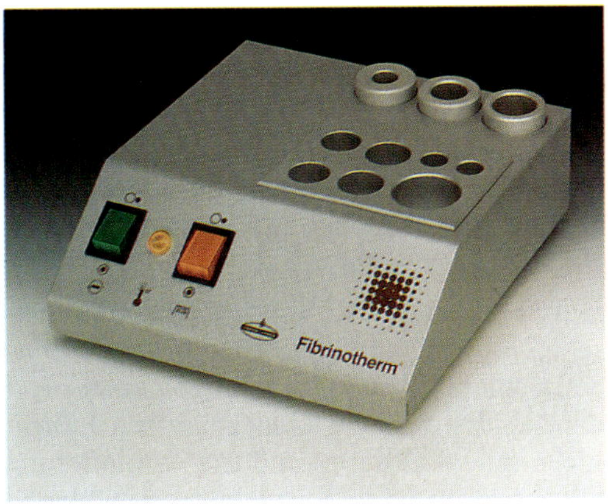

Abb. 1.1-2 Fibrinotherm®, kombiniertes Wärme- und Rührgerät.

Lyophilisat wird idealerweise in dem kombinierten Wärme- und Rührgerät „Fibrinotherm" (Abb. 1.1–2) gelöst.

Zum Auftauen des tiefgefrorenen Produktes verwendet man am besten ein steriles Wasserbad von 37° C, in das das fertige Doppelspritzensystem gelegt wird. Der Auftauvorgang dauert je nach Packungsgröße zwischen 3 und 10 Minuten.

1.1.3 Dosierung

Das nötige Volumen an Fibrinkleber richtet sich nach der Größe der zu klebenden oder zu beschichtenden Oberfläche bzw. nach der Größe des auszufüllenden Defektes. Bei der Klebung von Flächen kann als Anhaltspunkt dienen, daß 0,5 ml Tissucol® für eine Fläche von mindestens 5 cm^2 ausreichen. Verwendet man zur Auftragung das Duploject-System mit Sprühkopf, so läßt sich mit 0,5 ml Tissucol je nach Indikation eine Fläche von mindestens 12,5 cm^2 bis zu 50 cm^2 beschichten.

1.1.4 Schichtdicke/Resorptionszeit

Die Schichtdicke ist neben der Aprotininkonzentration im Clot und der fibrinolytischen Aktivität im umgebenden Gewebe für die Dauer der Resorptionszeit, dem geweblichen Durchbau und damit letztendlich für die Dauer der Wundheilung entscheidend (*Pflüger* 1986; *Spängler* 1976). Die Fibrinschicht sollte daher für einen rascheren Heilungsablauf und eine zartere Narbenbildung möglichst dünn sein (*Pesch* und Mitarb. 1984). Dies gilt besonders dann, wenn Diffusionsvorgänge, wie z. B. durch die Fibrinkleberschicht bei Hautklebungen, nicht behindert werden sollen (*Edinger* und Mitarb. 1982; *Heine* und Mitarb. 1982; *Spehr* 1985).

Durch die weißliche Verfärbung physiologischen Fibrins kann die Schichtdicke des aufgetragenen Fibrinklebers abgeschätzt werden. Es ist möglich, überschüssigen Fibrinkleber zu lokalisieren und zur Verhinderung von unerwünschten Verklebungen wieder zu entfernen. Bei der Versiegelung oberflächlicher Wunden, wie z. B. in der Rhinophymchirurgie, kann Fibrinkleber auch dick aufgetragen werden. Hier stellt das physiologische Fibrin einen „Epithelverband" dar (*Staindl* 1986).

1.1.5 Durchmischung/Reißfestigkeit

Die höchste Reißfestigkeit wird erzielt, wenn die beiden Komponenten zu gleichen Volumenanteilen gut durchmischt aufgetragen werden (*Seelich* und Mitarb. 1984). Um eine möglichst große Haftfestigkeit zu erreichen, sollte vor der Applikation überschüssige Flüssigkeit von den Wund- und Gewebeoberflächen entfernt werden.

Ein weiterer, wesentlicher Parameter für die Reißfestigkeit ist die Konzentration von Fibrinogen in der einen Komponente des Fibrinklebesystems. Eine Verdünnung führt zur Abnahme der Reißfestigkeit (*Lindner* und Mitarb. 1980; *Seelich* 1980). Für eine hohe innere Reißfestigkeit des Fibrinclots ist jedoch die Ausbildung einer physiologischen Fibrinstruktur, wie sie bei Tissucol® gebildet wird, notwendig (*Redl* und Mitarb. 1986).

In den USA werden in anderen Fachbereichen mangels industrieller Fibrinkleber vom Anwender selbst hergestellte autologe Fibrinogenpräparationen in Kombination mit bovinem Thrombin verwendet. Die Eigenschaften autologer Kleber sind, da sie auf Einzelspenden beruhen, nicht standardisiert und weisen individuell bedingte Schwankungen auf. Auch die Fibrinogenkonzentration beträgt maximal 50% im Vergleich zu standardisierten industriellen Fibrinklebern (*Sierra* 1993). Erfahrungen mit industriellen hochkonzentrierten Präparaten lassen sich deshalb auf autologe Kleber nicht übertragen.

1.1.6 Verfestigungsgeschwindigkeit/ Adaptionsdauer

Durch die Wahl der Thrombinkonzentration ist es möglich, die Verfestigungsgeschwindigkeit des Fibrinklebers zu beeinflussen.

Zur schnellen Verfestigung wird hochkonzentriertes Thrombin (500 IE/ml im TISSUCOL® Duo S/TISSUCOL® Kit) verwendet.

Schon nach wenigen Sekunden werden erste Fibrinfäden sichtbar, nach etwa drei Minuten sind etwa 70% der endgültigen Reißfestigkeit erreicht. Die schnelle Verfestigung wird gewählt, wenn an der Klebestelle keine weiteren Manipulationen notwendig sind oder eine schnelle Blutstillung erreicht werden soll.

Bei der langsamen Klebung wird niedrig konzentriertes Thrombin (4 IE/ml im TISSUCOL® KIT) verwendet. Die Verfestigung setzt nach ca. 30–60 Sekunden ein, nach ca. fünf Minuten werden 70% der endgültigen Reißfestigkeit erreicht. Die langsame Klebung kommt zum Einsatz, wenn weitere Manipulationen, wie z. B. die Adaption eines Hauttransplantates notwendig sind. Die Klebestelle muß daher bei Verwendung hochkonzentrierten Thrombins mindestens drei Minuten, bei niedrig konzentriertem Thrombin mindestens fünf Minuten belastungs- und spannungsfrei gehalten werden.

1.1.7 Applikationstechniken und Geräte

Schichtweise Applikation

Bei der schichtweisen Applikation werden die beiden Komponenten nacheinander auf die Klebestelle aufgetragen. Bei Verwendung hoher Thrombinkonzentrationen können jedoch infolge der raschen Gerinnung Grenzschichten entstehen, die eine gute Durchmischung der Komponenten behindern. Der entstehende Fibrinclot ist dann inhomogen und von geringerer Festigkeit als bei vollkommener Durchmischung der beiden Komponenten (*Seelich* 1984). Wenn möglich, sollten daher immer Applikationssysteme, wie z. B. das Doppelspritzensystem Duploject, die eine gute Durchmischung der Komponenten gewährleisten, Verwendung finden. Klinische Anwendung findet die schichtweise bzw. sequenzielle Applikation der Klebekomponenten, z. B. bei der Fibrinpleurodese bei malignem Pleuraerguß (*Kreuser* und Mitarb. 1985) und bei der Versorgung parenchymatöser Organe (*Scheele* und Mitarb. 1992).

Das Doppelspritzensystem Duploject, Fa. Immuno, Heidelberg (Abb. 1.1–3), mit Ansatzstück und Kanüle ermöglicht das gleichzeitige Auftragen der Komponenten zu gleichen Anteilen. Die Durchmischung erfolgt automatisch in einer stumpfen Kanüle. Wird jedoch das Auftragen unterbrochen, gerinnen die Komponenten in der Kanüle. Die Kanüle muß entfernt und durch eine neue ersetzt werden. Um das mehrfache Wechseln der Kanüle zu vermeiden, wird bisweilen nur das Anschlußstück zum Auftragen verwendet.

Seelich und *Redl* (1984) haben die Wirksamkeit unterschiedlicher Klebetechniken – schichtweise Applikation versus Applikation mit Duploject – untersucht. Durch Versetzen einer der Komponenten mit einem Farbstoff wird die optimale Vermischung beim Einsatz des Duplojects durch die gleichmäßige Farbstoffverteilung veranschaulicht. Messungen der Reißfestigkeit von Rattenhautklebungen haben gezeigt, daß infolge der guten Durchmischung bei Verwendung des Duplojects deutlich höhere Werte als beim getrennten Auftragen der beiden Komponenten erreicht werden. Das Duploject mit Ansatzstück und Kanüle wird klinisch von allen Applikationsarten am häufigsten eingesetzt.

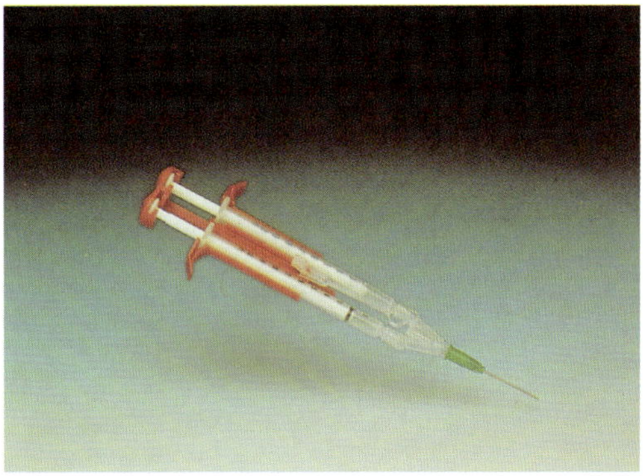

Abb. 1.1-3 Doppelspritzensystem Duploject® mit Anschlußstück und Mischkanüle.

Doppelspritze mit Sprühkopf

Bei Verwendung des Duplojects mit aufgesetztem Sprühkopf wird dieser durch einen Schlauch mit eingebautem Sterilfilter mit dem Tissomat® (Abb. 1.1–4) verbunden. Dieses Gerät, das an eine in Operationsräumen übliche Druckluftquelle (Preßluft oder Stickstoff) angeschlossen werden kann, ermöglicht die Einstellung des gewünschten Drucks (2–3 bar) und hat einen Fußschalter zum Ein- und Ausschalten des Gasstroms.

Durch den austretenden Gasstrom kann zunächst unerwünschte Flüssigkeit, z.B. Blut, von der Wundfläche weggeblasen werden. Erst wenn der Kolben am Duploject gedrückt wird, werden die beiden Komponenten auf die Wundfläche aufgesprüht und bilden dort eine dünne gleichmäßige Fibrinschicht. Nicht zu klebende Areale sollen vorher abgedeckt werden. Mit dieser Methode können in kurzer Zeit große Flächen versorgt und dabei gleichzeitig Fibrinkleber eingespart werden.

Zu beachten ist dabei prinzipiell, daß jede Druckgasanwendung das potentielle Risiko eines Gasemphysems, einer Gewebs- bzw. Organruptur oder eine Luftembolie in sich birgt, die lebensbedrohlich sein können. Das Duploject-System mit Sprühkopf darf deshalb in umschlossenen Körperbereichen oder einem geringeren Abstand als 10 cm von Gewebe nicht eingesetzt werden. Grundsätzlich sind die Gebrauchsanweisungen zu beachten.

Klinisch wird die Anwendung des Sprühverfahrens z.B. bei Hauttransplantationen (*Grabosch* und Mitarb. 1991), zur Blutstillung an parenchymatösen Organen, zur Prophylaxe von Lymphfisteln (*Waclawiczek* und Mitarb. 1986) oder zur Wundversiegelung in der Rhinophymchirurgie verwendet (*Straindl* 1986).

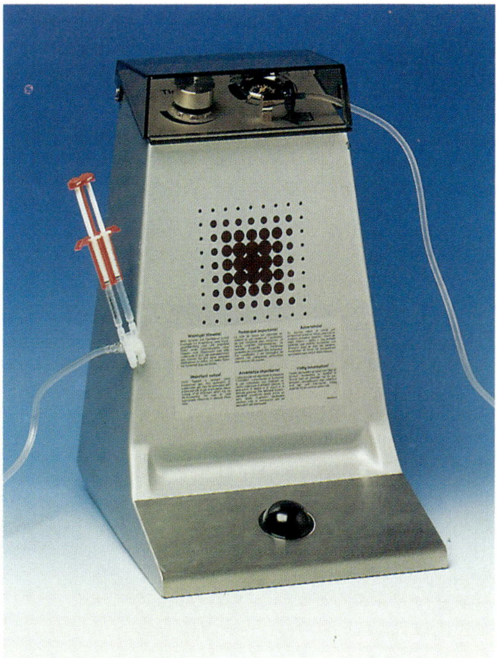

Abb. 1.1-4 Tissomat® mit Duploject und Sprühkopf.

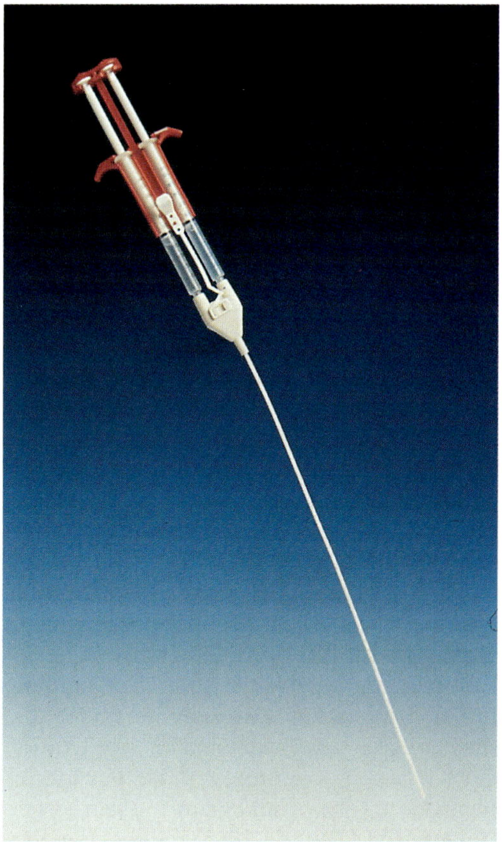

Abb. 1.1-5 Applikationskatheter Duplocath 25 und 180 cm.

Doppelspritze mit Applikationskatheter

Applikationskatheter (Abb. 1.1–5) wurden entwickelt, um die Anwendung des Fibrinklebers in schwer zugänglichen Bereichen des Operationsfeldes zu ermöglichen. Dies gilt insbesondere für die Bereiche Endoskopie und minimal-invasive Chirurgie.

Über ein Anschlußstück werden die Kleberproteinlösung Tissucol® und die Thrombinlösung in zwei getrennte Kanäle des Katheters befördert. Am Ende des Katheters treten die beiden Kleberkomponenten aus.

Mikroapplikator

Der Mikroapplikator erlaubt die simultane Applikation der Fibrinkleberkomponente in kleinsten Mengen (s. Kap. 9, Abb. 9-6). Er kann nicht nur in der Ophthalmologie, sondern überall dort, wo kleine Mengen des Fibrinklebers präzise appliziert werden sollen, eingesetzt werden.

1.1.8 Kombination des Fibrinklebers mit Trägermaterialien

Bei einigen Indikationen ist die kombinierte Anwendung mit Trägermaterialien, wie Kollagenvlies, Fascie, Dacron-Materialien, u.a., sinnvoll. Besonders zur Blutstillung bei Sickerblutungen empfiehlt sich das flächenhafte Auftragen der Kleberkomponenten mittels Kollagenvlies (*Roth* und Mitarb. 1991; *Scheele* und Mitarb. 1990; *Üranüs* 1991). Es ermöglicht während der Verfestigung eine Tamponade und verhindert ein Wegschwemmen der Komponenten. Beide Komponenten werden auf das Kollagenvlies aufgetragen und dieses sofort auf die möglichst trockene Wundfläche appliziert. Um das Ankleben von Instrumenten oder Handschuhen zu vermeiden, empfiehlt es sich, diese vorher anzufeuchten. Das Trägermaterial sollte bis zur weitgehenden Verfestigung des Fibrinklebers mindestens 3–5 min angedrückt werden. Unter den Wundauflagen nimmt das Kollagenvlies im Gegensatz zu oxidierter Zellulose und Gelatine eine herausragende Stellung bezüglich hämostyptischer Wirksamkeit und klinischer Verträglichkeit ein (*Silverstein* und Mitarb. 1980; *Stemberger* und Mitarb. 1992).

1.1.9 Kombination des Fibrinklebers mit anderen Substanzen

Der Fibrinkleber wird als physiologische Matrix in Verbindung mit Spongiosa (*Braun* 1986), mit Hydroxylapatit (*Voy* und Mitarb. 1986; *Wullstein* und Mitarb. 1981; *Zöllnert* 1983) und mit Antibiotika (*Voy* und Mitarb. 1986; *Goudarzi* 1983; Wahler und Mitarb. 1986; *Zilch* und Mitarb. 1986) verwendet. Bei der Kombination des Fibrinklebers mit anderen Substanzen muß allerdings beachtet werden, daß sich Klebereigenschaften, wie z. B. Verfestigungsgeschwindigkeit, Alpha-Ketten-Vernetzung oder Elastizität verändern können.

Substanzen, die oxidierend wirken (z. B. Jod, H_2O_2), Proteine denaturieren (z. B. Alkohol) oder Schwermetalle enthalten (z. B. Thiomersal) können die Wirksamkeit des Fibrinklebers beeinträchtigen. Wenn solche Substanzen, beispielsweise als Desinfektionsmittel, verwendet werden, so sind etwaige Reste vor Beginn der Klebung mit einem sterilen Tupfer möglichst vollständig zu entfernen.

Literatur

Braun, A.: Herstellung und Anwendung des Fibrin-Antibiotikum-Verbundes. In: *Reifferscheid, M.* (Hrsg.): Neue Techniken in der operativen Medizin. Springer, Berlin, Heidelberg (1986), 98–106

Edinger, D., J. Mühling, F. Schröder, C.H. Will und *W.D. Heine:* Experimentelle Klebung von Vollhauttransplantaten. In: Fibrinklebung in der Orthopädie und Traumatologie. 4. Heidelberger Orthopädie-Symposium. Thieme, Stuttgart, New York (1982), 210–217

Goudarzi, Y.M.: Klinische Erfahrungen mit einer Fibrin-Nebacetin-Spongiosaplombe zur Behandlung der chronischen Knocheninfektionen und als lokale Infektionsprophylaxe bei nicht infiziertem Knochenherd. Akt. Traumatol. 13 (1983), 205–209

Grabosch, A. und *M. Günnewig:* Die Pflege des Brandverletzten. Springer, Berlin, Heidelberg, New York, London, Paris, Tokyo, Barcelona (1991), 67–69

Heine, W.D., D. Edinger und *A. Braun*: Wundheilung nach Fibrinklebung. 4. Heidelberger Orthopädie-Symposium. Thieme, Stuttgart, New York (1982), 27–34

Kreuser, E.D., E. Seifried, U. Harsch, B. Brass, W. Schreml und *H. Heimpel*: Fibrinpleurodese bei malignen Pleuraergüssen. Dtsch. med. Wschr. 110 (1985), 1365–1368

Lindner, F., M. Elliott und *F. Holzer*: Die Optimierung des Fibrinogen-Thrombin-Klebesystems. Wien. klin. Wschr. 109 (suppl 92) (1980), 1–9

Pesch, H.J. und *J. Scheele*: Lokaler Fibrinkleberabbau im Tierexperiment – Histomorphologische Untersuchungen. In: *Scheele, J.* (Hrsg.): Fibrinklebung. Springer, Berlin, Heidelberg (1984), 38–44

Pflüger, H.: Lysis and Absorption of Fibrin Sealant (Tissucol/Tisseel). In: *Schlag, G.* und *H. Redl* (Hrsg.): Fibrin Sealant in Operative Medicine: General Surgery and Abdominal Surgery, Vol. 6. Springer, Berlin, Heidelberg (1986), 39–50

Redl, H. und *G. Schlag*: Properties of Different Tissue Sealants with Special Emphasis on Fibrinogen-Based Preparations. In: *Schlag, G.* und *H. Redl* (Hrsg.): Fibrin Sealant in Operative Medicine: General Surgery and Abdominal Surgery, Vol. 1. Springer, Berlin, Heidelberg (1986), 27–38

Roth, H. und *R. Daum*: Fibrinklebung an der Milz. Med. Welt 42 (1991), 557–559

Scheele, J. und *F.P. Gall*: Blutstillungstechniken an Milz und Leber. Stellenwert im therapeutischen Gesamtkonzept. In: *Bünte, H.* und *Th. Junginger* (Hrsg.): Jahrbuch der Chirurgie. Biermann Verlag, Zülpich, FRG (1990), 219–242

Scheele, J., D. Böckler und *R. Stangl*: Stellenwert der Fibrinklebung in der Therapie traumatischer und intraoperativer Milzverletzung. In: *Gebhardt, Ch.* (Hrsg.): Fibrinklebung in der Allgemein- und Unfallchirurgie, Orthopädie, Kinder- und Thoraxchirurgie. Springer, Berlin, Heidelberg, New York, Tokyo (1992), 47–58

Seelich, T. und *H. Redl*: Theoretische Grundlagen des Fibrinklebers. In: *Schimpf, K.* (Hrsg.): Fibrinogen, Fibrin und Fibrinkleber. Schattauer, Stuttgart, New York (1980), 199–208

Seelich, T. und *H. Redl*: Applikationstechniken. In: *Scheele, J.* (Hrsg.): Fibrinklebung. Springer, Berlin, Heidelberg, New York, Tokyo (1984), 11–16

Sierra, H.D.: Fibrin Sealant Adhesiv Systems: A Review of Their Chemistry, Material Properties and Clinical Application. J. Biomat. Applications 7 (1993), 309–352

Silverstein, M.E., K. Keown, J.A. Own und *M. Chvapil*: Kollagen Fibers as a Fleece Hemostatic Agent. J. Trauma 20 (1980), 688–694

Spängler, H.P.: Gewebeklebung und lokale Blutstillung mit Fibrinogen, Thrombin und Blutgerinnungsfaktor XII. (Experimentelle Untersuchungen und klinische Erfahrungen) Wien. klin. Wschr. 88 (suppl 49) (1976), 1–18

Spehr, C.H.: Anwendung von Fibrinkleber bei plastisch rekonstruktiven Eingriffen am kindlichen Genitale. In: *Melchior, H.* (Hrsg.): Fibrinklebung in der Urologie. Springer, Berlin, Heidelberg (1985), 65–70

Staindl, O.: The Use of Fibrin Sealant in Patients with Rhinophyma. In: *Schlag, G.* und *H. Redl* (Hrsg.): Fibrin Sealant in Operative Medicine: Plastic Surgery Maxillofacial and Dental Surgery, Vol. 4, Springer, Berlin, Heidelberg (1986), 63–70

Stemberger, A., R. Ascherl, M.A. Scherer, C.H. Kaufer, M. Pfefferer und *G. Blümel*: Hämostytika in der Chirurgie – in vitro Untersuchungen zur Stimulierung der Blutgerinnung sowie Festigkeit in Kombination mit Fibrinklebung. In: *Gebhardt, C.H.* (Hrsg.): Fibrinklebung in der Allgemein- und Unfallchirurgie, Orthopädie, Kinder- und Thoraxchirurgie. Springer, Berlin, Heidelberg, New York, Tokyo (1992), 27–37

Uranüs, S.: Die Milz und ihre aktuelle Chirurgie. W. Zuckerschwerdt, München, Bern, Wien, San Francisco (1991), 42–43

Voy, E.D. und *Z. Seremet*: Clinical trial with a mixture of tricalciumphosphate and fibrinous paste as a bone substitute in paradontal defects (Tissucol-Immuno). Materiaux d'origine biologique et biomateriaux. Biomat. (1986), 95–99

Waclawiczek, H.W. und *W. Pimpl*: Lymph Fistulae Following Lymph Node Dissections: Avoidance and Treatment by Use of Fibrin Sealing. In: *Schlag, G.* und *H. Redl* (Hrsg.): Fibrin Sealant in Operative Medicine: General Surgery and Abdominal Surgery. Vol. 6, Springer, Berlin, Heidelberg (1986), 180–183

Wahler, T.H. und *A. Haverich*: Die Fibrinklebung und der Fibrinkleberantibiotikumverbund in der Herz- und Gefäßchirurgie. In: *Reifferscheid, M.* (Hrsg.): Neue Techniken in der operativen Medizin. Springer, Berlin, Heidelberg (1986), 79–82

Wieding, J.U., H.A. Merten und. *H. Köstering*: Applikation von Fibrinogen und Fibrin bei Störungen der primären Wundheilung. Schattauer, Med. Welt 38 (1987), 581–587

Wullstein, H.L., S.R. Wullstein, K. Köster und *J. Heide*: Human Biologic Tissue Adhesive and Ceramics in Surgical Reconstruction. In: Plastic and Reconstructive Surgery of the Head and Neck. The International Symposium, Vol. 2. Rehabilitative Surgery 2. Grune and Stratton, New York (1981), 354–356

Zilch, H. und *E. Lambiris*: The Substained Release of Cefotaxim from a Fibrin-Cefotaxim Compound in treatment of Osteitis. Arch. orthop. traum. Surg. 106 (1986), 36–41

Zöllner, C., C. Beck und *G. Heimke*: Resorbierbare, poröse Trikalziumphosphat-Keramik in der Mittelohrchirurgie. Erste klinische Ergebnisse. Laryngol. Rhinol. Otol. 62 (1983), 270–275

1.2 Zur Infektionssicherheit des Fibrinklebers Tissucol

B. Riekel, B. König, N. Dum

Gerade bei einem Präparat, das so häufig und vielfältig eingesetzt wird wie der Fibrinkleber Tissucol, ist die Infektionssicherheit von höchster Bedeutung. Seit seiner Markteinführung wurde im Verlauf millionenfacher Anwendung kein einziger Fall einer Infektionsübertragung durch Tissucol bekannt. Das hohe Maß an Sicherheit wird zum einen durch sorgfältige Plasma- und Spenderselektion gewährleistet, zum anderen tragen validierte Herstellungsschritte und die hochwirksame, produktspezifische Behandlung mit feuchter Hitze als effektive Verfahrenstechnologie der Virusinaktivierung entscheidend zur Sicherheit bei.

1.2.1 Plasma- und Spenderselektion

Das für die Herstellung von Tissucol benötigte humane Plasma wird von streng ausgewählten und sorgfältig überwachten Spendern aufgebracht; die Testergebnisse jeder Einzelspende werden dokumentiert. Es wird ausschließlich Transaminase(GPT)-kontrolliertes Plasma verwendet, da pathologische GPT-Werte bei Blutspendern auf eine Infektion mit der Hepatitis Non A/Non B hinweisen und somit ein Übertragungsrisiko gegeben ist (*Aach* und Mitarb. 1981; *Alter* und Mitarb. 1981). Durch Prüfung jeder Einzelspende, des Plasmapools und des Endprodukts mittels Tests der dritten Generation auf HB_s-Antigen wird sichergestellt, daß nur HB_s-negatives Material verwendet wird. Jede Einzelspende wird auf Abwesenheit von HIV-1, HIV-2- und HCV-Antikörper geprüft und nur entsprechend Antikörper-freies Material zur Produktion herangezogen. Personen, die pathologische Plasma-GPT-Werte aufweisen oder Plasma-HB_s-Antigen-, Plasma-Anti-HIV-1-, Plasma-Anti-HIV-2- bzw. Anti-HCV-positiv sind, werden definitiv aus dem Spenderprogramm ausgeschlossen.

1.2.2 Produktspezifische Virusinaktivierung

Das Kleberproteinkonzentrat und das humane Thrombin werden einer produktspezifischen Dampfbehandlung zur Virusinaktivierung unterzogen. Bei experimentellen Validierungsuntersuchungen, in denen 10^6 „infektiöse Einheiten"* HIV-1 bzw. HIV-2 zugesetzt wurden, konnten bereits lange vor Ablauf der Dampfbehandlung keine HI-Viren mehr nachgewiesen werden. Auch andere Untersuchungen weisen HIV, den Erreger von AIDS, als sehr empfindliches Virus aus, das durch Erhitzung schnell inaktiviert wird (*Cuthbertson* und Mitarb. 1987; *McDougal* und Mitarb. 1985; *Spire* und Mitarb. 1985).

Die Vorteile des von Immuno entwickelten Inaktivierungsverfahrens liegen darin, daß Dampfdruck, Temperatur und Dauer der Behandlung im Hinblick auf eine optimale Schonung des Wirkstoffs und größtmögliche Effektivität der Virusinaktivierung produktspezifisch angepaßt werden können. Zudem wird die virusinaktivierende Effektivität des Verfahrens nicht durch Zusatz von Stabilisatoren beeinträchtigt (*Barrett* und Mitarb. 1989).

1.2.3 Klinische Studien

Die Infektionssicherheit von Plasmaderivaten kann nur anhand kontrollierter klinischer Studien nachgewiesen werden. Schon frühzeitig zeigte sich bei Infektionssicherheitsstudien mit Tissucol, daß Virushepatitiden nicht übertragen werden (Tab. 1.2–1). Bei einer in jüngster Zeit im Rahmen einer Wirksamkeitsstudie des virusinaktivierten

---

* Eine infektiöse Einheit ist definiert als jene Menge HIV, die gerade ausreicht, um in einer Kultur von HT-H9-Zellen (humane neoplastische T-Zellinie, Klon H9 [*Popovic* und Mitarb. 1984]) zu irgendeinem Zeitpunkt im Laufe von 4 Wochen eine signifikante Erhöhung der Aktivität der Reversen Transkriptase zu bewirken. Eine signifikante Erhöhung liegt dann vor, wenn die Reverse Transkriptase-Aktivität das Dreifache des Wertes einer nicht beimpften HT-H9-Zellkultur erreicht oder überschreitet.

Tabelle 1.2–1 Klinische Studien zur Infektionssicherheit von Tissucol (Anzahl von Infektionen/Anzahl der behandelten Patienten).

Fachbereich		Befund mit Fibrinkleber	Befund ohne Fibrinkleber	Quelle
Chirurgie	Hep. B Hep. NANB	8*/139 0 /155	9*/135 0 /154	*Scheele* et al. (1981)
HNO	Hep. B Hep. NANB	0/133 0/ 10	0/123 0/ 10	*Panis* u. *Scheele* (1981)
Herzchirurgie	Hep. B Hep. NANB	0/ 19 0/ 19	– –	*Sugg* (1985)
Gynäkologie	Hep. B Hep. NANB	0/ 30 0/ 31	0/ 38 0/ 38	*Eder* et al. (1986)
Herzchirurgie	Hep. B Hep. NANB Anti-HIV	1** /24 1***/20 0 /26	0/ 11 0/ 13 0/ 12	*Rousou* et al. (1989)

* Zusätzliche Gabe von Blutkonserven
/* Es handelt sich um denselben Patienten, der mehr als 100 Einheiten Blut erhalten hat.

Tabelle 1.2–2 Prospektive ICTH/SSC-Studien zur Effektivität der Virusinaktivierung durch Dampfbehandlung (Anzahl von Infektionen/Anzahl der behandelten Patienten).

Präparat	HIV-Serokonversion	Hepatitis NANB GPT	Hepatitis NANB Anti-HCV**	Hepatitis B	Quelle
F IX-Konzentrat	0/2	0/2	–	0/1	*Schimpf* (1987 u. 1988)
	0/20	0/16	0/20	0/2	*Shapiro* et al. (1992)
F VII-Konzentrat	0/1	0/1	–	0/1	*Schimpf* (1987 u. 1988)
	0/5	0/4	0/5	0/2	*Shapiro* et al. (1992, data on file)
PPSB-Konzentrat	0/67	0/21	0/12	0/20	*Preiss* et al. (1991)
	0/1	0/1	–	0/1	*Köhler* et al. (1989)
F VIII-Konzentrat	0/31	0/28	0/20	0/17	*Mannucci* et al. (1992)
Alle Präparate	0/127	0/73	0/57	0/44	

* Die Studie ist noch nicht abgeschlossen.
** Die Daten wurden retrospektiv ermittelt für Patientenproben 0,6 (und 12) Monate nach Erstbehandlung.

Fibrinklebers Tissucol durchgeführten, kontrollierten Infektionssicherheitsstudie wurde zusätzlich auf eine eventuelle HIV-Serokonversion der Probanden geprüft. Es ergaben sich keine Hinweise auf eine Übertragung von Hepatitiserregern oder HI-Viren (Tab. 1.2–1).

Die hohe Effektivität der Dampfinaktivierung zeigte sich in mehreren nach ICTH-SSC-Kriterien durchgeführten prospektiven Studien. Auch hier gab es keine Anzeichen einer Übertragung von Hepatitis oder HI-Viren (Tab. 1.2–2).

Die Validierung nach den Richtlinien des europäischen „Commitee of Proprietary Medicinal Products (CPMAP)“ zeigte hohe Sicherheitsreserven auf.

1.2.4 IQ-PRC (IMMUNO Quality Assured-Polymerase Chain Reaction)

Neue Möglichkeiten, die Sicherheitsreserve von Plasmapräparaten weiter zu erhöhen, bietet die Polymerase-Kettenreaktion (PCR). Die PCR ist ein molekularbiologisches Testverfahren, bei dem komplette oder bruchstückhafte Nukleinsäuren des jeweiligen Virusgenoms extrem stark vermehrt und damit nachweisbar gemacht werden.

IMMUNO unterzieht als neue, zusätzliche Qualitätssicherungsmaßnahme alle Arzneimittel aus Humanplasma zur Erhöhung der Sicherheitsreserve einer PCR-Testung auf Nukleinsäuren von HBV, HCV und HIV.

Dementsprechend werden von IMMUNO nur noch Chargen von Plasmapräparaten ausgeliefert, die keine mit dieser Methode nachweisbaren Nukleinsäuren oder Nukleinsäurefragmente von HIV, HCV und HBV enthalten.

1.2.5 Resümee

Bei dem Fibrinkleber Tissucol resultiert das hohe Maß an Infektionssicherheit nicht nur aus den strengen Auswahlkriterien für Plasmaspender und deren sorgfältiger klinischer Überwachung. Auch die Maßnahmen zur Virusinaktivierung mit feuchter Hitze sowie validierte Herstellungsschritte tragen zur Sicherheit des Präparates bei.

Umfangreiche klinische Erfahrungen sowie klinische Studien belegen den hohen Sicherheitsstandard von Tissucol, der durch die Ergebnisse der Untersuchungen zur Validierung bestätigt wird.

Klinische Erfahrungen, kontrollierte klinische Studien und experimentelle Untersuchungen haben somit keinerlei Hinweise auf eine Übertragungsrisiko von HIV oder einer Virushepatitis ergeben.

Das IQ-PRC-Qualitätssicherungssystem erhöht die Sicherheitsreserve zusätzlich.

Literatur

Aach, R.D., W. Szmuness, J.W. Mosley, F.B. Hollinger, R.A. Kahn, C.E. Stevens, V.M. Edwards und *J. Werch:* Serum Alanine aminotransferase of Donors in Relation to the Risk of Non A, Non B Hepatitis in Recipients. New Engl. J. Med. 304 (1981), 989–994

Alter, H.J., R.H. Purcell, P.V. Holland, D.W. Alling und *D.E. Koziol:* Donor Transaminase and Recipient Hepatitis. JAMA 246 (1981), 630–634

Barrett, N., F. Dorner, G. Wöber und *J. Eibl:* Inactivation of the Human Immunodeficiency Viruses (HIV-1 and HIV-2) by Steam Treatment of Human Blood Products. 12th Congress of the International Society on Thrombosis and Haemostatis, Tokyo, Japan. Thromb. Haemost. 62 (1989), 454

Cuthbertson, B., J.G. Rennie, D. Aw und *K.G. Reid:* Safety of Albumin Preparations Manufactured from Plasma Not Tested for HIV Antibody. Lancet II (1987), 41

Eder, G., M. Neumann, R. Cerwenka und *K. Baumgarten:* Preliminary Results of a Randomized Controlled Study on the Risk of Hepatitis Transmission of a Two-Component Fibrin Sealant (Tissucol/Tisseel). In: *Schlag, G., H. Redl* (Hrsg.) Fibrin Sealant in Operative Medicine, Vol. 1-7. Springer, Berlin, Heidelberg, New York, Tokyo (1986), 51–59

Köhler, M., P. Hellstern, E. Wenzel und *G. von Blohn:* Factor VII Half-life after Transfusion of a Steam-treated Factor VII Concentrate in a Patient with Homozygous Factor VII Deficiency. Vox Sang. 56 (1989), 200–201

Mannucci, P.M., K. Schimpf, T. Abe, L.M. Aledot, K. Anderle, D.B. Brettler, M.W. Hilgartner, P.B.A. Kernoff, M. Kunschak, C.W. McMillan, F.E. Preston, G.E. Rivard and the International Investigator Group. Low Risk of viral infection after administration of vapor-heated Factor VIII Concentrate. Transfusion 32 (1992), 134–138

McDougal, J.S., L.S. Martin, C.M. Mozen, C.M. Heldebrant und *B.L. Evatt:* Thermal Inactivation of the Acquired Immunodeficiendy Syndrome Virus, Human T Lymphotropic Virus-III/Lymphadenopathy-associated Virus, with Special Reference to Antihemophilic Factor. J. Clin. Investig. 76 (1985), 875–877

Panis, R. und *J. Scheele:* Hepatitisrisiko bei der Fibrinklebung in der HNO-Chirurgie. Laryngol. Rhinol. Otol. 60 (1981), 367–368

Popovic, M., M.G. Sarngadharan, E. Read und *R.C. Gallo:* Detection, Isolation and Continuous Production of Cytopathic Retroviruses (HTLV-III) from Patients with AIDS and Pre-AIDS. Science 224 (1984), 497–500

Preiss, D., B. Eberspächer, D. Abdullah und *I. Rosner:* Safety of Vapour heated Prothrombin Complex Concentrate (PCC) Prothromplex S-TIM 4. Thromb. Res. 63 (1991), 651–659

Rousou, J., S. Levitsky, L. Gonzalez-Lavin, D. Cosgrove, D. Magilligan, C. Weldon, C. Hiebert, P. Hess, L. Joyce und *J. Bergsland:* Randomized clinical trial of fibrin sealant in patients undergoing resternotomy of reoperation after cardiac operations. J. Thorac. Cardiovasc. Surg. 97 (1989), 194–203

Scheele, J., T. Schricker, R.O. Goy, I. Lampe und *R. Panis:* Hepatitisrisiko der Fibrinklebung in der Allgemeinchirurgie. Med. Welt 32 (1981), 783–788

Schimpf, K.I.: Klinische Studien zur Infektiosität von konventionellen und virusinaktivierten Gerinnungsfaktorenkonzentraten. In: *Landbeck, G., K.I. Schimpf* (Hrsg.): 3. Rundtischgespräch über aktuelle Probleme der Substitutionstherapie Hämophiler. Springer, Berlin, Heidelberg (1987), 69–79

Schimpf, K.: Substitutionstherapie bei angeborenen Gerinnungsstörungen. In: *Just, O.H.* und *C. Krier* (Hrsg.): Hämostase in Anästhesie und Intensivmedizin. Springer, Berlin, Heidelberg (1988), 17–28

Shapiro, A., T. Abe, L. Aledort, K. Anderle, M. Hilgartner, M. Kunschak, F. Preston, G. Rivard, K. Schimpf and the International Factor Safety Study Group: A Study to Determine the Safety of Virus Inactivated Factor Concentrates in Patients with Factor VII and IX Deficiency Naive to Blood Product Administration. XX Int. Congr. World Federation of Hemophilia, Athen, 12.–17.10.1992

Spire, B., D. Dormont, F. Barré-Sinoussi, L. Montagnier und *J.C. Chermann:* Inactivation of Lymphadenopathy-associated Virus by Heat, Gamma Rays, and Ultraviolet Light. Lancet I (1985), 188–189

Sugg, U.: Risiko der Hapatitisübertragung durch humanen Fibrinkleber. Dtsch. med. Wschr. 110 (1985), 1161–1162

2 Bisherige Anwendungen der Fibrinklebung in der Ophthalmochirurgie

W. BUSCHMANN, H. AICHMAIR, U. MESTER, F.-J. STEINKOGLER

2.1 Arbeiten mit verschiedenen Thrombin- oder Fibrinogenpräparationen

Bereits 1917 erschien der erste Bericht über ophthalmochirurgische Anwendungen der Fibrinklebung mittels Fibrinpulver (*Markbreiter* 1917).

Weitere Arbeiten folgten von *Bussaca* (1938), *Brown* und *Nantz* (1944, 1946), *Wynne Parry* und *Laszlo* (1946), *Katzin* (1946) sowie *Byrnes* (1948).

1949 erschienen experimentelle und klinische Arbeiten von *Town,* von *Grósz,* von *Tassman,* 1959 von *Hofmann,* 1965 von *Grósz* und Mitarb. sowie von *Garai,* 1968 von *de Decker* und 1975 sowie 1978 von *Rosenthal* und Mitarb. Diese Arbeiten bezogen sich auf Fibrinklebungen an Bindehaut, Hornhaut und Sklera, wofür unterschiedliche Plasma-, Thrombin- bzw. Fibrinogenpräparationen verwendet wurden. *De Dekker* (1968) fand bei Kaninchenversuchen keine Anhaltspunkte für eine immunologische Reaktion bei wiederholter Applikation von Rinderthrombin in die Vorderkammer, subkonjunktival oder in die Ohrvene.

Riebel (1958, 1966, 1979) versuchte, Linsenkapselwunden bei der Extraktion von Linsensteckspluttern durch Auffüllung der Vorderkammer mit Zitratplasma zu verschließen.

2.2 Arbeiten mit Fibrinogenkonzentrat-Gewebekleber

2.2.1 Bindehaut- und Hornhautwunden

Ein Fibrinogenkonzentrat haben als erste *Gross* (1966) sowie *Gareis-Helferich* und Mitarb. (1968) verwendet. Später berichteten *Hanselmayer* 1976, *Holtmann* und *Stein (1978), Klemen* und *Freyler* (1977), *Slezak, Bettelheim, Braun* und *Prammer* (1977), *Freyler* und *Klemen* (1978), *Klemen* und Mitarb. (1979) sowie *Holtmann (1980), Härting* und *Mellin* (1981, 1982) und *Zdarsky* (1982) über den Verschluß von Bindehaut- oder Hornhautwunden mit dem Fibrinogenkonzentrat Tissucol®.

Diese Klebungen an Bindehaut und Hornhaut waren in der Vergangenheit nur im begrenzten Maße erfolgreich. Die Autoren beobachteten, daß Fibringerinnsel, die der Tränenflüssigkeit ausgesetzt sind, meist schon innerhalb von ein bis zwei Tagen resorbiert werden. Der Erfolg bleibt aus, wenn zu diesem Zeitpunkt noch keine ausreichende Wundheilung erfolgt ist.

2.2.2 Sklerachirurgie, Zyklodialyse, Sickerkissenfisteln, Bindehautplastiken

Härting und *Melling* (1981) arbeiteten tierexperimentell und klinisch mit dem Fibrinkleber in der Sklerachirurgie, *Mellin* und Mitarb. (1981) berichteten auch über die Anheftung des Ziliarkörpers mit Fibrin bei Patienten.

Mit unterschiedlichen Fibrinklebetechniken gelang *Härting* und *Mellin* (1981, 1987) sowie *Buschmann* (1984) der wasserdichte Verschluß der Bindehaut bei Sickerkissenfisteln. *Härting* (1984) fixierte lyophilisierte Bindehaut-Transplantate zur Deckung von Defekten nach Verbrennungen mittels Fibrinklebung; *Cohen* und *McDonald* (1993) befestigten damit autologe Bindehaut-Transplantate bei Pterygium-Operationen.

2.2.3 Perforierende Linsenverletzungen, Netzhautchirurgie, Katarakt-Kleinschnittchirurgie

Buschmann, Gehrig und *Raab* (1981) veröffentlichten experimentelle Untersuchungen zum Verschluß von Linsenkapselwunden nach perforierenden Verletzungen mittels Fibrinklebung; erste klinische Ergebnisse teilte *Buschmann* 1982, 1983 und 1984 mit, Langzeitresultate 1987 und 1990.

Tierexperimentelle Untersuchungen zur Anwendung von Fibrinklebern in der Netzhautchirurgie erfolgten durch *Brown* und *Nantz* (1949), *Nasaduke* und *Peymann* (1986) sowie *Emmerich* und *Steinkogler* (1990).

Henrick und Mitarb. (1991) prüften tierexperimentell die Fibrinklebung von Skleraschnitten in der heutigen Katarakt-Chirurgie, *Mester* und Mitarb. (1992, 1993) berichteten über erste große Patientenserien mit und ohne zusätzliche Naht (s. Kap. 3.1), ebenso *Kammann* und Mitarb. (1993).

2.2.4 Lid- und Tränenwegschirurgie, Orbitachirurgie, Augenmuskeln

In der plastischen und wiederherstellenden Chirurgie des Auges finden sich viele Indikationen zum Einsatz des Fibrinklebers (*Tscheliessnig* und Mitarb. 1981). *Toledo* (1983) sowie *Steinkogler* (1986 b) fixierten freie autologe Haut-Transplantate in der Lidtumor-Chirurgie durch Fibrinklebung. *Steinkogler* verwendete den Fibrinkleber bei der Operation des schweren Oberlid-Entropiums (*Steinkogler* 1986 b) und für die Fixation von Orbita-Implantaten (*Matras* 1982; *Steinkogler* und *Hauff* 1985; *Steinkogler* 1987).

Die Fibrinklebung bewährte sich auch bei der Rekonstruktion abgerissener Tränenkanälchen und bei der Canaliculo-Zystostomie (*Steinkogler* 1986 a, 1992). Über die Befestigung von Schleimhaut-Transplantaten in der Orbita mit Fibrin berichteten *Watts* und *Collin* (1992). *Buschmann* und *Richter* (1984) nutzten die Fibrinklebung zur Befestigung von lyophilisierter Dura, um die Orbita nach Dekompressionsoperationen gegenüber den Nebenhöhlen und der Nase abzudichten.

Fava und Mitarb. nahmen Fibrinklebungen am äußeren Augenmuskel vor (1983, 1984); 1986 und 1988 berichteten *Aichmair* und Mitarb. über die Anwendung des Fibrinklebers an äußeren Augenmuskeln bei Kaninchen.

2.2.5 Schlußbemerkung

Verglichen mit den anderen operativen Disziplinen, in welchen schon seit Jahren routinemäßig und in großem Umfang mit Fibrinklebung gearbeitet wird (*Schlag* und *Redl* 1986; *Gebhardt* 1982), hat sich die Verwendung von Fibrinkleber in der Augenheilkunde trotz der vorgenannten Veröffentlichungen bisher noch nicht entsprechend durchsetzen können. Die Anwendungsmöglichkeiten in der Ophthalmochirurgie sind vielseitig und interessant. Die Fallzahlen sind jedoch insgesamt noch gering; einige Anwendungsmöglichkeiten befinden sich noch in der Erprobungsphase.

Literatur

Aichmair, H., F. Lintner und *M. Aichmair:* Fibrin sealing in surgery of extraocular muscles: experiments in rabbits. In: *Schlag, G.* und *H. Redl* (Hrsg.): Fibrin Sealant in Operative Medicine, Vol. 2, Springer, Heidelberg (1986)

Aichmair, M., H. Aichmair und *F. Lintner:* Fibrinklebung an äußeren Augenmuskeln. Experimentelle Anwendung am Kaninchen. Klin. Mbl. Augenheilk. 193 (1988), 499–503

Brown, A.L. und *F.A. Nantz:* The use of fibrin coagulum fixation in ocular surgery. Trans. Amer. Acad. Ophthalmol. Otolaryngol. 54 (1949), 126–130

Brown, A.L. und *F.A. Nantz:* Corneal healing; adhesive power of aqueous fibrin in the rabbit: preliminary report, Amer. J. Ophthalmol. 27 (1944), 1220–1224

Busacca, A.: Advantages of use of coagulants in ocular operations especially in extraction of cataract and in plastic operations. Arch. Ophthalmol. 20 (1938), 406–409

Buschmann, W.: Wiederherstellung einer weitgehend klaren Linse nach perforierender Verletzung. Klin. Mbl. Augenheilk. 181 (1982), 487–489

Buschmann, W.: Operationstechnik und Nachbehandlung bei Linsenverletzungen. Klin. Mbl. Augenheilk. 183 (1983), 241–245

Buschmann, W.: Microsurgical treatment of lens capsule perforations – part II: Clinical applications and results. Ophthalmic Surgery 18 (1987) 276–282

Buschmann, W.: Erhaltung verletzter Linsen durch mikrochirurgische Versorgung der Kapselwunden. Klin. Mbl. Augenheilk. 196 (1990), 329–333

Buschmann, W., O. Gehrig und *H. Raab:* Zur Behandlung von Verletzungen der vorderen Linsenkapsel. Ber. dtsch. ophthalmol. Ges. 78 (1981), 533–540

Buschmann, W., W. Waller und *D. Behringer:* Bisherige Ergebnisse in der Behandlung von Verletzungen der Linsenkapsel. Fortschr. Ophthalmol. 81 (1984), 59–61

Buschmann, W. und *W. Richter:* Ophthalmorhinochirurgische Entlastungsoperation bei malignem endokrinen Exophthalmus. Klin. Mbl. Augenheilk. 185 (1984), 1–8

Buschmann, W., A. Stemberger, G. Blümel und *W. Leydhecker:* Fibrinklebung und antifibrinolytische Nachbehandlung von Bindehautwunden. Klin. Mbl. Augenheilk. 184 (1984), 185–188

Byrnes, V.: Treatment of delayed postoperative formation of the anterior chamber. Amer. J. Ophthalmol. 31 (1948), 1261–1270

Cohen, R.A. und *M.B. McDonald:* Fixation of conjunctival autografts with an organic tissue adhesive. Arch. Ophthalmol. 111 (1993), 1167–1168

de Decker, W.: Ist der fibrinöse Bindehautverschluß mit Rinderthrombin immunologisch bedenklich? Klin. Mbl. Augenheilk. 153 (1968) 79–80

Emmerich, K.-H. und *F.-J. Steinkogler:* Histologische Reaktionen nach Fibrinklebung der Netzhaut am Kaninchenauge. Spektrum Augenheilk. 6 (1990), 233–239

Fava, G.P. et al.: L'ampiego del Tissucol nella chirurgia dello strabismo; nostra esperienza. In: Convegno Multidisciplinare sul Tissucol. Pisa 1983

Fava, G.P., M. Fioretto, G. Calabria und *M.L. Costa:* The retroequatorial myopexy by glue. In: Trans. ESA Meeting Copenhagen (1984), 51–54

Freyler, H. und *U. Klemen:* Fibrinklebung in der Hornhautchirurgie. Albrecht v. Graefes Arch. klin. exp. Ophthalmol. 207 (1978), 27–39

Garai, L.: Nahtlose Wundsicherung bei Staroperationen. Klin. Mbl. Augenheilk. 147 (1965), 823–826

Gareis-Helferich, E., W. de Decker, G. Groß, P. Dokter und *H. Geering:* Bindehautverschluß durch fibrinöse Verklebung. Klin. Mbl. Augenheilk. 153 (1968), 74–78

Gebhardt, Ch. (Hrsg.): Fibrinklebung in der Allgemein- und Unfallchirurgie, Orthopädie, Kinder- und Thoraxchirurgie. Springer, Berlin, Heidelberg 1992

Gross, G.: Kryoextraktion der Linse. Klin. Mbl. Augenheilk. 149 (1966), 185–191

v. Grósz, I.: Biologisches Verfahren zur Sicherung der Wunde bei Starschnittoperationen. Klin. Mbl. Augenheilk. 115 (1949), 393–395

v. Grósz, I., T. Orban und *F. Réz:* Biologische Wundsicherung der Starausziehung. Klin. Mbl. Augenheilk. 147 (1965), 818–823

Härting, F.: Fibrin-glued lyophilized conjunctiva for conjunctival reconstruction. Orbit, Vol. 3 (1984), 43–46

Härting, F. und *K.-B. Mellin:* Fixation von lyophilisierter Dura Mater auf der Sklera durch Fibrinverklebung. In: *Jaeger, W.* (Hrsg.): Uveitis. Ber. dtsch. ophthalmol. Ges. 78 (1981), 541–544

Härting, F. und *K.-B. Mellin:* Tierexperimentelle Erfahrungen mit dem Fibrinkleber in der Bindehaut- und Sklerachirurgie. Klin. Mbl. Augenheilk. 179 (1981), 23–25

Härting, F. und *K.-B. Mellin:* Fibrinklebung perforierter Filterkissen. S.-B.Ver. Rhein-West. Augenärzte 141. Vers. Düsseldorf (1981), 57–59

Härting, F. und *K.-B. Mellin:* Material und Fixation von Bindehautplastiken. Fortschr. Ophthalmol. 79 (1982), 370–373

Hanselmayer, H.: Diskussionsbemerkung auf dem Symposium der Österr. Ophthal. Ges., Wien 1976

Henrick, A., B. Kalpakian, R.N. Gaster und *C. Vanley:* Organic tissue glue in closure of cataract incisions in rabbit eyes. J. Cataract Refract Surg 17 (1991), 551–555

Hofmann, H.: Über die Verwendung von Thrombin in der Augenchirurgie. Klin. Mbl. Augenheilk. 135 (1959), 710–712

Holtmann, H.W. und *J. Stein:* Experimentelle Untersuchungen zur Hornhautverklebung mittels hochkonzentriertem Fibrinogen. Ber. dtsch. ophthalmol. Ges. 75 (1978), 220–223

Holtmann, H.W.: Bindehautfistelabdichtung mittels Fibrinkleber. Klin. Mbl. Augenheilk. 177 (1980), 362–364

Kammann, J., G. Dornbach, C. Vollenberg und *I. Linares:* Wundverschluß durch Klebetechnik nach Phakoemulsifikation. Spektrum Augenheilk. 7 (1993), 71–76

Katzin, H.M.: Aqueous fibrin fixation of corneal transplants in the rabbit. Arch. Ophthalmol. (Chicago) 35 (1946), 415–420

Klemen, U.M., F. Freyler, F.H. Prskavec und *H.P. Dinges:* Die Einheilung lamellärer Hornhauttransplantate beim Kaninchen nach Klebung mit Fibrinogen. Albrecht v. Graefes Arch. klin. exp. Ophthalmol. 210 (1979), 261–267

Markbreiter, I.: Das Fibrin-Bergel in der Augenheilkunde. Berl. klin. Wschr. 54 (1917), 627–629

Matras, H.: Haemostasis and promotion of wound healing with fibrin clot sealants – application in maxillofacial surgery. Int. Meeting Joseph Soc. 1980, Escher 1982

Mellin, K.B., T.N. Waubke und *F. Härting:* Modifikation des Operationsverfahrens zur Anheftung des Ziliarkörpers nach Mackensen und Corydon. Klin. Mbl. Augenheilk. 178 (1981), 68

Mester, U., M. Zuche und *M. Rauber:* Phaco with PCL-small incision technique with fibrin adhesive for wound closure. 2nd Congress of the American Society of Cataract and Refractive Surgery, San Diego, April 1992

Mester, U., M. Zuche und *M. Rauber:* Astigmatismus after phacoemulsification with posterior chamber lens implantation: Small incision technique with fibrin adhesive for wound closure. J. Cataract Refract. Surg. 19 (1993), 616–619

Nasaduke, I. und *G.A. Peyman:* Intraocular effects of rabbit fibrin sealant used in experimental retinal holes and detachments. In: *Schlag, G.* und *H. Redl* (Hrsg.): Fibrin Sealant in Operative Medicine, Vol. 2, Springer, Heidelberg 1986

Riebel, O.: Cataracts caused by intralental foreign bodies (suggestion of treatment). Cesk. ofthalmol. 14 (1958), 56–59 (Ref.: Zbl. Ophthalmol. 74 (1958), 233)

Riebel, O.: Unsere Erfahrungen mit der Extraktion von Eisensplittern aus der ungetrübten Linse. Klin. Mbl. Augenheilk. 149 (1966), 506–512

Riebel, O.: Extraktion of magnetic foreign bodies from clear lens. Amer. J. Ophthalmol. 88 (1979), 935–938

Rosenthal, A.R., Ch. Harbury, P.R. Egbert und *E. Rubenstein:* Use of a platelet-fibrinogen-thrombin mixture as a corneal adhesive: experiments with sutureless lamellar keratoplasty in the rabbit. Invest. Ophthalmology 14 (1975), 872–875

Rosenthal, A.R., P.R. Egbert, Ch. Harbury, J.L. Hopkins und *E. Rubenstein:* Use of platelet-fibrinogen-thrombin mixture to seal experimental penetrating corneal wounds. Albrecht v. Graefes Arch. klin. exp. Ophthalmol. 207 (1978), 111–115

Schlag, G. und *H. Redl* (Hrsg.): Fibrin Sealant in Operative Medicine, Vol. 2, Ophthalmology – Neurosurgery. Springer, Berlin, Heidelberg, New York 1986

Slezak, H., H. Bettelheim, F. Braun und *G. Prammer:* Fibrinklebung (Orientierende Tierversuche). Klin. Mbl. Augenheilk. 170 (1977), 450–453

Steinkogler, F.-J.: Fibrin tissue adhesive for the repair of lacerated canaliculi lacrimales. In: *Schlag, G.* und *H. Redl* (Hrsg.): Fibrin Sealant in Operative Medicine, Vol. 2, Ophthalmology – Neurosurgery, Springer, Heidelberg 1986 a

Steinkogler, F.-J.: Lid split surgery and fibrin sealing of free skin transplants. Ophthalmic Plastic and Reconstructive Surgery 2 (1986 b), 183–187

Steinkogler, F.-J.: The treatment of the postenucleation socket syndrome. J. Cranio-Max.-Fac. Surg. 15 (1987), 31–33

Steinkogler, F.-J.: Canaliculocystostomy: Combining microsurgery and fibrin sealing of the anastomosis. Ophthalmic Surg. 23 (1992), 485–488

Steinkogler, F.-J. und *W. Hauff:* Skleraschalen-Silikon-Implantat der Orbita nach Enukleation. Klin. Mbl. Augenheilk. 187 (1985), 351–352

Tassman, I.S.: The use of fibrin coagulum fixation in ocular surgery. Trans. Amer. Acad. Ophthal. Otolaryng. 54 (1949), 134–139

Toledo, L.S.: Blepharoplasty with fibrin seal. Transact Int. Congr. Plast. Surg. Montreal (1983), 478–479

Town, A.E.: The use of fibrin coagulum fixation in ocular surgery. Trans. Amer. Acad. Ophthalmol. Otolaryngol. 54 (1949), 131–133

Tscheliessnigg, K.H., W. Hermann, E. Dacar, W. Stenzel und *G. Höllerel:* Fibrinklebung – eine Übersicht über Entwicklung, Technik und derzeitigen Stand. Scient Workshop Graz (1981), 5–10

Watts, M.T. und *R. Collin:* The use of fibrin glue in mucous membrane grafting of the fornix. Ophthalmic Surg. 23 (1992), 689–690

Wynne Parry, T.G. und *G.C. Laszlo:* Thrombin technique in ophthalmic surgery. Brit. J. Ophthalmol. 30 (1946), 176–178

Zdarsky, G.: Klinisch-histologischer Vergleich zwischen Histoacryl® und Fibrinkleber bei experimentellem Hornhautwundverschluß. Med. Diss. Heidelberg 1982

3 Katarakt-Inzisionen und Fibrinklebung

3.1 Wundverschluß mit Fibrinkleber in der Kataraktchirurgie

U. Mester

3.1.1 Kataraktschnitt-Verschluß

Die Phakoemulsifikation mit Kleinschnitttechnik, d.h. Zugang zur Vorderkammer über eine Skleratasche, ist zusammen mit der Kapseleröffnung in Form der Kapsulorhexis sowie der Intraokularlinsenimplantation in den Kapselsack das derzeitige Standardverfahren der Kataraktchirurgie. Andere Techniken bleiben besonderen Problemfällen vorbehalten oder sind noch im Stadium der Erprobung.

Der operative Zugang zur Linse über einen lamellären Skleratunnel brachte entscheidende Verbesserungen mit sich: Die Wunde ist bei korrekter Durchführung aufgrund ihrer Ventilkonstruktion auch ohne Naht dicht, sie weist eine hohe Druckbelastbarkeit auf und erlaubt die Implantation rigider PMMA-Intraokularlinsen, da sie auf 6,5 mm erweitert werden kann (*Ernest* und Mitarb. 1991; *Kondrot* 191; *Frieling* und *Steinert* 1993).

Ein ganz wesentlicher Aspekt des Kataraktschnittes ist die Vermeidung eines postoperativen Astigmatismus: Mit Hilfe der Skleratunneltechnik ist es möglich, weitgehend astigmatismusneutral zu operieren. Im weiteren postoperativen Verlauf beobachteten einige Autoren jedoch eine Tendenz zur Entwicklung eines Astigmatismus gegen die Regel (*Pfleger* und Mitarb. 1993), auch wenn die Skleratasche mit einer Horizontalnaht gesichert wurde (*Shepherd* 1989) oder besondere Schnittkonstruktionen erfolgten (*Singer* 1991).

Ein weiteres Problem bei nahtlosem Tunnelschnitt kann darin bestehen, daß besonders nach langwierigen intraoperativen Manipulationen oder bei dünner Sklera die Stabilität der Wundlefzen beeinträchtigt ist. Obwohl dies meist folgenlos bleibt und die Wundheilung lediglich verzögert ist, kann sich in Einzelfällen ein Sickerkissen ausbilden und sogar eine intraokulare Infektion entwickeln (*Miller* und *Glasgow* 1993).

In diesem Zusammenhang ist auch der Bindehautverschluß von Bedeutung. Bei dem angestrebten nahtlosen Wundverschluß ist es erstrebenswert, auch auf die Bindehautnaht zu verzichten. Die vielfach übliche Bindehautadaptation mit der bipolaren Diathermiepinzette ist aber gerade bei insuffizientem Tunnelschnitt oft nicht fest genug, um eine sichere Bedeckung des Skleraschnittes durch die Konjunktiva zu gewährleisten. Überlegungen zur Optimierung der Sklerataschentechnik haben zum Einsatz von Fibrinkleber geführt, da hiermit die aufgeführten Probleme vermieden oder zumindest reduziert werden können.

3.1.2 Fibrinkleber

Fibrinklebstoff ist ein biologisches, nicht toxisches Produkt aus menschlichem Blut. Eine Infektionsgefährdung kann ausgeschlossen werden, da eine Thermoinaktivierung erfolgt (*Riekel* 1993). In den vergangenen 20 Jahren sind zahlreiche Veröffentlichungen über die erfolgreiche Anwendung von Fibrinkleber aus allen operativen Fachbereichen erschienen. Übereinstimmend zeigte sich, daß eine feste Wundadaptation besonders in Problemfällen wie größeren, blutenden Wundflächen oder schwer zugänglichen Operationsbereichen erzielt werden konnte. Als vorteilhaft erwies sich dabei zum einen der hämostatische Effekt des Fibrinklebers, zum anderen die Möglichkeit, ihn auch bei feuchtem Wundgebiet verwenden zu können. *Redl* und Mitarb. (1982, 1983) ermittelten für ein Fibringerinnsel eine Festigkeit von 1200 g/cm^2, eine mit Fibrinkleber adaptierte Rattenhaut wies eine Zugfestigkeit von 200 g/cm^2 nach 10 min. auf. Fibrin fördert außerdem die natürliche Wundheilung durch Stimulation des Fibroblastenwachstums. Die Förderung der Wundheilung ist bis zu 10 Tagen nachweisbar (*Schlag* und Mitarb. 1986). Bereits am 3. postoperativen Tag ist eine Resorption des Fibrins durch phagozytierende Makrophagen nachweisbar. Nach 7 Tagen zeigen sich neue Kollagenfasern bei gleichzeitigem weiteren Abbau des Fibrins (*Pflüger* 1986). *Henrick* und Mitarb. (1991) konnten Fibrin im Wundbereich noch nach 30 Tagen histologisch nachweisen.

Die eingangs erwähnten Probleme bei der nahtlosen Skleritaschentechnik in der Kataraktchirurgie ließen vermuten, daß hierbei eine Verwendung von Fibrinkleber routinemäßig sinnvoll sein könnte. Im September 19971 veröffentlichten *Henrick* und Mitarb. (1991) Ergebnisse tierexperimenteller Versuche mit Fibrinadaptation der Skleratasche. Beim Vergleich mit einem Wundverschluß durch eine fortlaufende 10-0 Nylonnaht fanden die Autoren eine gleiche Wundfestigkeit beider Verfahren. Auch hinsichtlich des postoperativen Reizzustandes zeigte sich kein wesentlicher Unterschied. Lediglich am 30. postoperativen Tag hatten die Tiere mit Fibrinklebung etwas mehr Zellen in der Vorderkammer, offensichtlich Folge der Verwendung menschlichen Fibrins bei Kaninchen. *Buschmann* (1986) konnte keinerlei toxische oder allergische Reaktionen bei intraokular appliziertem menschlichem Fibrinkleber in der klinischen Anwendung beobachten.

3.1.3 Fibrinklebung in der Kataraktchirurgie

Wir haben im April 1991 mit der Verwendung von Fibrinkleber in der Kataraktchirurgie begonnen. Die Erwartungen waren:

1. die postoperative Entwicklung eines Astigmatismus gegen die Regel zu verhindern,
2. den Skleratunnelschnitt gegen Leckagen, Sickerkissenbildung und intraokulare Infektionen zu sichern,
3. die Adaptation der Bindehaut zu verbessern,
4. das Operationsverfahren zu vereinfachen.

Die ersten Ergebnisse wurden 1992 vorgetragen (*Mester* und Mitarb. 1992). Unser besonderes Interesse galt dem postoperativen Astigmatismus. Zwei Patientengruppen wurden miteinander verglichen: 167 Augen waren nach Phakoemulsifikation mit Skleratunnel und IOL-Implantation in den Kapselsack mit Fibrinkleber behandelt worden, bei der Vergleichsgruppe mit 218 Augen wurde die Skleratasche mit einer horizontalen 10-0 Nylonnaht gesichert. Die übrigen Voraussetzungen waren in beiden Gruppen gleich: Gerader, lamellärer Skleraschnitt in 2,5 mm Limbusabstand, lamelläre Präparation 0,5 mm in die Hornhaut. Zur Implantation der PMMA-Intraokularlinse wurde der Schnitt auf 5,5–6,0 mm erweitert. Die postoperative Beobachtungszeit betrug 6 Monate. Für den postoperativen Astigmatismus ergab sich folgendes Bild: Mit der Berechnungsmethode nach *Cravy* (1979) zeigte sich in der Gruppe mit Fibrinklebung die Entwicklung eines Astigmatismus gegen die Regel von –0,13 D, in der Gruppe mit Naht von –0,07 D. Die entsprechenden Werte berechnet nach *Naeser* (1990) lagen bei –0,17 D bzw. –0,09 D. Dies sind vergleichsweise sehr niedrige Werte, die nicht signifikant differieren (*Mester* und Mitarb. 1993). Die Ergebnisse hinsichtlich des postoperativen Astigmatismus sprechen für einen Effekt des

Fibrinklebers, der dem einer Naht entspricht. Der Pathomechanismus für den postoperativen Trend zum Astigmatismus gegen die Regel bei der Tunnelschnittechnik beruht möglicherweise auf einer postoperativen Erhöhung des Intraokulardrucks infolge der intraoperativ verwendeten viskoelastischen Substanzen. Auch wenn das von uns verwendete Material (Healon®, Pharmacia, Erlangen) im Vergleich mit anderen viskoelastischen Substanzen am Ende der Operation weitgehend entfernt werden kann (*Assia* und Mitarb. 1992), und die postoperativen Druckerhöhungen daher weniger ausgeprägt sind (*Lane* und Mitarb. 1991; *Fry* 1989), so sind dennoch beachtliche Druckanstiege innerhalb der ersten 24 Stunden postoperativ zu beobachten. *Frieling* und *Steinert* (1993) können zwar bei Versuchen an Leichenaugen keine topographische Veränderung der Kornea bei Druckerhöhung nach Tunnelschnitt nachweisen; es wurde dabei jedoch nur der kurzfristige Effekt gemessen und zudem mit 4 mm ein sehr langer Skleratunnel gebildet. Eine stärkere Erhöhung des Intraokulardrucks führt zu einer deutlichen Dehiszenz des Skleraschnittes mit Verschiebung der Sklerataschenlamellen. Dies hat keine unmittelbare Konsequenz, da der Schnitt trotzdem wasserdicht bleibt. Kommt es zur Verklebung der Skleralamellen in dieser Position, so ist hiermit sicher eine Gewebsschwächung im Schnittbereich gegeben, Ursache einer langfristigen Entwicklung hin zum Astigmatismus gegen die Regel. Die bereits zitierte hohe Festigkeit des Fibrinklebers gerade innerhalb der ersten drei postoperativen Tage sowie seine Elastizität (*Redl* und *Schlag* 1986) können diesen durch vorübergehend erhöhten Intraokulardruck bedingten Pathomechanismus verhindern. Eigene Ergebnisse wie auch die anderer Untersucher konnten den positiven Einfluß von Fibrinkleber auf den postoperativen Astigmatismus bestätigen (*Mester* und Mitarb. 1993; *Dietze* 1993). Besonders bei dünner Sklera, nicht optimalem Tunnelschnitt oder Spannungsverlust des Skleragewebes durch langwierige intraoperative Manipulationen ist eine Sicherung der Sklerawunde durch Fibrinkleber zu empfehlen (*Klemen* 1993).

Dies gilt nicht nur für die Vermeidung eines postoperativen Astigmatismus gegen die Regel, sondern auch als prophylaktische Maßnahme hinsichtlich weiterer Komplikationsmöglichkeiten. Das eigene Krankengut umfaßt derzeit mehr als 7000 Kataraktpatienten, die mit der Fibrinklebetechnik versorgt wurden. Postoperative Sickerkissen wurden nur in der ersten Zeit beobachtet, wo noch nicht so bewußt darauf geachtet wurde, die applizierte Fibrinschicht sehr dünn zu halten, um einen engen Kontakt zwischen Sklera und adaptierter Bindehaut zu erhalten. Auf die technische Durchführung der Fibrinklebung wird anschließend noch näher eingegangen. Bindehautdehiszenzen wurden in keinem Fall beobachtet. Bei den wenigen Augen mit Verdacht auf postoperative intraokulare Infektionen (5 Augen) war der Schnitt völlig dicht, so daß die Mikroorganismen bereits intraoperativ in das Auge gelangt sein müssen.

Die klinische Erfahrung hat uns bestätigt, daß die Verwendung von Fibrinkleber die Kataraktoperationen mit Sklerataschentechnik wesentlich erleichtert und vereinfacht. Dies betrifft zum einen die Präparation des Skleratunnels wie auch die Phakoemulsifikation. Eine von vielen Operateuren bevorzugte komplizierte Architektur der Skleratasche oder ein sehr langer Tunnelschnitt sind nicht erforderlich. Mit Hilfe der Fibrinklebung reicht ein 2,5 mm langer Tunnelschnitt aus, um eine postoperativ zuverlässige Abdichtung des Schnitts zu erhalten. Wir eröffnen inzwischen den Skleraschnitt leicht bogenförmig, der Limbuskrümmung gegenläufig. Die Präparation der Tasche erfolgt 0,5–1,0 mm in die Hornhaut hinein. Dieser relativ kurze und nicht sehr stark gekrümmte Schnitt hat für das weitere Vorgehen den Vorteil, daß insbesondere bei der Phakoemulsifikation nur eine sehr geringe Verziehung der Hornhaut eintritt. Das Operationsgebiet bleibt daher gut beurteilbar, und intraoperative Komplikationen infolge schlechter Sicht werden vermieden. Die Verwendung von Fibrinkleber verkürzt und vereinfacht den Eingriff daher nicht nur, sondern macht ihn auch sicherer. Dies gilt auch für die Adaption der Bindehaut: Nach Applikation des Fibrins auf die Sklera wird die Konjunktiva in einem Arbeitsgang auf der Sklera adaptiert. Applikation des Klebers, Adaptation und festes Anhaften der Bindehaut erfolgen in weniger als 10 Sekunden. Man erreicht damit eine feste, flächige Abdeckung des Skleraschnitts durch die Konjunktiva, also eine zusätzliche Sicherung der Wunde.

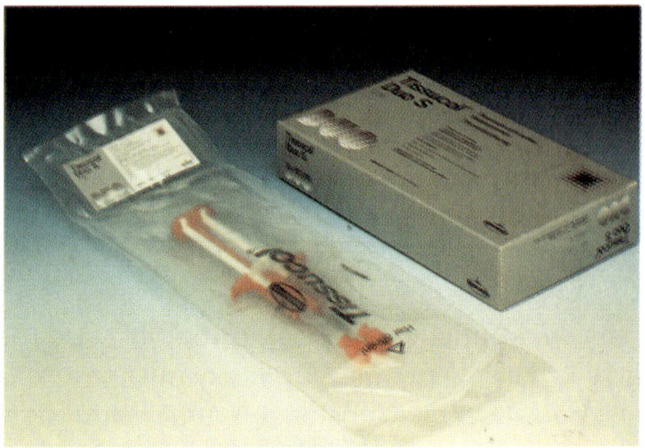

Abb. 3.1-1 Tissucol® Duo S 0,5 ml (Fa. Immuno, Heidelberg). Steril verpackte Duploject Doppelspritze mit tiefgefrorenen Fibrinkleberkomponenten.

3.1.4 Technik der Fibrinklebung

Der von uns verwendete Fibrinkleber (Tissucol® Duo S 0,5 ml, Immuno, Heidelberg) besteht aus zwei tiefgefrorenen Lösungen in Fertigspritzen. Eine Fertigspritze mit 0,5 ml Kleberprotein enthält Humanplasmaprotein mit Fibrinogen, Faktor XIII, Fibronectin, Plasminogen und Aprotinin. Die Fertigspritze mit 0,5 ml Thrombinlösung enthält neben 250 I.E. Thrombin auch $CaCl_2$ (Abb. 3.1–1). Die hohe Thrombinkonzentration bewirkt eine sehr rasche Festigung des Fibrinklebers innerhalb weniger Sekunden. Beide Fertigspritzen werden aufgetaut und auf 36°C erwärmt. Bei Körpertemperatur mischen sich die beiden Komponenten am besten. Als äußerst hilfreich für die Applikation von Fibrinkleber am Auge hat sich die Verwendung einer Doppelspritze (Duploject, Fa. Immuno, Heidelberg) erwiesen (s. Kap. 1.1, Abb. 1.1–3). Diese besteht aus einer Halterung für die beiden Fertigspritzen und einem gemeinsamen Kolben, wodurch bei der Applikation gleiche Mengen der beiden Kleberkomponenten über ein gemeinsames Anschlußstück in einer aufgesetzten Einmalkanüle durchmischt werden. Die optimale Mischung beider Komponenten (temperaturabhängig) erkennt man an der zähflüssigen Konsistenz des austretenden Klebstoffs. Die tiefgefrorenen Fertigspritzen werden zusammen mit der Doppelspritze steril verpackt geliefert und benötigen vor der Anwendung lediglich die beschriebene Erwärmung, die

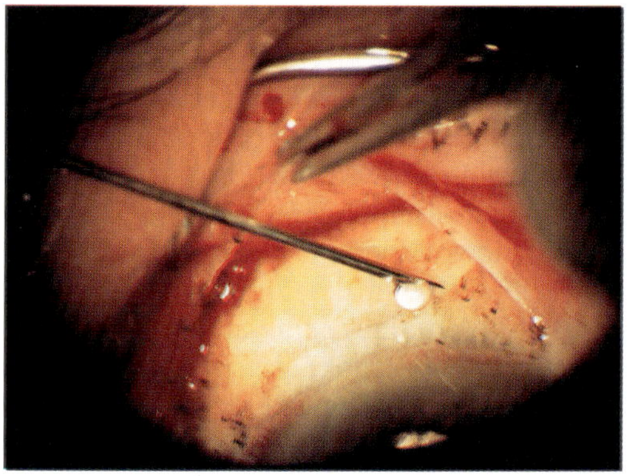

Abb. 3.1-2 Applikation des fertig gemischten Fibrinklebers mit Hilfe der Doppelspritze. 4–5 Tropfen werden auf der freiliegenden Sklera aufgebracht, die zu einem dünnen Fibrinfilm konfluieren.

wir in einem Wasserbad durchführen. Die Verwendung der Doppelspritze hat den Vorteil, einen fertig gemischten gebrauchsfähigen Klebstoff mit einer dünnen Kanüle applizieren zu können. Damit ist eine sehr feine Dosierung möglich. Dieses Vorgehen erscheint uns vorteilhafter als das von *Kammann* und Mitarb. (1993) angegebene Verfahren eines schichtweisen Auftragens der beiden Komponenten. Die mit der Doppelspritze mögliche sehr dünne Applikation des Fibrinklebers erlaubt eine unmittelbare Adaptation der Bindehaut auf der Sklera. Dazu genügen 4–5 feine Tropfen auf der Sklerawunde verteilt, die zu einem dünnen Film konfluieren (Abb. 3.1–2). Dicke Fibrin-

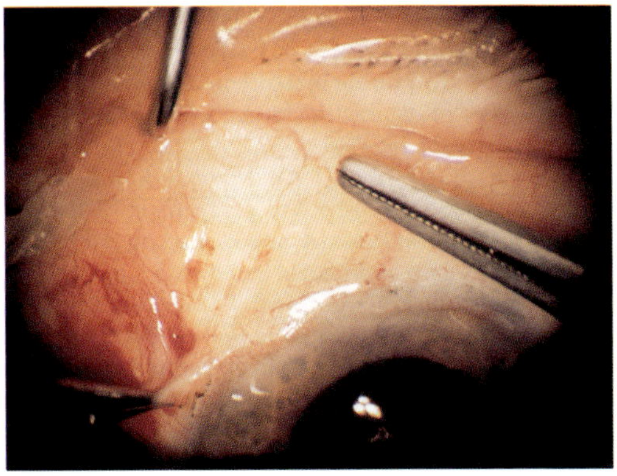

Abb. 3.1-3 Die Bindehaut wird mit einer Pinzette gefaßt und über dem Wundgebiet in der ursprünglichen Lage ausgespannt. Mit einer weiteren Pinzette wird die Konjunktiva mit leichtem Druck auf der Sklera adaptiert.

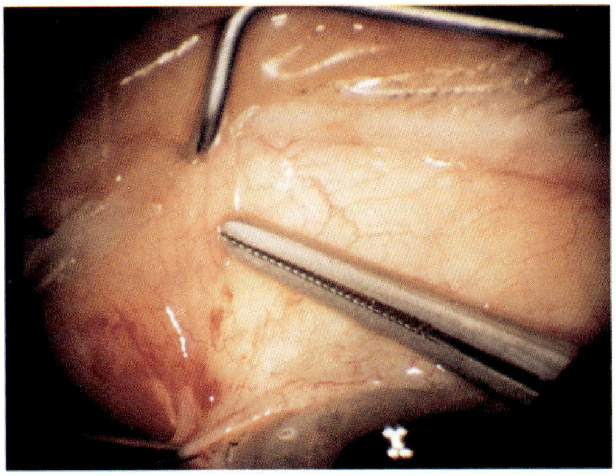

Abb. 3.1-4 Die Pinzette gleitet unter leichtem Druck über den Bindehautlappen, der innerhalb weniger Sekunden fest auf der Sklera adaptiert wird.

schichten sind unbedingt zu vermeiden: Der biologische Abbau des Fibrins hätte ein präformiertes subkonjunktivales Sickerkissen zur Folge, wenn der Skleraschnitt nicht dicht ist. Eine Injektion des Klebstoffs in die Skleratasche ist nicht erforderlich. Probleme durch intraokulares Fibrin sind zwar nicht zu befürchten, eine Applikation episkleral ist jedoch ausreichend. Wir haben die anfänglich durchgeführte Applikation des Klebers in die Skleratasche daher verlassen. Aufgrund der hohen Thrombinkonzentration kommt es zu einer Verfestigung des Fibrins innerhalb weniger Sekunden. Die Adaptation der Bindehaut hat daher rasch zu erfolgen. Die Bindehaut wird dazu am besten mit einer Pinzette gefaßt und über der freiliegenden Sklera ausgebreitet, während sie mit einer zweiten, geschlossenen anatomischen Pinzette mit einer Streichbewegung unter leichtem Druck auf der Sklera adaptiert wird (Abb. 3.1–3 und 3.1–4). Erfolgt die Bindehautadaptation zu langsam, kann schon eine weitgehende Verfestigung des Fibrins eingetreten sein. In diesem Fall ist es empfehlenswert, den Fibrinfilm mit einer Pinzette zu entfernen und das Vorgehen zu wiederholen. Da das Fibrin sich auch in der Kanüle verfestigt, muß diese ersetzt werden. Die Klebewirkung ist am besten bei trockenen Wundflächen, tritt aber auch bei feuchten Wundgebieten ein. Eine feuchte Wunde verzögert die Verfestigung des Fibrins etwas. Tritt bei der Adaptation der Bindehaut etwas Flüssigkeit aus der Vorderkammer aus, so erfolgt die Anheftung der Konjunktiva daher verzögert, aber dennoch zuverlässig. Da die maximale Verfestigung des Fibrins nach der Bindehautadaptation noch nicht eingetreten ist, sollte eine abschließende subkonjunktivale Injektion von Antibiotika oder Steroiden nicht im Wundgebiet, sondern bei 6 Uhr erfolgen. Die breitflächige Fixation der Bindehaut im Operationsbereich begrenzt dann die Ausbreitung der subkonjunktival applizierten Flüssigkeit.

Für die Versorgung eines Kataraktschnittes sind maximal 0,1 ml Fibrinkleber erforderlich. Mit einer Tissucol® Duo S Packung können daher 10–15 Augen versorgt werden. Durch Austauschen der Kanüle und unter Beachtung der Sterilitätsbedingungen ist dies auch möglich. Wünschenswert wäre hier jedoch eine noch geringere Packungsgröße der Kleberkomponenten.

Literatur

Aichmair, H., F. Lintner und *M. Aichmair:* Fibrin sealing in surgery of extraocular muscles: experiments in rabbits. In: *Schlag, G.* und *H. Redl* (Hrsg.): Fibrin sealant in operative medicine, Vol. 2, Springer, Heidelberg 1986

Assia, E.I., D.J. Apple, E.S. Lim, R.C. Morgan und *J.C. Tsai:* Removal of viscoelastic material after experimental cataract surgery in vitro. J. Cataract refract. Surg. 18 (1992), 3–6

Buschmann, W.: Wiederherstellung einer weitgehend klaren Linse nach perforierender Verletzung. Klin. Mbl. Augenheilk. 181 (1982), 487–489

Buschmann, W.: Fibrin sealant in the treatment of perforating injuries of the anterior and posterior lens capsule. In: *Schlag, G.* und *H. Redl* (Hrsg.): Fibrin sealant in operative medicine, Vol. 2, Springer, Heidelberg 1986

Cohen, R.A. und *M.B. McDonald:* Fixation of conjunctival autografts with an organic tissue adhesive. Arch. Ophthalmol. 111 (1993), 1167–1168

Cravy, T.V.: Calculation of the change in corneal astigmatism following cataract extraction. Ophthalmic. Surg. 10 (1979), 38–49

Dietze, U.: Vergleich von frühpostoperativen Ergebnissen nach Phakoemulsifikation mit fibrinverklebtem und mit nicht verklebtem Tunnelschnitt sowie nach herkömmlicher Schnittechnik. Symposium Fibrinklebung in der Augenheilkunde, Heidelberg, Okt. 1993 (Ref.: Augenspiegel 1 (1994), 28–44)

Emmerich, K.H., G. Edel und *H. Gerding:* Fibrinklebung der Netzhaut. Symposium Fibrinklebung in der Augenheilkunde, Heidelberg, Oktober 1993 (Ref.: Augenspiegel 1 (1994), 28–44)

Ernest, P.H., L.A. Kiessling und *K.T. Lavery:* Relative strength of cataract incisions in cadaver eyes. J. Cataract refract. Surg. 17 (1991), 668–671

Freyler, H. und *U. Klemen:* Fibrinklebung in der Hornhautchirurgie. Graefes Arch. clin. exp. Ophthalmol. 207 (1978), 27–39

Frieling, E. und *R.F. Steinert:* Intrinsic stability of „self-sealing“ unsutured cataract wounds. Arch. Ophthalmol. 111 (1993), 381–383

Fry, L.L.: Postoperative intraocular pressure rises: A comparison of Healon, Amvisc, and Viscoat. J. Cataract. refract. Surg. 15 (1989), 415–420

Härting, F. und *K.B. Melling:* Tierexperimentelle Erfahrungen mit dem Fibrinkleber in der Bindehaut- und Sklerachirurgie. Klin. Mbl. Augenheilk. 179 (1981), 23–25

Henrick, A., B. Kalpakian, R.N. Gaster und *C. Vanley:* Organic tissue glue in the closure of cataract incisions in rabbit eyes. J. Cataract refract. Surg. 17 (1991), 551–555

Holtmann, H.W. und *H.J. Stein:* Experimentelle Untersuchungen zur Hornhautwundklebung mittels hochkonzentriertem Fibrinogen. Ber. dtsch. ophthalmol. Ges. 77 (1977), 220–224

Kammann, J., G. Dornbach, C. Vollenberg und *I. Linares:* Technik und Ergebnisse des Wundverschlusses durch Klebetechnik nach Phakoemulsifikation und IOL-Implantation. In: *Neuhann, I., C. Hartmann* und R. Rochels (Hrsg.): 6. Kongreß der Deutschsprachigen Gesellschaft für Intraokularlinsen Implantation. Springer, Berlin, Heidelberg 1993

Klemen, U.: Nahtlose Kataraktoperationstechnik – Wundklebung mit Fibrinogen. Symposium Fibrinklebung in der Augenheilkunde, Heidelberg, Oktober 1993 (Ref.: Augenspiegel 1 (1994), 28–44)

Kondrot, E.C.: Rupturing pressure in cadaver eyes with three types of cataract incisions. J. Cataract refract. Surg. 17 (1991) 745–748

Lane, S.S., D.W. Naylor, L.J. Kullerstrand, K. Knaut und *R.L. Lindstrom:* Prospective comparison of the effects of Occucoat, Viscoat, and Healon on intraocular pressure and endothelial cell loss. J. Cataract refract. Surg. 17 (1991) 21–26

Mellin, K.B., T.N. Waubke und *F. Härting:* Modifikation des Operationsverfahrens zur Anheftung des Ziliarkörpers nach Mackensen und Corydon. Klin. Mbl. Augenheilk. 178 (1981) 68

Mester, U., M. Zuche und *M. Rauber:* Phaco with PCL-small incision technique with fibrin adhesive for wound closure. 2. Congress of the American Society of Cataract and Refractive Surgery, San Diego, April 1992

Mester, U., M. Zuche und *M. Rauber:* Astigmatism after phacoemulsification with posterior chamber lens implantation: Small incision technique with fibrin adhesive for wound closure. J. Cataract refract. Surg. 19 (1993), 616–619

Miller, K.M. und *B.J. Glasgow:* Bacterial endophthalmitis following sutureless cataract surgery. Arch. Ophthalmol. 111 (1993), 377–379

Naeser, K.: Conversion of keratometer readings to polar values. J. Cataract refract. Surg. 16 (1990), 741–745

Nasaduke, I. und *G.A. Peyman:* Intraocular effects of rabbit fibrin sealant used in experimental retinal holes and detachments. In: *Schlag, G.* und *H. Redl* (Hrsg.): Fibrin sealant in operative medicine, Vol. 2, Springer, Heidelberg 1986

Pfleger, T., U. Scholz und *C. Skorpik:* Postoperativer Astigmatismusverlauf bei Kleinschnittkataraktchirurgie und Nostitch-Wundverschluß. In: *Neuhann, T., C. Hartmann* und *R. Rochels* (Hrsg.): 6. Kongreß der Deutschsprachigen Gesellschaft für Intraokularlinsen Implantation. Springer, Berlin, Heidelberg 1993

Pflüger, H.: Lysis and absorption of fibrin sealant. In: *Schlag, G.* und *H. Redl* (Hrsg.): Fibrin sealant in operative medicine, Vol. 2, Springer, Heidelberg 1986

Redl, H., G. Stanek, A. Hirschl und *G. Schlag:* Fibrinkleber-Antibiotika-Gemische – Festigkeit und Elutionsverhalten. In: *Cotta, H.* und *A. Braun* (Hrsg.): Fibrinkleber in Orthopädie und Traumatologie. Thieme, Stuttgart, New York (1982), 18–21

Redl, H., G. Schlag, G. Stanek, A. Hirschl und *T. Seelich:* In vitro properties of mixtures of fibrin seal and antibiotics. Biomaterials 4 (1983), 29–32

Redl, H. und *G. Schlag:* Properties of different tissue sealants with special emphasis on fibrinogen-based preparations. In: *Schlag, G.* und *H. Redl* (Hrsg.): Fibrin sealant in operative medicine, Vol. 2, Springer, Heidelberg 1986

Riekel, B.: Qualitäts- und Sicherheitsanforderungen an Fibrinkleber. Symposium Fibrinklebung in der Augenheilkunde, Heidelberg, Oktober 1993 (Ref.: Augenspiegel 1 (1994), 28–44

Shepherd, J.R.: Induced astigmatism in small incision cataract surgery. J. Cataract refract. Surg. 15 (1989), 85–88

Singer, J.A.: Frown incision for minimizing induced astigmatism after small incision cataract surgery with rigid optic intraocular lens implantation. J. Cataract refract. Surg. 17 (1991) 677–688

Schlag, G., H. Redl, M. Turnher und *H.P. Dinges:* The importance of fibrin in wound repair. In: *Schlag, G.* und *H. Redl* (Hrsg.): Fibrin sealant in operative medicine, Vol. 2, Springer, Heidelberg 1986

Steinkogler, F.G.: Fibrin tissue adhesive for the repair of lacerated canaliculi lacrimales. In: *Schlag, G.* und *H. Redl* (Hrsg.): Fribrin sealant in operative medicine, Vol. 2, Springer, Heidelberg 1986

Watts, M.T. und *R. Colling:* The use of fibrin glue in mucous membrane grafting of the fornix. Ophthalmic Surg. 23 (1992), 689–690

3.2 Reduktion eines präoperativen Astigmatismus gegen die Regel durch Wundverschluß mit Naht und Fibrinkleber in der Kataraktchirurgie

R. Grewing

3.2.1 Einleitung

Ziel der Kataraktchirurgie früherer Jahre war eine komplikationsarme Entfernung der Augenlinse sowie eine sichere Implantation der Intraokularlinse (IOL). Dies wurde mit zunehmender Akzeptanz der Phakoemulsifikationstechnik sowie der Einführung der Kapsulorhexis durch *Neuhann* und *Gimbel* weitgehend erreicht (*Gimbel* und *Neuhann* 1990). Weitere Bemühungen, die Operationstechnik zu optimieren, konzentrierten sich daher in den letzten Jahren auf die postoperative Astigmatismusentwicklung. Entscheidend zur Reduktion des operativ induzierten Astigmatismus trug die Skleratunneltechnik bei. Sie ermöglichte im Vergleich zum früher bevorzugten limbalen Vorderkammerzugang eine beträchtliche Minderung des postoperativen Astigmatismus.

Aber auch nach Einführung der Kleinschnitt-Kataraktchirurgie verbleiben zahlreiche Parameter, die den postoperativen Astigmatismus beeinflussen. Optimierung von Größe, Lage und Geometrie der Sklerainzision sowie neue Techniken des Wundverschlusses (Fibrinkleber) erlauben heute eine annähernd Astigmatismus-neutrale Operationstechnik. Aufgrund des bekannten Einflusses der Kataraktoperation auf den Astigmatismus lag es nahe, durch Modifizierung der Schnitt- und Wundverschlußtechnik auch einen präoperativ bestehenden Astigmatismus zu reduzieren. Von besonderer Bedeutung ist hierbei der präoperative Astigmatismus gegen die Regel (AGR), da dieser bei der Skleratunneltechnik ohne Naht durch einen operativ induzierten AGR in der spätpostoperativen Phase noch verstärkt werden kann.

Möglich ist die Korrektur eines hohen vorbestehenden AGR z.B. mittels transversaler Keratotomien, die gleichzeitig mit der Kataraktoperation oder – wie von uns bevorzugt – in einem zweiten Eingriff durchgeführt werden können. Ein anderer Weg, den flacheren vertikalen Meridian zu beeinflussen stellen Modifikationen der Wundkonstruktion und -adaptation dar. Dies erscheint vor allem bei mäßigen Astigmatismuswerten erstrebenswert. Nahttechniken alleine haben sich jedoch in Langzeituntersuchungen als unzureichend erwiesen (*Gimbel* und Mitarb. 1992; *Hall* und Mitarb. 1991). Wir entwickelten daher eine neue Art der Wundadaptation zur Reduktion eines präoperativen AGR.

3.2.2 Material und Methoden

Untersucht wurde eine neue Technik der Wundadaptation zur Reduktion eines präoperativen AGR an 77 Augen. Die Kataraktoperationstechnik war in allen Fällen identisch: Nach Anlegen einer „frown incision“ in der 12 Uhr Position, 2,5 mm vom Limbus entfernt, erfolgte die Präparation eines Skleratunnels 0,5 mm in die klare Hornhaut hinein. Anschließend wurde nach Kap-

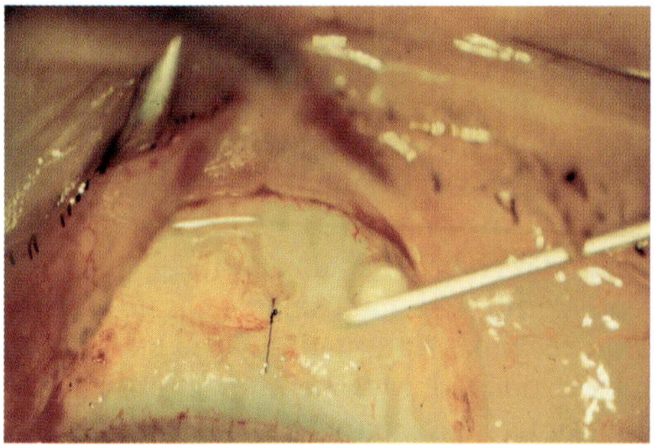

Abb. 3.2-1 Applikation von Fibrinkleber auf die durch eine radiäre Einzelknopfnaht unter Spannung adaptierten Lefzen des Skleratunnels.

sulorhexis und Phakoemulsifikation der Linse eine 6,5 mm PMMA Linse in den Kapselsack implantiert. Die Wundadaptation bestand aus zwei Schritten: 1. Legen einer radiären 10-0 Nylon Einzelnaht unter Spannung in der Achse des präoperativen Zylinders (75°–105°). 2. Zusätzliche Adaptation der Skleralefzen in der durch die Naht erzielten Position mit Fibrinkleber (Tissucol Duo S 0,5 ml, Immuno GmbH, Heidelberg). Hierbei werden wenige Tropfen Fibrinkleber auf die Sklerainzision appliziert (Abb. 3.2-1). Im flüssigen Zustand verteilt sich der Fibrinkleber im äußeren Anteil des Skleratunnels sowie auf der Skleraoberfläche. Nach Reposition der Konjunktiva erfolgt unter leichtem Anpreßdruck die Umwandlung des Fibrinklebers in die feste Phase.

Als Vergleichskollektiv dienten 76 Augen mit einem vergleichbaren präoperativen Astigmatismus, bei denen zur Wundadaptation lediglich Fibrinkleber verwendet worden war.

Die Berechnung des operativ induzierten Astigmatismus erfolgte 6 Monate postoperativ nach dem mathematischen Modell von *Naeser* (1990).

3.2.3 Ergebnisse

Die 77 Augen, bei denen die Wundadaptation mit radiärer Naht und Fibrinkleber erfolgte, zeigten einen induzierten Astigmatismus von 0,21 D (Vergleichskollektiv: –0,21 D). Es bestand zwischen beiden Gruppen ein signifikanter Unterschied auf dem 5%-Niveau. Wurden die Patienten in eine Gruppe mit präoperativem Astigmatismus gegen die Regel (AGR) von 1 D oder weniger (n = 38; Vergleichskollektiv: n = 60) und in eine Gruppe mit präoperativem AGR über 1 D unterteilt (n = 39; Vergleichskollektiv: n = 16), so bestand in der Gruppe < 1 D kein signifikanter Unterschied zum Vergleichskollektiv. Die Augen mit einem präoperativen AGR > 1 D wiesen dagegen einen induzierten Astigmatismus von 0,48 D (Vergleichskollektiv: –0,25 D) auf (p = 0,05).

3.2.4 Diskussion

In den meisten Fällen der Kleinschnitt-Kataraktchirurgie wird eine Astigmatismus-neutrale Operationstechnik angestrebt. Das astigmatische Endergebnis unterliegt dabei zahlreichen Faktoren: Lokalisation, Länge und Form der Sklerainzision, Länge des Skleratunnels, Art der Wundadaptation sowie der postoperativen Steroidgabe. Soll im Rahmen der Kataraktchirurgie ein präoperativer AGR korrigiert werden, so muß ein Shift mit der Regel induziert werden. Hierzu sind zwei Ansatzmöglichkeiten gegeben. Zum einen kann die Operation mit einem davon unabhängigen Eingriff, der transversalen Keratotomie, kombiniert werden – zum anderen kann das refraktive Ergebnis durch Modifikation der Wundkonstruktion und -adaptation beeinflußt werden. *Maloney* und Mitarb. änderten zur Reduktion eines präoperativen AGR mehrere Parameter der Wundkonstruktion sowie des Wundverschlusses (*Maloney* und Mitarb. 1988, 1989, 1990). Nachteil dieses Vorgehens ist, daß der Einfluß der einzelnen abgeänderten Variablen unbekannt bliebt. So wurde in anderen Studien beispielsweise der Einfluß der Skleratunneltiefe sowie die Effizienz einer Naht zur Reduktion eines präoperativen AGR in Frage gestellt (*John* und Mitarb. 1992).

Eine Naht kann in den ersten postoperativen Wochen durch Verkleinerung des zentralen

Hornhautradius einen deutlichen Shift mit der Regel induzieren. In den darauffolgenden Monaten kommt es jedoch zu einer Umkehr in einen Astigmatismus gegen die Regel (*Gimbel* und Mitarb. 1992). Ursache hierfür ist ein mechanisches „Durchschneiden" der Naht durch das sklerale Gewebe sowie Biodegradation des Nahtmaterials. Um diesen Wirkungsverlust der Naht in der spätpostoperativen Phase zu verhindern, führten wir eine zusätzliche Adaptation der Skleralefzen mit Fibrinkleber durch. Durch den Einsatz des Fibrinklebers wird die Qualität des Granulationsgewebes verändert: Durch dünnes Auftragen des Fibrinklebers Tissucol kann ein optimal vernetztes, nicht zu engmaschiges Fibringerüst entstehen, das ideale Voraussetzungen für das Einsprossen von Kapillaren und Fibroblasten bietet (*Redl* und Mitarb. 1985). Darüber hinaus bewirkt Fibrinkleber bereits in der frühen postoperativen Phase sowohl durch Wundfestigkeit als auch durch hohe Elastizität eine Wundstabilisierung (*Redl* und *Schlag* 1987). Die vorliegende Studie zeigt, daß durch Kombination von radiärer Einzelknopfnaht und flächenhafter Wundstabilisierung mit Fibrinkleber bei Augen mit einem klinisch relevanten präoperativen AGR über 1 D ein operativ induzierter Zylinder nach der Regel auch in der spätpostoperativen Phase erhalten werden kann.

Literatur

Gimbel, H.V., M.G. Raanan und *M. DeLuca*: Effect of suture material on postoperative astigmatism. J. Cataract refract. Surg. 18 (1992), 42–50

Gimbel, H.V. und *T. Neuhann:* Development, advantages, and methods of the continous circular capsulorhexis technique. J. Cataract refract. Surg. 16 (1990), 31–37

Hall, G.W., M. Campion, C.M. Sorenson und *S. Monthofer:* Reduction of corneal astigmatism at cataract surgery. J. Cataract refract. Surg. 17 (1991), 407–414

John, M.E., R.L. Noblitt, K.L. Boleyn und Mitarb.: Effect of a superficial and a deep scleral pocket incision on the incidence of Hyphema. J. Cataract refract. Surg. 18 (1992), 495–499

Maloney, W.F., L. Grindle, D. Sanders und *D. Pearcy:* Astigmatic control for the cataract surgeon: a comprehensive review of surgically tailored astigmatism reduction (STAR). J. Cataract refract. Surg. 15 (1989), 45–4

Maloney, W.F. und *L. Grindle*: Textbook of phacoemulsification. Lasenda Publishers, Fallbrook, CA (1988), 85–106

Maloney, W.F., D.R. Sanders und *D.E. Pearcy:* Astigmatic keratotomy to correct preexisting astigmatism in cataract patients. J. Cataract refract. Surg. 16 (1990), 297–304

Naeser, K.: Conversion of keratometer readings to polar values. J. Cataract refract. Surg. 16 (1990), 741–745

Redl, H., H.P. Dinges, M. Thurner, N. Böhler und *G. Schlag:* Fibrinkleber und Wundheilung. Acta chir. austria Sonderheft 1 (1985), 23–26

Redl, H. und *G. Schlag: Die Bedeutung des Fibrins für die Wundheilung. In: Kubli, F., W. Schmidt* und *J. Gauwerky* (Hrsg.): Fibrinklebung in der Frauenheilkunde. Springer, Berlin, Heidelberg (1987), 3–9

3.3 Vergleich von frühpostoperativen Ergebnissen nach Phakoemulsifikation mit fibrinverklebtem und mit nichtverklebtem Tunnelschnitt sowie nach herkömmlicher Schnittechnik

U. Dietze

1993 wurden in der Augenklinik des Krankenhauses im Friedrichshain 1301 Intraokularlinsen implantiert. Aus diesem Patientengut wurden zufällig 3 Gruppen mit einer Stärke von 30 Patienten ausgewählt, die jeweils durch verschiedene operative Techniken versorgt worden waren:

1. Skleraler Stufenschnitt mit Kreuznaht bei gleichzeitigem Bindehautverschluß mit Kauter.
2. Frown incision Tunneltechnik (no stitch) Bindehautverschluß mit Kauter.
3. Frown incision Tunneltechnik (no stitch) mit zusätzlicher Fibrinverklebung und Bindehautverschluß ebenfalls mit Fibrinkleber.

Die frühpostoperativen Ergebnisse am 4. postoperativen Tag wurden unter Einbezie-

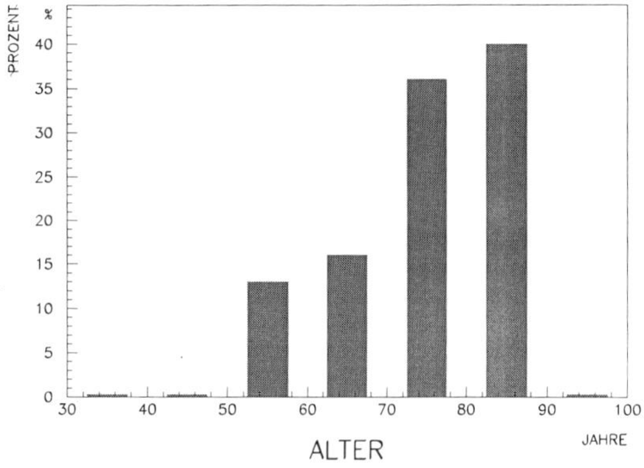

Abb. 3.3-1 Altersverteilung der Patienten in Prozent.

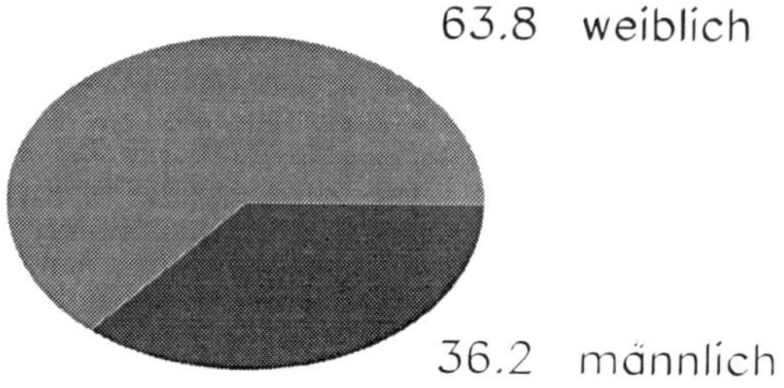

Abb. 3.3-2 Geschlechtsverteilung der Patienten in Prozent.

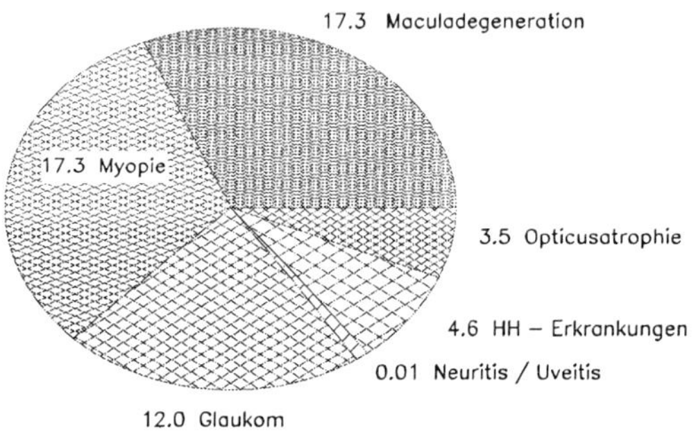

Abb. 3.3-3 Ophthalmologische Begleiterkrankungen innerhalb des Patientengutes in Prozent.

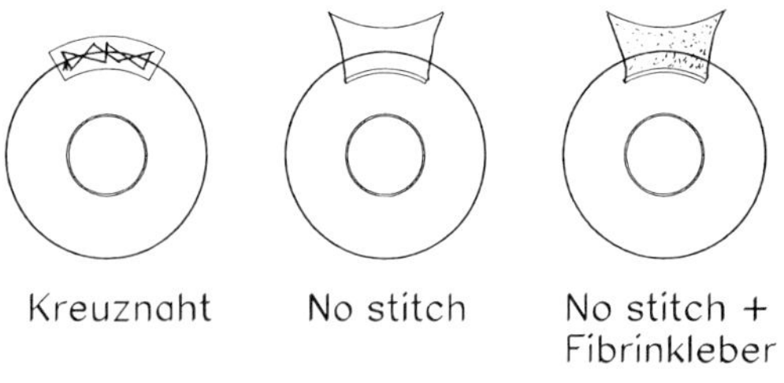

Abb. 3.3-4 Schematische Darstellung der drei verschiedenen Operationstechniken.

hung des Visus und Astigmatismus verglichen. Geschlechts- und Altersverteilung und ophthalmologische Begleiterkrankungen wurden erfaßt und in Grafiken dargestellt (Abb. 3.3-1 bis 3.3-3). Die drei eingesetzten Techniken (Abb. 3.3-4) wurden beschrieben.

Der durchschnittliche frühpostoperative Hornhautastigmatismus betrug in der 1. Gruppe (skleraler Stufenschnitt mit Kreuznaht) 1,21 Zylinder-Dioptrien, in der 2. Gruppe (Tunneltechnik no stitch) 1,04 Zylinder-Dioptrien und in der 3. Gruppe (Tunneltechnik no stitch mit zusätzlicher Fibrinverklebung) 1,06 Zylinder-Dioptrien. Die Verteilung der verschiedenen Stärken des Astigmatismus ist der Abb. 3.3-5 zu entnehmen. Die Streuung des Astigmatismus hinsichtlich der Lage wird in Abb. 3.3-6 dargestellt.

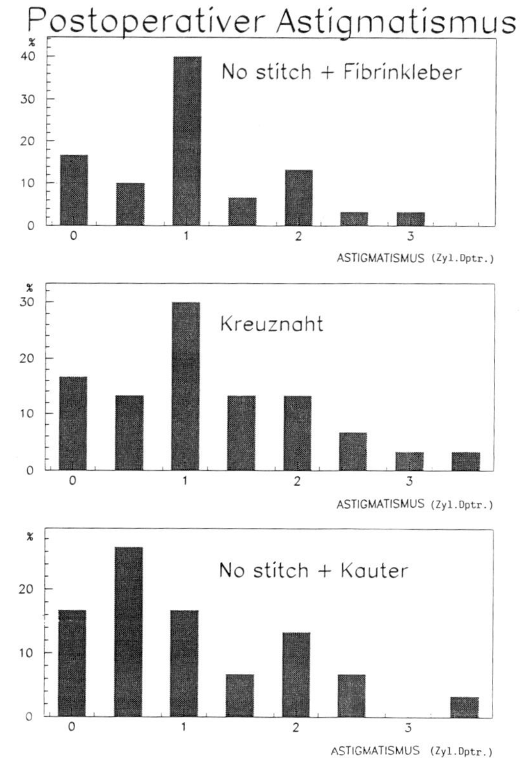

Abb. 3.3-5 Verteilung der Stärke des frühpostoperativen Astigmatismus.

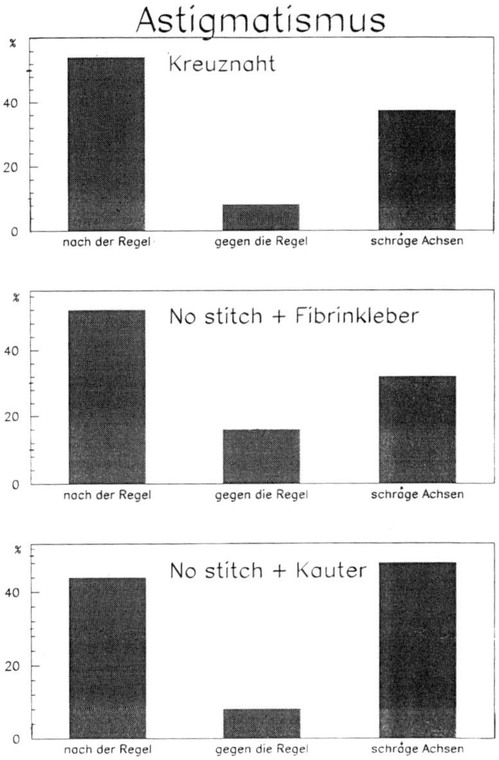

Abb. 3.3-6 Gegenüberstellung der Achslage des frühpostoperativen Astigmatismus für die drei untersuchten Patientengruppen.

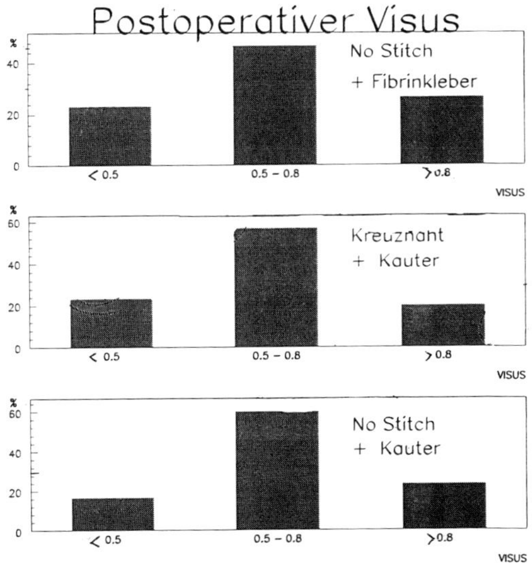

Abb. 3.3-7 Gegenüberstellung des frühpostoperativen korrigierten Visus für die drei mit unterschiedlichen Techniken versorgten Patientengruppen in Prozent.

Zur Achsenlage des Astigmatismus ist zu sagen, daß der prozentuale Anteil der schrägen Achse in der 3. Gruppe (Tunneltechnik no stitch und Fibrinverklebung) mit 32,0% am geringsten ist, während der Astigmatismus gegen die Regel hier aber ca. doppelt so hoch wie in den beiden anderen Gruppen ist.

Patienten mit einem sehr guten korrigierten Visus von gleich und besser als 0,8 waren in der 1. Gruppe (Stufenschnitt mit Kreuznaht) mit 20,0%, in der 2. Gruppe (Tunneltechnik no stitch) mit 23,3% und in der 3. Gruppe (Tunneltechnik no stitch und Fibrinverklebung) mit 26,7% vertreten (Abb. 3.3-7).

Es läßt sich feststellen, daß die no stitch-Technik sowohl mit als auch ohne Fibrinverklebung etwa vergleichbare frühpostoperative Ergebnisse (Visus und Astigmatismus) zeigen, wobei die 3. Gruppe (Tunneltechnik no stitch und Fibrinverklebung) den höchsten Anteil von Patienten mit einem sehr guten postoperativen Visus (0,8 und besser) aufweist.

Vorteile des Einsatzes der Fibrinverklebung bei no stitch-Tunneltechnik bestehen außerdem in folgendem:

1. Es wurden keinerlei Reizzustände nach Fibrinverklebung beobachtet.
2. Die Fibrinverklebung wirkte innerhalb von Sekunden.
3. Ein zusätzlicher mechanischer Schutz und damit eine höhere Wundstabilität wurde durch die Fibrinschicht erreicht.
4. Sowohl der Skleratunnel als auch die Bindehaut können geklebt werden.
5. Besonders dünne und brüchige Konjunktiva bei alten Patienten läßt sich durch Klebung sicherer und besser verschließen als durch Kauterisierung. Dabei kommt es in diesen Fällen leicht zu Einrissen.
6. Durch Fibrinkleber entstehen auch im seltenen Falle einer notwendigen Revision des Tunnelschnittes keinerlei Probleme.
7. Fibrinkleber wirkt zusätzlich blutstillend.
8. Durch Fibrinkleber wird die spontane Wundheilung durch Fibroblastenaktivierung gefördert.

Inzwischen wurde bei uns auch die Clear-Cornea-Incisions-Technik eingeführt. Dennoch wird die Sklera-Tunneltechnik mit Fibrinverklebung aufgrund der aufgeführten Vorteile weiterhin einen festen Platz in unserem Katarakt-Operationsprogramm einnehmen.

Literatur

s. Kap. 2 sowie Kap. 3.1 und 3.2

3.4 Nahtlose Kataraktoperation – Wundverschluß mit Tissucol

U. Klemen

3.4.1 Einleitung

Unter Normalbedingungen erfordert die nahtlose Kataraktoperationstechnik keinen zusätzlichen Wundverschluß. Dennoch treten in einem geringen Prozentsatz immer wieder Fälle mit unzufriedenstellenden Wundverschlüssen nach Vorderkammerfüllung durch die Parazenthese auf. In diesen Fällen ist ein zusätzlicher Wundverschluß notwendig, um postoperative Komplikationen, wie Hypotonie oder die Entwicklung von Filterkissen zu vermeiden. Ziel dieser Studie ist die Beschreibung einer Fibrinklebung der korneoskleralen Tunnelöffnung und der Vergleich der postoperativen Ergebnisse in 5 Augen mit Fibrinklebung und in 3 Augen mit zusätzlicher Nahtsicherung.

3.4.2 Krankengut und Untersuchungsmethodik

Zwischen April 1991 und Jänner 1993 traten in 8 Augen aus einem Gesamtkollektiv von 2893 Augen, welche mittels korneoskleraler Tunneltechnik kataraktoperiert worden waren, beim Test der Wunddichtheit unzufriedenstellende Ergebnisse auf.

Zur Operationstechnik:
Alle getrübten Linsen wurden mittels Phakoemulsifikation entfernt und eine Kapselsackfixierung einer Hinterkammerlinse durchgeführt. Die Inzisionslänge schwankte zwischen 3 mm bei Silikonlinsen bis 6 mm bei Verwendung von PMMA-Linsen. Die horizontalen Nähte wurden nach der Technik von *Masket* durchgeführt, unter Verwendung von 10,0 Nylonfäden. Für den zusätzliche Wundverschluß mit Tissucol haben wir folgende Technik entwickelt:

Stufe 1: Flüssigkeits-Luft-Austausch in der Vorderkammer, zum Zwecke einer möglichst guten Wundadaption der inneren Wundlefzen durch Druck auf die innere Klappe. Darüber hinaus erwarteten wir eine Verhinderung einer Penetration von Tissucol in die Vorderkammer.

Stufe 2: Vorsichtiges Einbringen des Klebstoffs von außen in den Wundspalt. Wegen der guten Adaptierung beider Tunnelblätter genügte ein Tropfen des Klebstoffs.

Stufe 3: Durch 30 Sekunden Adaptation der Wundränder im skleralen Bereich mit 2 Kolibripinzetten. Nach dieser Zeit und der Entfernung des Pinzettendrucks zeigte sich in allen 5 Augen ein zufriedenstellender Wundverschluß.

Stufe 4: Vorsichtiger Gas-Flüssigkeitsaustausch in der Vorderkammer durch die Parazenthese und erneuter Wunddichtheitstest. Im Regelfall ließen wir eine kleine Luftblase noch in der Vorderkammer, um eine evtl. weitere Penetration des Klebers in die Vorderkammer zu verhindern. Der Verschluß des Bindehautlappens erfolgte ebenfalls mit Tissucol.

3.4.3 Ergebnisse

1. Postoperative Komplikationen (Tab. 3.4-1)

Vorderkammerblutungen waren nach Nahtsicherung die häufigste Komplikation, welche aber zu keinem bleibenden Schaden führte. In allen Fällen blieb die Entwicklung von Filterkissen aus, da wir konsequenter-

Tabelle 3.4-1 Postoperative Komplikationen.

Komplikationen	nach Tissucol	nach Naht-verschluß
Filterkissen	0	1 (33,3%)
Vorderkammerblutung	0	2 (66,6%)
Augendruckanstieg	2 (40%)	0
Fibrinreaktion	2 (40%)	0

weise Druckverbände in solchen Fällen anlegten. Ebenso vermieden wir dadurch die Entwicklung einer Hypotonie. Ob die Fibrinreaktionen nach Tissucolklebung mit der Substanz in Zusammenhang gebracht werden können, kann nicht mit Sicherheit ausgeschlossen werden.

2. Postoperativer Astigmatismus (Tab. 3.4-2)

Tabelle 3.4-2 Postoperativer Astigmatismus.

Hornhautastigmatismus-änderung	nach Tissucol	nach Naht-verschluß
0 –1,5 Dpt.	4 (80%)	1 (33,3%)
1,75–3 Dpt.	1 (20%)	2 (66,6%)

Nach beiden Methoden des Wundverschlusses war die Änderung des postoperativen Hornhautastigmatismus geringgradig, jedoch war grundsätzlich die Klebemethode bezüglich dieser postoperativen Veränderung eindeutig im Vorteil. Nach Fadendurchtrennung mittels Argonlaser konnte auch bei den 3 Augen mit Nahtsicherung ein Rückgang der Höhe des Astigmatismus auf insgesamt 1,5 Dpt. im Maximum beobachtet werden.

3. Postoperative Sehschärfe (Tab. 3.4-3)

Tabelle 3.4-3 Postoperative Sehschärfe.

Sehschärfe	nach Tissucol	nach Naht-verschluß
1,25–0,5	4 (80%)	3 (100%)
0,4	1 (20%)	-

Eine Woche nach dem Eingriff war in beiden Fällen eine zufriedenstellende Sehschärfe festzustellen, in einem Auge mit einer Sehschärfe unter 0,20/50 war eine senile trockene Makulopathie dafür verantwortlich.

3.4.4 Diskussion

In zahlreichen Studien wurde die Anwendung von Tissucol in Kombination mit der nahtlosen Kataraktoperationstechnik bezüglich einer rascheren Stabilisation der postoperativen Refraktion geprüft, aber bis jetzt ohne statistisch signifikante Ergebnisse. Unsere Erfahrungen beschränken sich auf 5 Fälle mit unzureichendem Wundverschluß nach Tunneltechnik und zeigen im wesentlichen 4 Vorteile gegenüber einem in solchen Fällen üblicherweise angewandten Nahtverschluß:

1. zufriedenstellender Wundverschluß
2. Astigmatismusneutralität
3. keine Blutungen in die Vorderkammer, verursacht durch sklerale Nähte und
4. keine Fremdkörperreaktion durch die Nähte.

Ein zusätzlicher angenehmer Nebeneffekt ergibt sich aus der Tatsache, daß auch die Bindehaut physiologisch mit Tissucol verschlossen werden kann.

Dem gegenüber stehen auch zwei Nachteile:

1. Keine unmittelbare Verfügbarkeit des Fibrinklebers in den meisten Operationssälen;
2. Hohe Kosten. Da Tissucol tiefgekühlt aufbewahrt wird, erfordert die „Gebrauchsfähigkeit" dieses Klebemittels ein paar Minuten.

Darüber hinaus erscheint es in vielen Fällen als widersinnig, daß für einen Wundverschluß nur ein Tropfen des Klebers benötigt wird, aber insgesamt etwa 15 Tropfen in der derzeit bestehenden kleinsten Einheit vorhanden sind, eine Menge, die absolut ausreichend ist, um inklusiv Bindehautwundverschluß 7 Augen zu versorgen.

3.4.5 Zusammenfassung

In 8 von 2893 Fällen, welche mit der selbstheilenden Kataraktoperationstechnik operiert worden sind, wurde beim Wunddichtheitstest ein unzufriedenstellender Wundverschluß festgestellt. In 3 Augen wurde eine zusätzliche Nahtsicherung durchgeführt, in 5 Augen hingegen eine akzessorische Klebung mit Tissucol. Der Vergleich beider Methoden zeigt im postoperativen Verlauf einen zufriedenstellenden Wundverschluß und zufriedenstellende Sehschärfe. Hingegen konnte nach Fibrinklebung eine frühere Stabilisierung der Refraktion und geringere frühe postoperative Komplikationen, wie Vorderkammerblutungen, festgestellt werden.

4 Bindehaut-Fibrinklebung

4.1 Fibrinklebung bei Bindehautdefekten

K.-B. MELLIN

4.1.1 Einleitung

Die Bindehaut wird als äußere Hülle des Auges in ihrer Oberflächenkontinuität infolge vielfältiger Ursachen unterbrochen. So treten Bindehautdefekte nach Verletzungen, nach Bindehauttumorexzision und infolge operativer Eingriffe an tieferen Augenabschnitten auf. Bereits eine Bindehauteröffnung täuscht in Abhängigkeit von der Ausdehnung infolge Retraktion der Wundränder einen Defekt anstatt einer Dehiszenz vor.

4.1.2 Anatomie

Die Bindehaut besteht aus einem nicht verhornenden mehrschichtigen Oberflächenepithel und einem gefäßführenden Stroma, das elastische Fasern enthält. Es ist als Verschiebeschicht mit der angrenzenden Tenonschen Kapsel nur locker verbunden. An der Bildung des Tränenfilms ist die Bindehaut durch Drüsen, den Becherzellen, beteiligt.

Auch ausgedehnte Bindehautverluste werden durch Proliferationen des Oberflächenepithels ersetzt. Dieses stellt jedoch keinen vollständigen Bindehautersatz dar, denn die Funktionen der Nutrition und Verschieblichkeit werden hierdurch nicht wieder hergestellt, lediglich die Integrität der Oberfläche wird neu gebildet. Es ist daher stets das Ziel der Deckung von Bindehautdefekten, die Funktionen der Bindehaut zu erhalten.

4.1.3 Spezielle Eigenschaften des Fibrinklebers

Der Fibrinkleber haftet nicht auf intaktem Oberflächenepithel. Die Tränenflüssigkeit hat zudem Eigenschaften, die zur Zersetzung des Klebers führen können, bevor es zu einer Wundheilung gekommen ist. Durch Applikation von lokalem Aprotinin wird die Fibrinolyse verlangsamt. Die Verweildauer des Fibrinklebers wird dadurch verlängert, das Bindehautepithel kann mittels Proliferation zu einer Narbenbildung an der Stelle kommen, an der es fixiert ist.

Zu den Vorzügen des Fibrinklebers gehört seine Wirksamkeit auch im feuchten Medium. Zwar sollten stets die Wundränder vor Applikation des Klebers trocken getupft werden, jedoch bedeutet dies nicht, daß die Wundflächen trocken sind.

Gefordert wird von jeder Alternative zur Nahttechnik, daß sie keine systemischen oder lokalen toxischen Nebenwirkungen hat, insbesondere muß gefordert werden, daß Infektionskrankheiten nicht mit dem Kleber übertragen werden.

4.1.4 Indikationen zur Fibrinklebung

Gewebekleber zeichnen sich durch eine flächenhafte Anhaftung aus, im Gegensatz zu der Adaptation mit Nahtmaterial. Je ausgedehnter ein Bindehautdefekt ist, um so stärker wird die Gewebespannung, wenn eine Adaptation der Wundränder erfolgt. Im Alter wird die Bindehaut dünner, so daß es bei einer Gewebespannung zu einem Einreißen der Bindehaut bei Adaptation mit Naht kommen kann. In diesen Fällen ist die flächenhafte Bindehautadaptation von Vorteil.

Die Rekonstruktion des Fornix mit Bindehaut führt bei Verschiebeplastiken wegen Bindehautverlust dann zur Fornixverkürzung, wenn keine ausgiebige Adaptation am tarsalen wie epibulbären Gewebe erfolgt. Hier ist die Klebetechnik mit Fibrin auf dem episkleralen sowie am tarsalen Gewebe ideal. Der Klebetechnik ist immer dann der Vorzug zu geben, wenn Bindehautfäden stören bzw. eine Entfernung nicht ohne Probleme möglich sein wird wie etwa bei Kleinkindern oder geistig Behinderten. Auch bei sehr stark verdünnter Bindehaut kann eine Klebung gegenüber einer Naht von Vorteil sein.

Bindehaut-Tenon-Dehiszenzen werden immer dann erschwert vernarben, wenn gleichzeitig eine äußere Kammerwasserfistel besteht.

Als Beispiel einer Indikation zur Fibrinklebung sei ein perforiertes avaskuläres zystisches Filterkissen genannt, das exzidiert wurde. Anschließend konnte der Defekt nach Mobilisation der Bindehaut mit einer Bindehautverschiebeplastik gedeckt werden.

4.1.5 Mikrochirurgisches Vorgehen

Die Adaptation mit Fibrinkleber erfordert einige Besonderheiten gegenüber der herkömmlichen Versorgung mit Naht. Zunächst müssen die Eigenschaften der Bindehaut beachtet werden, die oben bereits erwähnt worden sind. Wie bei jeder Wundadaptation so sollte auch bei der Bindehautwunde eine spannungsfreie Adaptation vorliegen. Die aneinander anzunähernden Wundränder müssen sauber sein und einander in Form und Lage entsprechen, insbesondere müssen die Wundränder in Richtung der Adaptation liegen. Die Bindehaut wird stets auf der Tenonschen Kapsel oder auf dem episkleralen Gewebe fixiert. Diese Grundlage sollte frei von Fremdkörperpartikeln sein und so trokken wie möglich getupft werden.

Die Wunden werden zunächst mit mikrochirurgischen Pinzetten an den gewünschten Fixationsort gebracht. Da sich in der Regel die Bindehaut retrahiert, sobald sie nicht fixiert ist, muß entweder eine Hilfsperson die Bindehaut fixieren oder eine temporäre Fixationsnaht gelegt werden. Sodann wird der Fibrinkleber über eine genügend dicke, jedoch nicht dicklumige Kanüle (mit einer Stärke von 16 Gauche) zwischen Bindehaut und episkleralem Gewebe injiziert. Zu beachten ist, daß die zwei Phasen des Klebers, sobald sie miteinander gemischt werden, die Klebesubstanz ausmachen und wirksam werden. Die Fixation setzt sofort ein. Die Menge des Klebers verbessert nicht die Wirksamkeit. Nachdem der Fibrinkleber zwischen Bindehaut und episkleralem Gewebe aufgetragen worden ist, sollte für wenige Minuten (ca. 2–3 Minuten) die zu klebende Bindehaut flächenhaft auf die Basis aufgedrückt werden.

Der Vorteil der Verwendung des Fibrinklebers liegt darin, daß er auch im feuchten Medium haftet, eine hämostatische Wirkung hat und außerordentlich gut gewebeverträglich ist. Physiologische Augenbewegungen werden bereits sofort nach Bindehautklebung den Heilverlauf nicht negativ beeinträchtigen. Dies ist von wesentlicher Bedeutung, da auf eine retrobulbäre Anästhesie beider Applikation verzichtet werden kann, was zur schnellen Rehabilitation des Patienten beiträgt.

Der Nachteil der Methode liegt in der schwierigen Applikation auf kleinen Wundflächen, zumal der Kleber nur dünn aufgetragen werden darf.

4.1.6 Komplikationen

Komplikationen bei der Anwendung des Fibrinklebers sind nicht auf den Fibrinkleber selbst zurückzuführen, sondern auf die Indikationen zur Anwendung oder auf die Art der Applikation.

Komplikationen bei einer Fibrinklebung sind immer dann gegeben, wenn die Wundflächen zu klein sind. Die applizierte Menge an Fibrinkleber wird dann nicht ausreichen, um den mechanischen Kräften einerseits der

Lid-Augenbewegungen und andererseits der Bindehautelastizität entgegenzuwirken. Es kommt zu Bindehautdehiszenzen.

Wird der Fibrinkleber so dick aufgetragen, daß die Bindehautwundränder von dem episkleralen Gewebe abgehoben sind, so ist die Wundheilung verzögert. Das Bindehautepithel muß proliferieren um mit dem episkleralen Gewebe in Kontakt zu treten und zu vernarben. Ist nun zwischen Bindehautepithel und Episklera eine Dehiszenz, so kann der Abbau des Fibrinklebers schneller erfolgen als das Epithel durch Proliferationen die Episklera erreicht. Eine Dehiszenz wird die Folge sein.

Eine mangelhafte Fixation der Bindehaut kann eintreten, wenn die beiden Phasen des Fibrinklebers sich nicht sachgemäß vermischen. Der Fibrinkleber kann dann entweder zu flüssig oder auch zu fest sein, so daß die Klebung mißlingt.

4.1.7 Nachsorge

Die Nachsorge besteht in der lokalen Applikation eines Antibiotikums zur Infektionsprophylaxe. Wenn Fibrinkleber zwischen Bindehaut und episkleralem Gewebe appliziert wird, erübrigt sich die Gabe von lokalem Aprotinin zur Fibrinolysehemmung.

4.1.8 Schlußbetrachtung

Es bleibt nicht aus, daß neue Techniken wie die Fibrinklebung im Hinblick auf Alternativen kritisch analysiert werden. Der Gewebeklebung steht die Wundadaptation mittels Naht gegenüber. Jede Naht führt Gewebe mit Druck aneinander, die Wundränder stehen zumindest punktuell im Bereich des Fadens unter Spannung. Die Wundadaptation mittels Kleber ist demgegenüber nur zur flächenhaften Wundadaptation geeignet. Auf die Wunde wird im Gegensatz zur Fixation mit Naht nicht punktuell, sondern flächenhaft Druck ausgeübt. Die Wunde muß solange durch Klebstoff bzw. Naht fixiert werden, bis die Narbenbildung soweit fortgeschritten ist, daß sie den Dehiszenzkräften widersteht.

Als weiteres findet Klebung dann als Methode Vorrang gegenüber der Naht, wenn das Gewebe keine Raffung durch Naht ermöglicht. Dieses läßt sich am Beispiel eines perforierten zystischen Filterkissens aufzeigen. Eine Fadenlegung würde die verdünnte Bindehaut weiter aufreißen, so daß in diesem Fall eine Verklebung der Bindehaut sinnvoll und geeigneter ist.

Damit stellt die Fibrinklebung nicht nur eine Alternative zur Naht, sondern eine allein praktikable und sinnvolle Methode bei einigen Ursachen von Bindehautdefekten dar.

4.2 Fibrinklebung fistulierender Bindehautdefekte

W. Buschmann

4.2.1 Einleitung

Bei der Behandlung nach außen fistulierender Sickerkissendefekte muß es das Ziel sein, die Fistulation nach außen zu unterbinden, das zur Druckregulierung erforderliche Sickerkissen jedoch zu erhalten. Bei sehr alten Patienten mit außerordentlich dünner Bindehaut oder nach mehrfachen Operationen kann es sehr schwierig, ja sogar unmöglich sein, mit Bindehautplastiken ein nach außen dichtes, funktionsfähiges Sickerkissen herzustellen. Eine Fibrinogen-Injektion in das Sickerkissen zum Verschluß der Fistulation nach außen wollten wir vermeiden, da wir befürchteten, daß dies zu einer Obliteration des Sickerkissens und der skleralen Filtrationsöffnung führen könnte. Daher wurde die nachfolgend beschriebene Operationstechnik zum Verschluß der fistulierenden Bindehautwunden durch Fibrinklebung **ab externo** entwickelt und klinisch erprobt. Auf die Arbeiten von *Holtmann* (1980) sowie *Härting* und *Mellin* (1981) wurde bereits im Kap. 2 hingewiesen.

4.2.2 Mikrochirurgische Technik

Erste Anwendungen zeigten sehr bald, daß Fibringerinnsel auf der Bindehaut, welche dem Einfluß der Tränenflüssigkeit ausgesetzt sind, innerhalb sehr kurzer Zeit (ein bis zwei Tage) resorbiert werden. Zu diesem Zeitpunkt ist die Heilung des darunterliegenden Sickerkissendefektes noch nicht erfolgt und die Fistulation nach außen setzt nach Resorption des Fibringerinnsels wieder ein (*Buschmann* und Mitarb. 1984). Die Resorption des Fibrins erfolgt hier also sehr viel schneller als in der Vorderkammer (Kap. 9). Zur Klärung der Ursachen wurden von *Stemberger* (*Buschmann* und Mitarb. 1984) Proben von primärem Kammerwasser und von Tränenflüssigkeit bezüglich ihrer fibrinolytischen Aktivität untersucht. Dabei zeigte sich, daß in der Tränenflüssigkeit eine proteolytische sowie fibrinolytische Aktivität nachweisbar war, im (primären) Kammerwasser dagegen nicht.

Die Antiproteinasen der Tränenflüssigkeit (*Zirm* und Mitarb. 1976, 1978; *Zirm* 1980) können den zu raschen Abbau des Fibringerinnsels nicht verhindern. Deshalb war es erforderlich, für die Nachbehandlung von Bindehautklebungen eine antifibrinolytische Lokaltherapie zu entwickeln (Kap. 4.2.3).

Die ersten klinischen Anwendungen zeigten außerdem, daß das Fibringerinnsel auf intakten Epithelflächen nicht haftet. Das gilt sowohl für den Bereich der Bindehaut als auch für denjenigen der Hornhaut. Tritt vor Abschluß des Gerinnungsvorganges Kammerwasser durch den fistulierenden Bindehautdefekt aus, so leidet auch dadurch die Haftfestigkeit des Gerinnsels und der Erfolg ist gefährdet.

Infolgedessen haben wir bei den weiteren Anwendungen das folgende Vorgehen gewählt: Zunächst werden alle Möglichkeiten genutzt, die zu einer kurzfristigen Trockenlegung der Fistel während der Fibrinklebung beitragen können (Tab. 4.2-1). Durch die Gabe von Diamox und Timolol wird präoperativ die Kammerwassermenge reduziert. Die Lider werden mit Hilfe eines Schottschen Lidhalters vom Bulbus abgehoben. Das Epithel der Fistelumgebung wird – ggf. auch auf der Hornhaut – oberflächlich abradiert. Falls die Bindehaut um die Fistel herum mit der Sklera narbig verwachsen ist und demzufolge kein funktionsfähiges Sickerkissen mehr besteht, so muß dieses vor der Fibrinklebung durch vorsichtige (möglichst stumpfe) Lösung dieser Verklebungen bzw. Verwachsungen wieder hergestellt werden, damit es nicht durch den Verschluß der Fistulation nach außen erneut zu unerwünschten Druckanstiegen kommt.

Tabelle 4.2-1 Fibrinklebung von (fistulierenden) Bindehaut- und Korneoskleralwunden.

Trockenlegung der Fistel vor der Kleberapplikation:

1. Präoperativ Kammerwassermenge reduzieren: Diamox, Timolol
2. Schottscher Lidhalter: Lider vom Bulbus abheben
3. Epithel der Fistel-Umgebung gründlich abradieren
4. Leichte Bulbuskompression unmittelbar vor der Kleberapplikation, dann Wundgebiet trocken tupfen.

Durch eine leichte Kompression des Bulbus unmittelbar vor der Kleberapplikation entfernen wir etwas Kammerwasser, danach wird das Gebiet der Fistel und ihrer Umgebung trockengetupft. Dann werden die beiden Komponenten des Fibrinklebers Tissucol (Fibrinogen-Aprotinin-Lösung und Thrombin „L“-Kalzium-Chlorid-Lösung) gemischt und schichtweise mit einem Irisspatel aufgetragen; man kann dafür auch das mitgelieferte Duploject-System verwenden. Bei den geringen Mengen hielten wir es aber für sicherer, je 1 Tropfen der beiden Komponenten in einer sterilen Petrischale zu mischen und das Gemisch sofort mit dem Irisspatel aufzutragen. Nach mehrfacher Wiederholung dieses Vorganges sollte das Gerinnsel allseits die Bindehaut und ggf. auch die Hornhaut in der Umgebung der Fistulationsöffnung breitflächig überdecken (Abb. 4.2-1).

Auch wenn eine Aprotinin-Nachbehandlung vorgenommen wird, ist es erforderlich, die Klebestelle mit einem reichlichen Fibrin-Überschuß zu überdecken, denn der zellulä-

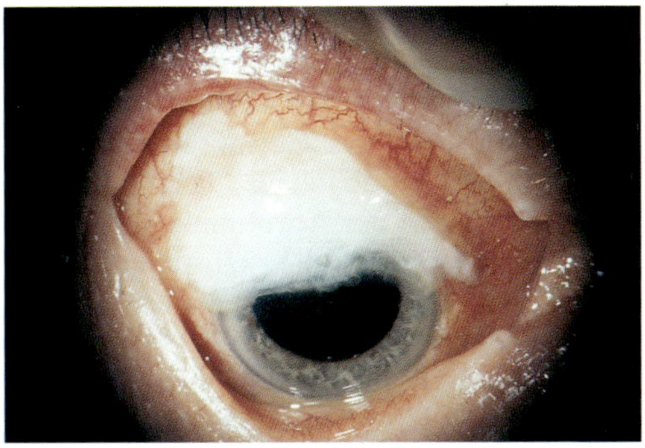

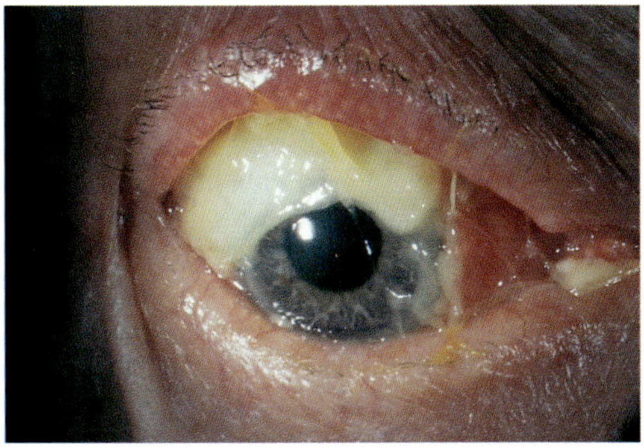

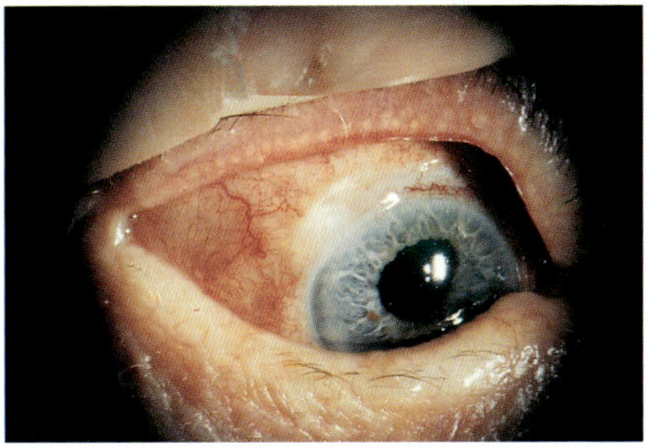

Abb. 4.2-1 a Pat. N. (Tab. 4.2-4): Fistulierende Starschnitt-Bindehautwunde, zweiter postoperativer Tag nach Fibrinklebung. Reichlicher Fibrinüberschuß als Sicherung gegen vorzeitige Auflösung des Fibringerinnsels. Die Vorderkammer stellte sich bereits am Ende der Operation wieder her.

Abb. 4.2-1 b Unter lokaler antifibrinolytischer Nachbehandlung mit Aprotinin-Augentropfen (s. Tab. 4.2-2) blieb das Gerinnsel nahezu unverändert erhalten. 6. postoperativer Tag. Seidelprobe negativ.

Abb. 4.2-1 c Zustand nach Abstoßung und Entfernung des Fibringerinnsels. 15. postoperativer Tag. Geringe Fibrinreste im konjunktivalen Wundbereich, Vorderkammer normal tief. Hornhaut-Astigmatismus 1,5 Dioptrien/100°, Visus mit Korrektur 0,8 p. (Abb. 4.2-1 a, b und c aus *Buschmann, W., A. Stemberger, G. Blümel* und *W. Leydhecker:* Fibrinklebung und antifibrinolytische Nachbehandlung von Bindehautwunden. Klin. Mbl. Augenheilk. 184 (1984), 185–188, Enke Verlag Stuttgart).

re Abbau des Fibringerinnsels wird durch die Aprotinin-Augentropfen nicht verhindert (s. Kap. 5). Nach Abschluß des Klebevorganges haben wir noch 2–3 Minuten gewartet und dann sogleich eine Seidel-Probe ausgeführt, um bei etwa noch vorhandener Undichtigkeit die Klebung sofort ergänzen zu können. Abschließend wird noch auf dem Operationstisch die Nachbehandlung durch Gabe von Aprotinin-Augentropfen (Kap. 4.2.3) begonnen.

Das Duploject-System, das mit dem Fibrinkleber Tissucol geliefert wird, erlaubt eine simultane Applikation beider Kleberkomponenten, was die Anwendung erheblich vereinfacht. Werden jedoch nur sehr kleine Mengen appliziert, so kann es nach unserer Erfahrung durch leichte Verkantung des die Spritzenkolben vorantreibenden Stempels zu ungleichen Mengen der beiden Kleberkomponenten im austretenden Gemisch kommen. Verzögert sich die Applikation etwas, weil z.B. das Applikationsgebiet noch einmal trockengetupft werden muß, so kann inzwischen die Kanüle verstopfen, denn in deren Lumen sind die beiden Kleberkomponenten schon vermischt.

Der neue Mikroapplikator (Kap. 9.7.3) ermöglicht eine präzisere Dosierung beider Kleberkomponenten und dürfte die Anwendung auch bei Bindehaut-Fistelverschlüssen erheblich erleichtern. Mit der dazu entwickelten Doppelkanüle werden die beiden Kleberkomponenten erst am Kanülenende zusammengeführt, so daß eine Verstopfung der Kanüle nur bei längeren Pausen (durch Spontangerinnung des Fibrinogens) auftritt. Durch kleine Kreisbewegungen der Kanülenspitze während der Applikation wird die Vermischung der beiden Kleberkomponenten gefördert. Für Bindehaut-Fibrinklebungen empfiehlt es sich, an der Dosiervorrichtung des Mikroapplikators die größte Menge pro Hebeldruck einzustellen (Stufe 5 = 2,5 µl). Beim klinischen Einsatz des Mikroapplikators muß sich erst noch zeigen, ob man bei damit ausgeführten Bindehautklebungen besser mit der höher konzentrierten Thrombin-Lösung (Thrombin „S“) arbeitet oder mit der niedrigen Thrombin-Konzentration (Thrombin „L“).

4.2.3 Nachbehandlung

Für die antifibrinolytische Nachbehandlung, mit welcher die Proteasen der Tränenflüssigkeit blockiert werden, entwickelten wir Aprotinin-Augentropfen mit der in der Tabelle 4.2-2 angegebenen Rezeptur. Diese können aus Trasylol®-Ampullen in jeder Apotheke, die Augentropfen zubereiten kann, hergestellt werden. Da kein Konservierungsmittel enthalten ist, haben wir besonders darauf geachtet, daß aus genügendem Abstand getropft wird (um die Tropfpipette nicht an den Wimpern anstoßen zu lassen) und jeden Morgen eine frische Flasche begonnen. Die Anwendung erfolgte für 1–3 Tage (schon am Operationstag!) ein- bis zweistündlich und nachts vierstündlich. An der Spaltlampe wird mindestens 2x täglich kontrolliert, ob das Gerinnsel seine Größe behält; nötigenfalls wird das Tropfen-Intervall wieder verkürzt. So kann das Fibringerinnsel 1 Woche lang (bei Bedarf auch länger) nahezu unverändert erhalten werden (Abb. 4.2-1). Durch das nachwachsende Bindehautepithel wird das Gerinnsel von den Rändern her allmählich von der Unterlage abgehoben. Ist das Wundgebiet schon vor Ablauf der ersten postoperativen Woche vollständig abgeheilt und epithelisiert, so stößt sich das Fibringerinnsel (wie ein Schorf auf einer Hautwunde) en bloc ab. Die Fistelwunde ist dann verheilt, das Sickerkissen darunter bleibt erhalten. Haftet das Gerinnsel nach 1 Woche noch etwas auf der Unterlage, so braucht man nur die Aprotinin-Tropfen abzusetzen, innerhalb von ein bis zwei Tagen wird das Gerinnsel durch die Tränenflüssigkeit abgebaut. Unerwünschte Nebenwirkungen der Aprotinin-Lokaltherapie waren in keinem Fall festzustellen. Unsere Rezeptur führt zu einem Aprotinin-Gehalt von 10.000 KIE/ml. *Zirm* (1980) verwendete 5.000 KIE in Augentropfen zur Behandlung von Hornhautulzera. Obwohl das Fibringerinnsel für Bakterien ein wesentlich schlechterer Nährboden ist als ein Blutgerinnsel, haben wir es für zweckmäßig gehalten, zusätzlich ein Antibiotikum in wässriger Lösung als Augentropfen zu applizieren.

Tabelle 4.2-2 Aprotinin-Augentropfen.

Methocel	5,0
Trasylol (Aprotinin)	10,0
NaCl 0,9%	ad 20,0

(sterilfiltriert abgefüllt in Tropfflaschen zu 5 ml)

Schon am Operationstag wird die Vorderkammertiefe an der Spaltlampe kontrolliert und der Augeninnendruck mit dem Applanationstonometer gemessen. Sofort nach der in Lokalanästhesie ausgeführten Operation kann durch Flüssigkeitszufuhr (ggf. durch Infusion) dafür gesorgt werden, daß sich Vorderkammer und Sickerkissen baldmöglichst auffüllen und annähernd normale Augeninnendruckwerte erreicht werden. Druckanstiege über 25 mmHg sollten jedoch vermieden werden.

4.2.4 Ergebnisse

Über unsere ersten Erfahrungen wurde bereits 1984 berichtet (*Buschmann* und Mitarb. 1984). In der Tabelle 4.2-3 sind zunächst die Ergebnisse zusammengefaßt, die wir vor Einführung der Aprotinin-Nachbehandlung bei der Fibrinklebung von fistulierenden Bindehautwunden erzielten.

Bei allen 4 Patienten dieser Serie kam es sehr rasch zu einer Resorption des Fibringerinnsels. Dennoch gelang bei 3 dieser Patienten ein dauerhafter Verschluß der Fistel. Am Ende der Operation war die Seidelprobe bei allen Patienten negativ. Beim ersten Patienten war sie am zweiten postoperativen Tag wieder positiv, weshalb am 5. Tag eine 2. Fibrinklebung erfolgte, die zu einem dauerhaften Verschluß der Fistel mit nun negativer Seidelprobe führte. Bei der 4. Patientin war

Tabelle 4.2-3 Ergebnisse der Fibrinklebung von fistulierenden Bindehautwunden **vor** der Entwicklung der Aprotinin-Augentropfen.
„Elliot" = Elliot-Operation mit Skleradeckel bzw. Trabekulektomie.

Patient Alter	Vorausgegangene Operationen	Datum der Fibrinklebung	Seidelprobe postop.	Fibringerinnsel resorbiert	i.o. Druck postop. (letzter Befund)	Nachbeobachtungszeit
P., 62 m.	Elliot	1. 18.03.82 2. 23.03.82 (mit Naht)	positiv negativ	2. Tag 2. Tag	12 mmHg	6 Tage
Sch., 73 m.	Elliot, Bindehaut-Revision	19.02.82	negativ	3. Tag	10 mmHg	14 Tage
W., 60 m.	Elliot, 4x Bindehaut-Revision	04.07.80	negativ	2. Tag	16 mmHg	3Jahre
W., 85 w.	Katarakt-Op + Scheie (1978)	24.10.80	positiv	1. Tag	8–10 mmHg	6 Monate

Tabelle 4.2-4 Ergebnisse der Fibrinklebung von fistulierenden Bindehautwunden **nach** Einführung der Nachbehandlung mit Aprotinin-Augentropfen.
„Elliot" = Elliot-Operation mit Skleradeckel bzw. Trabekulektomie.

Patient Alter	Vorausgegangene Operationen	Datum der Fibrinklebung	Seidelprobe postop.	i.o. Druck postop.	Bemerkungen, Nachbeobachtungszeit	
E., 53 w.	Elliot, Bindehaut-Revision	05.04.84	negativ	10–13 mmHg	3 Jahre	
R., 62 w.	periph. Iridenkleisis (1975)	1. 07.06.83 2. 09.06.83	positiv negativ	15 mmHg	5 Monate	
S., 60 w.	Elliot	1. 26.10.84 2. 29.10.84 3. 30.10.84	positiv positiv negativ	17–25 mmHg	10 Tage	Abb. 4.2-2
S., 74 w.	Elliot (1962)	1. 07.10.87 2. 13.10.87	positiv negativ	19 mmHg	10 Tage	Abb. 4.2-3
Sch., 70 m.	Elliot	1. 06.06.83 2. 09.06.83	positiv negativ	17–26 mmHg	1 Jahr	Abb. 4.2-4
K., 83 w.	periph. Iridenkleisis	19.11.84	positiv	20.11.84 chirurg.Fixierung der Bindehaut		
N., 81 m.	Katarakt-OP	29.03.83	negativ	16 mmHg	4 Monate	Abb. 4.2-1
K., 70 m.	Katarakt-OP	24.06.86	fehlt, Vorderkammer mitteltief	6–10 mmHg	1 Monat	

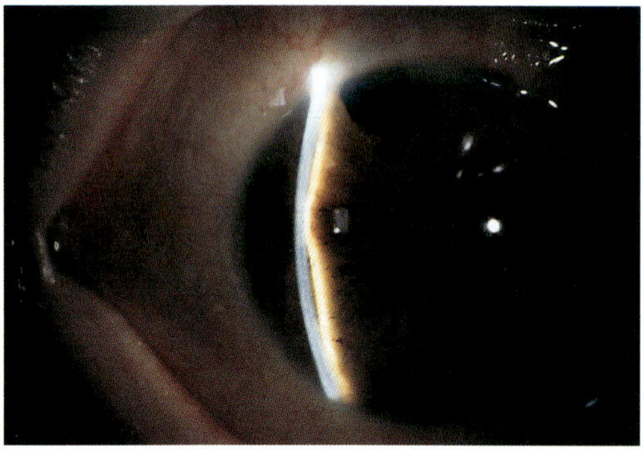

Abb. 4.2-2 Fistulierender Bindehautdefekt nach Elliot-Operation (mit Skleradeckel). Zustand nach Fibrinklebung. Die Vorderkammer beginnt sich zu stellen. Tension 17 mmHg. 2 Tage später Tension 25 mmHg, Vorderkammer mitteltief.

die Seidelprobe am 1. postoperativen Tag wieder positiv und es bestand noch eine Aderhautabhebung in der Peripherie. Wegen des hohen Alters und des reduzierten Allgemeinzustandes wurde leider auf eine zweite Fibrinklebung verzichtet. Der Visus blieb in den folgenden 6 Monaten konstant (0,4), die Augeninnendruckwerte lagen bei 8–10 mmHg. Nach einem halben Jahr kam es leider zu einer Sickerkissen-Infektion mit Endophthalmitis, die schließlich zur Enukleation führte.

Die 8 Patienten, welche nach Entwicklung der Aprotinin-Augentropfen operiert und entsprechend damit nachbehandelt wurden, sind in Tabelle 4.2-4 zusammengefaßt (Abb. 4.2-1 bis 4.2-4). In allen Fällen blieb das Fibringerinnsel während der in der Regel einwöchigen Dauer der Aprotinin-Nachbehandlung weitgehend unverändert erhalten. Nach Absetzen der Aprotinin-Augentropfen wurde das Gerinnsel rasch abgebaut. Es kam auch vor, daß es nach Abschluß der Wundheilung und der Epithelisierung gegen Ende der ersten postoperativen Woche en bloc abgestoßen wurde. Bei 3 dieser Patienten haben wir in den ersten postoperativen Tagen zusätzlich Diamox gegeben, um eine vorzeitige Belastung der Klebestelle durch intraokulare Druckanstiege möglichst zu vermeiden. Bei 4 Patienten kam es erst nach wiederholter Fibrinklebung zum dauerhaften Verschluß der Fistulation nach außen. Dies ist zum einen darauf zurückzuführen, daß wir anfänglich die Epithelabrasio insbesondere im Bereich der Hornhaut vor der Fibrinklebung zu zurückhaltend vorgenommen hatten, weil wir befürchteten, daß ein Pannus bzw. ein Narben-Pterygium die Folge sein könnte. Eine solche Komplikation ist jedoch bei keinem unserer Patienten einge-

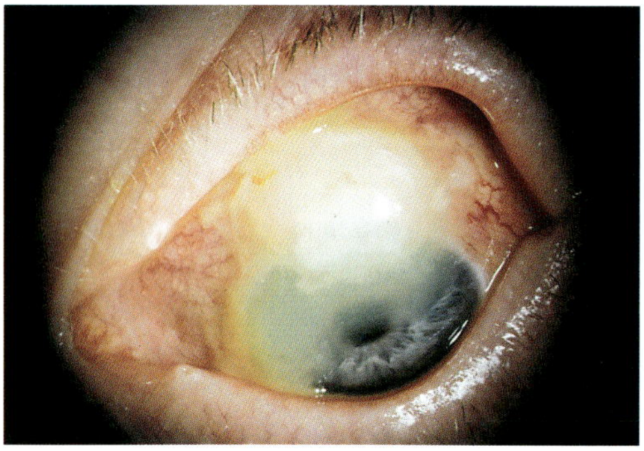

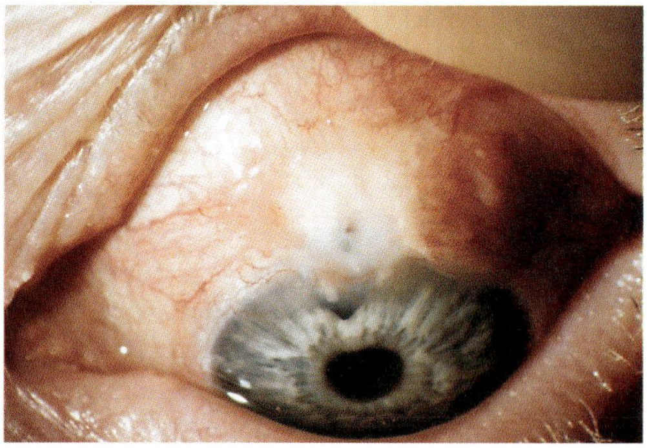

Abb. 4.2-3 a Fistulierender Bindehautdefekt nach Elliot-Operation vor 25 Jahren, narbig abgegrenztes Sickerkissen. Zustand am 3. Tag nach stumpfer Lösung der narbigen Sickerkissengrenzen und 2. Fibrinklebung der Bindehautfistel. Tension 10 mmHg, Seidelprobe negativ, Vorderkammer mitteltief. Unter Aprotinin-Nachbehandlung noch großes Fibringerinnsel. Die erste Fibrinklebung war erfolglos, da die Sickerkissen-Vernarbungen nicht gelöst wurden.

Abb. 4.2-3 b Am 9. Tag ist das Gerinnsel zum größten Teil resorbiert, da die Aprotinin-Augentropfen nach 1 Woche abgesetzt wurden. Tension 19 mmHg, Vorderkammer mitteltief. Seidelprobe negativ.

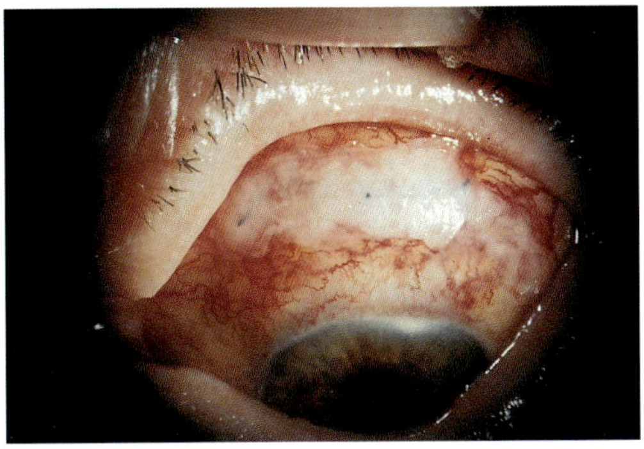

Abb. 4.2-4 Fistulierender Bindehautdefekt nach Elliot-Operation (mit Skleradeckel). Zustand am ersten postoperativen Tag nach erneuter Bindehautnaht, die mit einer Fibrinklebung kombiniert wurde. Wegen unzureichender Epithelabrasio ungenügende Haftung des Gerinnsels. Seidelprobe am nächsten Tag wieder positiv. 2. Fibrinklebung 3 Tage später mit gründlicher Epithelabrasio in der Fistelumgebung erfolgreich, Seidelprobe auf Dauer negativ, großes Sickerkissen, Vorderkammer normal tief. Tension nach 1 Jahr 17–26 mmHg (unter Therapie).

treten, auch nicht nach gründlicher Epithelabrasio im Bereich der Fibrinklebung am Hornhautrand. Ein weiterer Grund für das Versagen der ersten Fibrinklebung bei einigen Patienten ist wahrscheinlich in der mangelnden Erfahrung des jeweiligen Operateurs mit dieser Methode zu sehen; wenn das Gerinnsel von vornherein postoperativ nicht fest auf Bindehaut und Hornhautrand haftet, dann ist sehr wahrscheinlich entweder die Epithelabrasio nicht ausreichend gewesen oder es war nicht gelungen, die Fistulation nach außen während des Klebevorganges zu unterbinden (s. Tab. 4.2-1). Präoperativ vorhandene Sickerkissen blieben erhalten, in keinem Falle kam es zur Sickerkissenobliteration. Dadurch blieben die postoperativen Augeninnendrucke mit oder ohne zusätzliche konservative Therapie im Normbereich.

Obwohl die Operationen bei den hier beschriebenen Patienten (Tab. 4.2-3 und 4.2-4) nun schon 8–14 Jahre zurückliegen, sind die in den Tabellen angegebenen Nachbeobachtungszeiten z.T. sehr kurz; sie beziehen sich auf den letzten Befundeintrag im Krankenblatt bzw. auf mir noch zugegangene augenärztliche Befundberichte. Keiner dieser Patienten wurde später erneut wegen Fistulationsproblemen stationär aufgenommen, auch wurde keine weitere Glaukom-Operation erforderlich. Man kann daraus vermuten, daß in der weiteren Nachbetreuung durch die Heimat-Augenärzte keine diesbezüglichen Probleme mehr aufgetreten sind. Ich hätte dies gern durch Rückfragen bei den Heimat-Augenärzten definitiv in Erfahrung gebracht. Dazu hätte es einer erneuten Durchsicht der Krankenblätter zur Ermittlung der nachbehandelnden Augenärzte bedurft. Diese wurde mir leider nicht gestattet (s. Kap. 9.9.4).

Aus dem gleichen Grund konnte ich auch die in den späteren Jahren wegen fistulierender Bindehautwunden mit Fibrinklebung versorgten Patienten in diese Zusammenstellung nicht mehr aufnehmen.

Bei den hier vorgestellten Patienten handelt es sich um unsere erste mit Fibrinklebung bei fistulierenden Bindehautwunden versorgte Patientenserie. Alle Unzulänglichkeiten der Anfangszeit wie z.B. ungenügende Trockenlegung der Fistel, ungenügende Epithelabrasio in der Fistelumgebung, unzulängliche Vorbereitung des Fibrinklebers und ungenügende Vermischung der Kleberkomponenten sind in dieser Serie mitenthalten. Dies berücksichtigend können wir sagen, daß die Fibrinklebung fistulierender Bindehautwunden bei Einhaltung der von uns entwickelten Operationstechnik zu einem einfach erreichbaren und dauerhaften Verschluß der Fistelöffnung ohne Verödung von Sickerkissen führt. Durch die Nachbehandlung mit Aprotinin-Augentropfen ist eine vorzeitige Auflösung des Gerinnsels zu verhindern. Die Methode kann auch bei sehr atrophischer Bindehaut problemlos angewendet werden; gerade in diesen Fällen ist eine Revisions-Operation mit Legen neuer Nähte sehr problematisch.

Die Verwendung des Mikroapplikators (Kap. 9, Abb. 9-7) wird die Fibrinklebung von Bindehautfisteln zusätzlich erleichtern.

Literatur

Buschmann, W., A. Stemberger, G. Blümel und *W. Leydhecker:* Firinklebung und antifibrinolytische Nachbehandlung von Bindehautwunden. Klin. Mbl. Augenheilk. 184 (1984), 185–188

Zirm, M.: Die Bedeutung von Proteinaseinhibitoren in der Tränenflüssigkeit. Klin. Mbl. Augenheilk. 177 (1980), 759–767

Zirm, M., O. Schmut und *H. Hofmann:* Quantitative Bestimmung der Antiproteinasen in der menschlichen Tränenflüssigkeit. Albrecht v. Graefes Arch. klin. exp. Ophthalmol. 198 (1976), 89–94

Zirm, M. und *I. Ritzinger:* Der diagnostische und prognostische Wert einer Alpha-1-Antitrypsinbestimmung in der Tränenflüssigkeit. Klin. Mbl. Augenheilk. 173 (1978), 221–225

Weitere Literatur siehe Kapitel 2.

5 Fibrinklebung von Hornhautwunden und Skleradefekten

W. Buschmann

5.1 Hornhautwunden

Schon bei den ersten Versuchen zur Anwendung von Fibrinkleber (Fibrinpulver) in der Augenheilkunde hat *Markbreiter* (1917) die Verklebung von Hornhautwunden tierexperimentell geprüft. Das ist verständlich, denn mit dem damals verfügbaren Nahtmaterial konnten Hornhautwunden nur sehr grob versorgt werden. Die histologische Untersuchung zeigte, daß die Fibrinanwendung zu einer verstärkten Granulationsbildung führte. Bei ersten klinischen Anwendungen sah sie einen günstigen Einfluß des Fibrinpulvers auf die Heilung von Hornhautverletzungen (eine schlecht heilende Brandwunde; mehrere Fälle von frischen, unregelmäßigen Hornhautverletzungen).

Auf die zahlreichen späteren tierexperimentellen und klinischen Untersuchungen, die dann auch mit Fibrinogenkonzentraten und Thrombinlösung erfolgten, wurde im Kap. 2 hingewiesen. *Rosenthal* und Mitarb. (1975, 1978) erzielten bei **Kaninchen** in 50% der Versuche eine ausreichend feste Verklebung von lamellären Hornhaut-Autotransplantaten, so daß die Scheibchen ohne Nähte einheilten. Bei perforierenden Keratoplastiken heilten 75% der eingeklebten Transplantate ein. Sie sahen keine entzündlichen Reaktionen und auch keine negative Auswirkung auf die Transparenz der Hornhaut bei Verwendung einer Fibrinogen-Thrombin-Thrombozyten-Mixtur. Jedoch entwickelten sich bei 3 von 12 Tieren retrokorneale fibröse Membranen. *Sleczak* (1977) kam **tierexperimentell** zu dem Ergebnis, daß die Fibrinklebung allein zum (nahtlosen) Verschluß von korneoskleralen Wunden nicht geeignet ist.

Holtmann und *Stein* (1978) prüften die Fibrinklebung bei lamellären Keratoplastiken **an Kaninchen** und erreichten bei 20 Versuchen eine feste Einheilung 12x, davon 3x mit leichter Parenchymtrübung. In den anderen Fällen hob sich das Scheibchen im postoperativen Verlauf ab. *Freyler* und Mitarb. sowie *Klemen* und Mitarb. haben die Fibrinklebung von lamellären Keratoplastiken und von perforierenden Hornhautschnittwunden ebenfalls **am Kaninchen** untersucht (1978, 1979). Bei perforierenden Hornhautschnitten bis zu 4 mm Länge gelang ein unmittelbarer wasserdichter Wundverschluß ohne vordere Synechien. Je schräger die Wundfläche verlief, desto besser sind die Ergebnisse im Vergleich mit einem Nahtverschluß gewesen. Bei linearen perforierenden Hornhautwunden über 4 mm Länge und bei mehrstrahligen Wunden über 3 mm Schenkellänge konnten sie vordere Synechien nur durch zusätzliche Hornhautnähte vermeiden. Die ausschließliche oder eine die Hornhautnähte ergänzende Fibrinklebung perforierender Hornhautwunden bewirkte zwar eine beschleunigte Wundheilung, erzeugte aber eine breitere Narbentrübung als nach alleiniger Nahtversorgung. Bei lamellären Keratoplastiken war die Klebefestigkeit schon 5 Minuten nach dem Eingriff zufriedenstellend, die Narbenbildung beschränkte sich aber biomikroskopisch und histologisch auf einen engen zentralen Bereich und die Adaption der Wundränder war in den meisten Fällen ungenügend.

Zdarsky (1982) verglich einen Cyanoacrylatkleber mit einem Fibrinkleber beim Verschluß von Hornhautwunden an **Ratten**. Beide Kleber gewährleisteten einen sicheren Wundverschluß bei Schnitten, die 4 mm Länge nicht überschritten. Bei längeren Schnitten trat jedoch bei der Fibrinklebung eine wesentlich höhere Rate von Wundrupturen auf als bei Cyanoacrylatklebung. Auch erreichten die fibringeklebten Wunden erst nach 5–10 Tagen die Belastbarkeit der mit Cyanoacrylat geklebten Augen. Jedoch ist der synthetische Cyanoacrylatkleber weit weniger gut verträglich. Länger anhaltende Hornhauttrübungen und stärkere Hornhautvaskularisationen ergeben sich aus der toxischen Wirkung des Cyanoacrylates. Fibringeklebte Wunden wiesen demgegenüber eine normale Wundheilung auf.

Versucht man die Ergebnisse zusammenzufassen, so ergibt sich weitgehend einheitlich folgendes Bild:

Die Fibrinklebung von Hornhautwunden wird gut vertragen, es kommt nicht zu unerwünschten Entzündungsreaktionen oder bakteriellen Superinfektionen des Gerinnsels. Die Trockenlegung der Hornhautwundflächen vor der Fibrinklebung kann bei perforierenden Verletzungen Schwierigkeiten bereiten. Das Fibringerinnsel wird durch die Proteasen der Tränenflüssigkeit innerhalb einiger Tage vollständig aufgelöst. Zu diesem Zeitpunkt ist in der Regel noch keine ausreichend festigende Wundheilung erfolgt. Unsere eigenen Untersuchungen (Kap. 4.2) haben gezeigt, daß man die Einwirkungen dieser Proteasen durch häufige Anwendung von aprotininhaltigen Augentropfen blockieren kann. Dann bleiben die Fibringerinnsel, die der Tränenflüssigkeit ausgesetzt sind, bis zur festen Verheilung der Wunden erhalten. Es erweist sich jedoch an der Hornhaut als Nachteil, was in anderen Bereichen ein Vorteil der Fibrinklebung ist: Die Anregung von Fibroblasten und Granulationsgewebe führt zu einer stärkeren, optisch dichteren Narbenbildung, die im Bereich der Hornhaut stört, weil in den zentraleren Hornhautabschnitten dadurch eine Herabsetzung des Sehvermögens und eine stärkere Blendungsempfindlichkeit verursacht werden. Vergleicht man die Wundheilung an der Hornhaut nach Fibrinklebung mit derjenigen nach mikrochirurgischer Hornhautnaht, z. B. bei Keratoplastiken oder zentralen Hornhauteinschnitten, so ergeben sich ohne Fibrinklebung in der Regel zartere, optisch weniger störende Narben. Die mikrochirurgische Versorgung mit feinen Nähten bzw. mit Verbandlinsen ist deshalb bei Hornhautwunden in den zentralen 2/3 der Hornhaut zu bevorzugen.

Kwaan und *Astrup* wiesen bereits 1969 nach, daß die verstärkte Bildung von Bindegewebe von der Inhibition der Fibrinolyse abhängig ist.

Pflüger (1986) hat darauf hingewiesen, daß der Aprotinin-Zusatz zum Fibrinogen die durch Urokinase-Plasminogen induzierte Auflösung des Fibringerinnsels verhindert, jedoch den zellulären Abbau (Einwanderung von polymorphkernigen Granulozyten und Makrophagen) nur kurzzeitig verzögert. Eine auch nur kurzzeitige Verlängerung der Stabilität des Fibringerinnsels induziert eine verstärkte Einwanderung von Makrophagen mit entsprechender Bildung von Fibroblasten und Kollagenfasern. Als klinische Konsequenz ergibt sich, daß man den Aprotininzusatz bei den klinischen Anwendungen wegläßt, bei welchen eine möglichst zarte Narbe entstehen soll. Dadurch kann unnötige Bindegewebsproliferation vermieden werden. Leider kann diese Erkenntnis bei der Fibrinklebung von Hornhautwunden nicht genutzt werden, da im Gegenteil zusätzlich zum Aprotininzusatz bei der Auflösung des Fibrinogens weitere Aprotiningaben als Augentropfen notwendig sind, um eine vorzeitige Auflösung des Fibringerinnsels durch die Tränenflüssigkeit zu verhindern.

Zerfetzte zentrale Hornhautbereiche, die mit Nähten bzw. Verbandlinsen nicht ausreichend versorgt bzw. abgedichtet werden können und wegen der zu erwartenden Narbenbildung ohnehin später eine Keratoplastik erfordern, können mit Fibrinklebung und Aprotinin-Nachbehandlung (s. Kap. 4.2) abgedichtet werden. Eine Keratoplastik hat dann weitaus bessere Erfolgsaussichten als eine sofort ausgeführte (tektonische) Keratoplastik oder eine Keratoplastik nach

Bindehautdeckung der zentralen Hornhautdefekte.

Trophische Hornhautgeschwüre, die nicht bzw. nach antibakterieller Vorbehandlung nicht mehr infiziert sind, können ebenfalls durch Fibrinklebung mit nachfolgender Aprotinin-Lokaltherapie (s. Kap. 4.2) zur Abheilung gebracht werden. Allerdings kann sich eine optisch dichte Narbe entwickeln. Es lohnt sich deshalb, vor Anwendung der Fibrinklebung eine Behandlung allein mit Aprotinin-Augentropfen (zur Blockierung der Proteasen der Tränenflüssigkeit) zu versuchen. Bei konsequenter Anwendung (tagsüber stündlich, nachts 2–3stündlich) ist es uns in mehreren Fällen gelungen, trophische Ulzera, die jeder anderen Vorbehandlung trotzten, zur Abheilung zu bringen. Das bestätigt die Ergebnisse, die *Zirm* (1980) mit einer schwächeren Aprotinin-Konzentration in Augentropfen erzielte. Die Narbenbildung ist unter dieser Therapie nach unseren Erfahrungen zarter als es nach Fibrinklebung zu erwarten ist. *Bermann* und Mitarb. (1973) haben die Beziehungen zwischen Hornhautulzerationen und Antiproteasen näher untersucht. Auf die bereits vorliegenden grundlegenden Arbeiten zur lokalen Aprotinin-Therapie am Auge wiesen *Tervo* und Mitarb. 1991 hin. Für die Odonto-osteo-Keratoprosthesis, aber auch für die Plexiglas-Prosthesis kann die Fibrinklebung mit gutem Erfolg eingesetzt werden (*Falcinelli* und Mitarb. 1986).

Für die Fibrinklebung im Bereich der Hornhaut ergeben sich die nachstehenden Indikationen:

- Verklebungen undichter Parazenthese-Schnitte
- Verklebung korneoskleraler Starschnittwunden (Anwendung in der derzeitigen Katarakt-Chirurgie, s. Kap. 3)
- Verklebung von Hornhautwunden im zentralen Bereich (tektonische Indikation) vor ohnehin erforderlichen Keratoplastiken
- Trophische Hornhautulzera (?)
- Keratoprosthesis.

5.2 Skleradefekte

Härting und *Mellin* (1981 a, b, s. Kap. 2) haben lyophilisierte Dura mater auf der Sklera **von Kaninchen** durch Fibrinklebung erfolgreich fixiert. Klinisch und histologisch ergaben sich nur graduelle Unterschiede im Heilungsverlauf nach Fibrinklebung und nach Nahtfixation. Für die Fibrinklebung sei es erforderlich, daß die Wundränder spannungsfrei adaptiert werden können. Bei 3 Patienten mit dehiszenten Sklerawunden (eine davon nach operativer Refixation einer posttraumatischen Zyklodialyse) haben sie einen glatten postoperativen Heilungsverlauf beobachten können, nachdem ein Dura mater-Transplantat mittels Fibrinklebung und zusätzlichen Nähten auf der Sklera befestigt wurde.

Minimale, am Wundrand applizierte Klebermengen reichten bei vorheriger Mischung aller Komponenten aus. Eine Adaptation der Wundränder bis zur primären Vernetzung der Kleberkomponenten für etwa 2 Minuten war erforderlich. Beim **tierexperimentellen** Vergleich zwischen reiner Nahtfixation und alleiniger Fibrinkleber-Fixation der Duratransplantate ergab sich bei Klebefixation anfangs eine gering vermehrte Chemosis, bei Nahttechnik eine starke konjunktivale Injektion; klinisch bestand ab dem 5. Tag kein Unterschied zwischen den beiden Gruppen mehr. Histologisch zeigte sich ebenfalls kaum ein Unterschied, der Kontakt zur Sklera war bei beiden Techniken gut, Dehiszenzen zeigten sich bei der Klebung der Ränder nicht. Die Operationszeit ist bei Fixation durch Fibrinklebung wesentlich kürzer, die Operationstechnik deutlich einfacher als bei Naht. Bei Patienten gilt dies insbesondere bei sehr dünner Sklera, bei welcher eine Nahtfixation oftmals gar nicht mehr möglich ist. Die Hauptindikationen sind daher Sklera-Defekte bei Plomben-Revisionen nach Netzhaut-Operationen, trophische Sklera-Ulzera und Sklerektasien (vor allem bei Ablatio).

Literatur

Berman, M., J. Barber, R. Talamo und *C. Langley:* Corneal ulceration and the serum antiproteases. Investigative Ophthalmol. 10 (1973), 759–770

Buschmann, W., A. Stemberger, G. Blümel und *W. Leydhecker:* Fibrinklebung und antifibrinolytische Nachbehandlung von Bindehautwunden. Klin. Mbl. Augenheilk. 184 (1984), 185–188

Falcinelli, G., P. Colliardo, V. Petitti und *C. Pinna:* Tissucol (Tisseel) in surgery of the ocular anterior segment. In: *Schlag, G.* und *H. Redl* (Hrsg.): Fibrin Sealant in Operative Medicine, Vol. 2, Ophthalmology – Neurosurgery, Springer, Berlin, Heidelberg, New York (1986), 98–103

Kwaan, H. und *T. Astrup:* Tissue repair in presence of locally applied inhibitors of fibrinolysis. Experimental and Molecular Pathology 11 (1969), 82–88

Pflüger, H.: Lysis and absorption of fibrin sealant (Tissucol/Tisseel). In: *Schlag, G.* und *H. Redl* (Hrsg.): Fibrin Sealant in Operative Medicine, Vol. 2, Ophthalmology – Neurosurgery, Springer, Berlin, Heidelberg, New York (1986), 39–50

Tervo, T., G. van Setten, L. Joutsimo und *A. Tarkkanen:* Das fibrinolytische System und die Anwendung von Aprotinin am Auge. Klin. Mbl. Augenheilk. 198 (1991), 66–67

Zirm, M.: Die Bedeutung von Proteinaseinhibitoren in der Tränenflüssigkeit. Klin. Mbl. Augenheilk. 177 (1980), 759–767

Weitere Literatur siehe Kap. 2

6 Morphologische Veränderungen nach Fibrinklebung der Netzhaut am Kaninchenauge

K.-H. Emmerich, G. Edel

6.1 Einleitung

In einer tierexperimentellen Studie an Kaninchenaugen werden die Möglichkeiten und Auswirkungen einer subretinalen Fibrinklebung nach Vitrektomie untersucht. Angeregt durch die Einführung synthetischer Kleber aus der Cyanoacrylatreihe in die vitreoretinale Chirurgie (*McCuen* und Mitarb. 1986; *Sheta* und Mitarb. 1986; *Hida* und Mitarb. 1987) und ersten Versuchen der Fibrinklebung der Netzhaut mit homologem Fibrin (*Nasaduke* und Mitarb. 1986) überprüfte unsere Arbeitsgruppe die morphologischen Veränderungen und proliferativen Reaktionen nach Verwendung handelsüblichen, für Versuchstiere heterologen Fibrinklebers.

6.2 Material und Methodik

Für die subretinale Fibrinapplikation wurde ein 2-Komponentenkleber (Tissucol®, Fa. Immuno, Heidelberg – Wien) verwendet.

Nach einer Auftauzeit von 30 Minuten wird eine Thrombinlösung als zweite Kleberkomponente durch Zusatz einer Aprotinin-$CaCl_2$-Lösung hergestellt. Der Aprotinin-Zusatz ist zur Fibrinolysehemmung notwendig, Calcium-Chloridlösung muß hinzugegeben werden, da Calcium-Ionen ein essentielles Coenzym der Blutgerinnung sind. Das Mischungsverhältnis der beiden Lösungen war so zubereitet, daß eine Verfestigungszeit des Fibrinklebers von ca. 16 Sekunden zu erwarten war.

Die transvitreale Fibrinklebung wurde an 50 pigmentierten Kaninchen untersucht. Eine Woche vor der geplanten Vitrektomie wurde an den geplanten Sklerotomiestellen 4,5 mm vom Limbus entfernt eine transsklerale Kryokoagulation vorgenommen.

Nach ausgiebiger hinterer Vitrektomie (Abb. 6-1) wird durch Aufsetzen des stumpfen Kopfes des Saug/Schneidegerätes auf die Netzhaut ca. 2 PD von dem Zentrum der Papille entfernt ein Loch in die Netzhaut gesetzt. Über eine Spülkanüle werden die Lochränder so hochgespült, daß eine umschriebene Netzhautablösung erzielt wird. Nach Hochspülen der Netzhaut wird die Applikationsnadel des Duploject®-Applikators in das Auge eingebracht, die stumpfe Nadelspitze wird in das Netzhautloch zentriert, so daß der Fibrinkleber zwischen Netzhaut und Pigmentepithel gespritzt werden kann (Abb. 6-2). Die Injektionsmenge betrug 0,05 bis 0,2 ml Fibrinkleber.

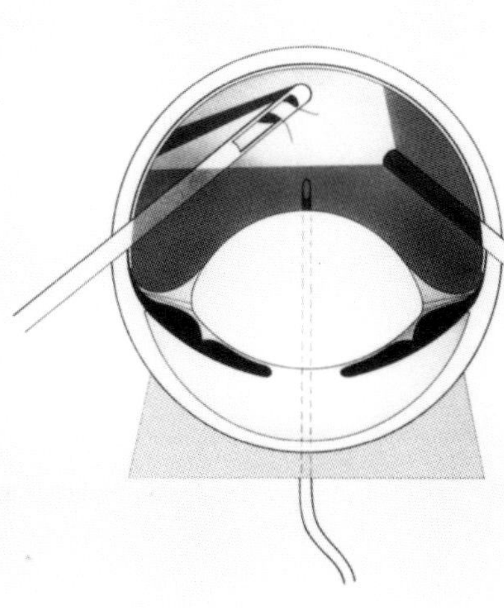

Abb. 6-1 Schematische Darstellung der Pars plana-Vitrektomie.

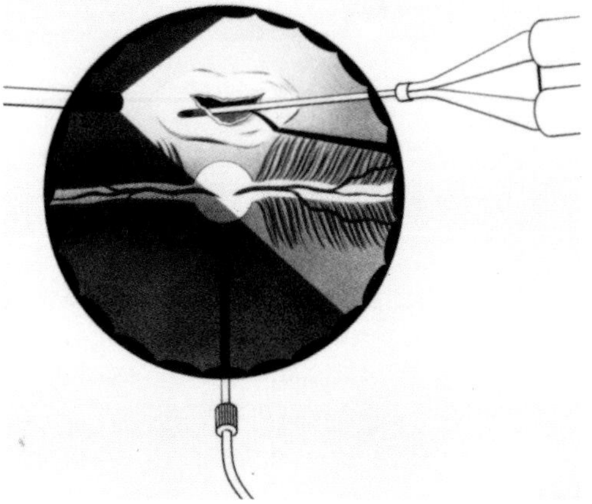

Abb. 6-2 Schematische Darstellung der subretinalen Fibrinapplikation.

Nach intraoperativ sicher festgestellter subretinaler Applikation des Fibrinklebers wurden die Tiere in unsere Versuchsserie aufgenommen. Beobachtungszeiträume und Enukleationstermine waren präoperativ durch einen Zufallsgenerator festgelegt worden, die Beobachtungszeit betrug 3 bis 84 Tage. Zur weiteren Untersuchung wurden die enukleierten Kaninchenaugen nach mindestens 1wöchiger Fixation in 4%iger Formalinlösung äquatorial eröffnet und makroskopisch beurteilt. Alle Präparate wurden anschließend im Gerhard-Domagk-Institut für Pathologie der Westfälischen Wilhelms-Universität Münster weiter histologisch aufgearbeitet und untersucht.

6.3 Ergebnisse

6.3.1 Operationsergebnisse

Unmittelbar postoperativ wurde nach der Menge des applizierten Fibrinklebers eine Unterteilung der operierten Tiere in 4 verschiedene Gruppen durchgeführt. Bei den Tieren der Klebegruppe 1 fand sich nur subretinal Fibrinkleber. Bei den Tieren der Klebegruppe 2 fand sich Fibrinkleber unmittelbar postoperativ nicht nur subretinal, sondern auch präretinal im Glaskörperraum, die Lochränder waren jedoch sicher und deutlich erkennbar. Bei nur schemenhaft erkennbaren Lochrändern wurden die Tiere der Klebegruppe 3 zugeordnet. Bei einer grauweißen Verfärbung des Glaskörperraums in den ersten postoperativen Tagen wurden die Tiere der Klebegruppe 4 zugeordnet (Abb. 6-3).

6.3.2 Resorption des Fibrinklebers

Ein wesentliches Kriterium der Kontrolluntersuchungen bestand in der Beurteilbarkeit von Ausmaß und Zeitpunkt der Resorption des intraokular applizierten Fibrinklebers. Hierzu wurde bei allen Kontrolluntersu-

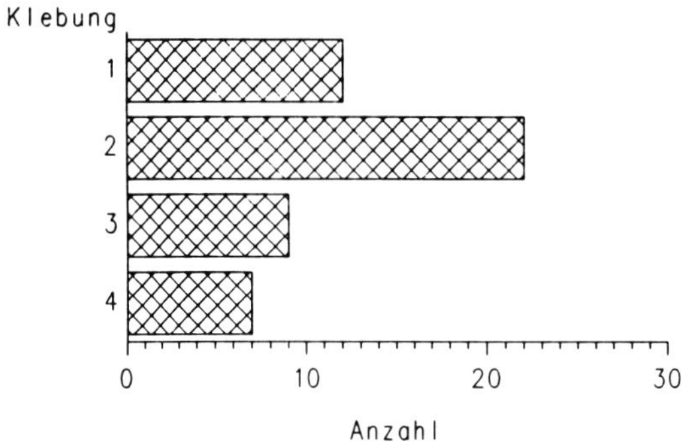

Tiere Anzahl	kumuliert	Prozent	kumuliert
12	12	24	24
22	34	44	68
9	43	18	86
7	50	14	100

Abb. 6-3 Häufigkeit und Verteilung der Tiere auf die Klebegruppen 1–4.

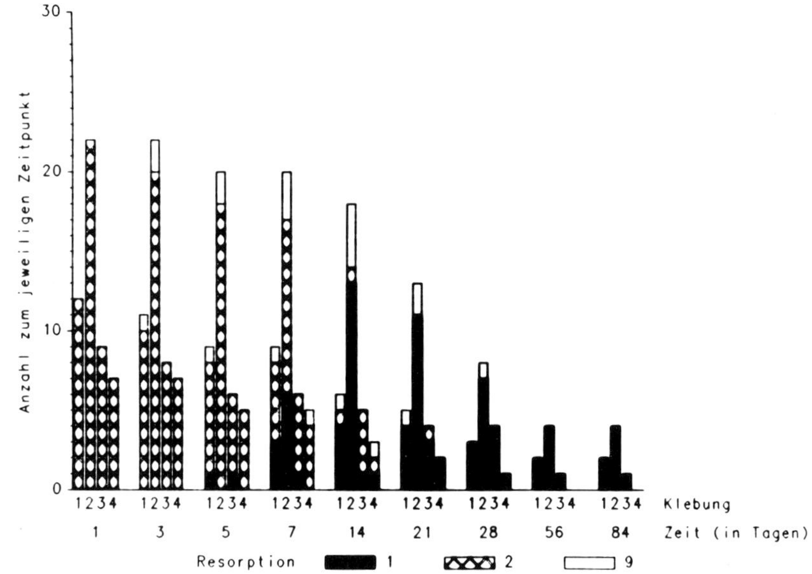

Abb. 6-4 Diagramm der postoperativen Fibrinresorption in den verschiedenen Klebegruppen.

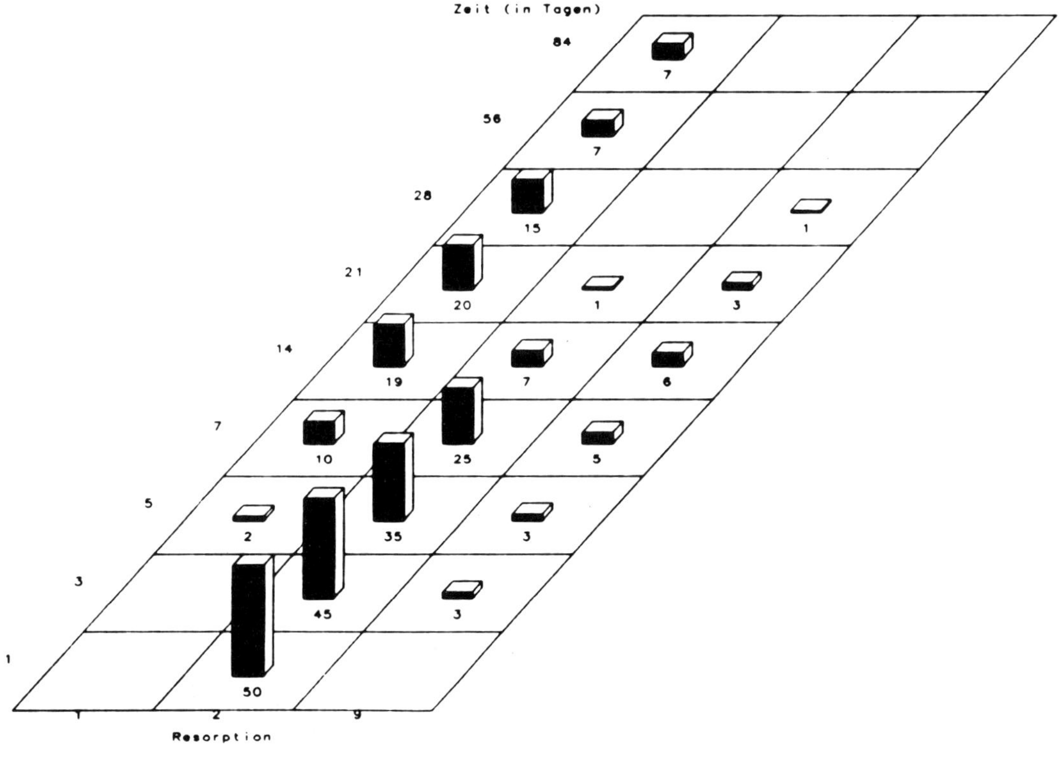

Abb. 6-5 Diagramm der postoperativen Fibrinresorption zu verschiedenen nachoperativen Beobachtungszeiten.

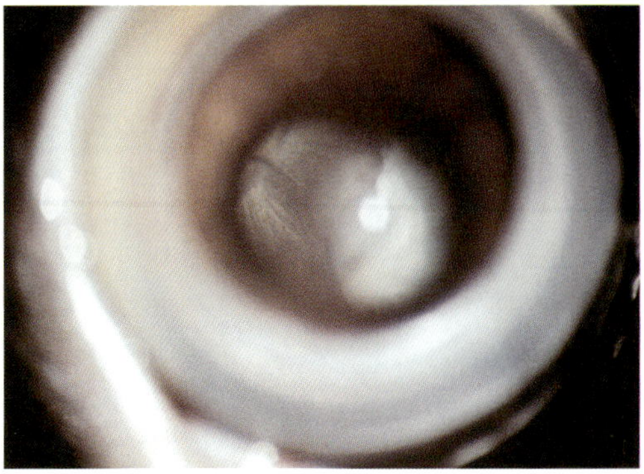

Abb. 6-6 1. postoperativer Tag nach subretinaler Fibrinapplikation, Tier aus der Gruppe 2; präretinale Fibrinmembran, schemenhaft sichtbare Ränder des NH-Loches.

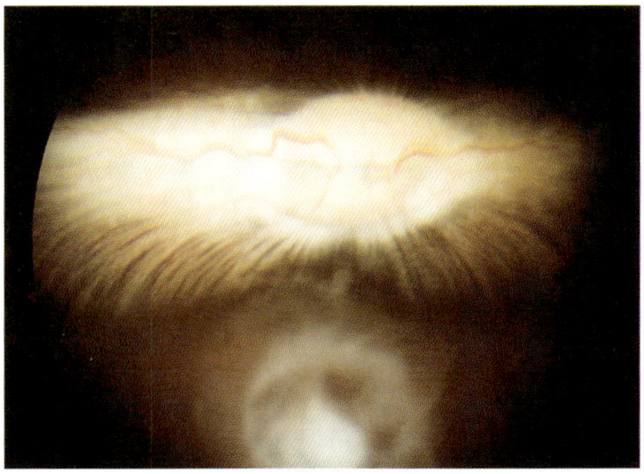

Abb. 6-7 5. postoperativer Tag.

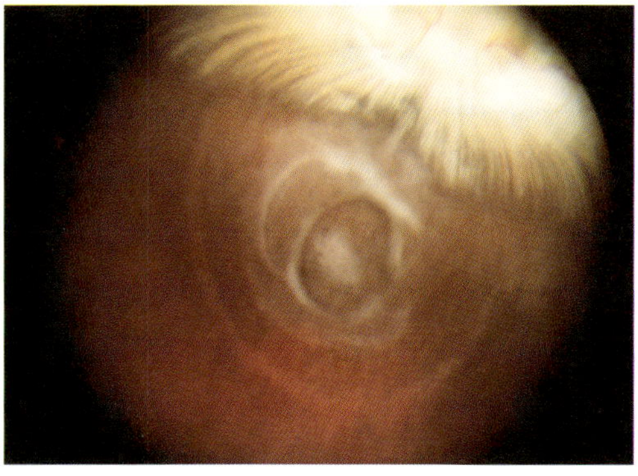

Abb. 6-8 7. postoperativer Tag, komplette Fibrinresorption, anliegende NH.

chungen beurteilt, ob der Fibrinkleber vollständig resorbiert war (Res. 1), ob es noch nicht zu einer vollständigen Resorption des Fibrinkebers gekommen war (Res. 2) oder ob eine Beurteilung der Resorption aufgrund getrübter brechender Medien nicht möglich war (Res. 9). Am Beispiel eines Versuchstieres aus der Gruppe 2 ist eine Resorption zum 7. postoperativen Tag dargestellt (Abb. 6-6 bis 6-8).

Die erste vollständige Resorption war am 5. postoperativen Tag zu beobachten. Bezogen auf die vorher getroffene Gruppeneinteilung nach Art und Menge der Fibrinklebung (Klebegruppen 1–4) findet sich folgendes Resorptionsverhalten:

Bei den Tieren der Klebegruppe 1 ist die Resorption am raschesten einsetzend und bereits am 14. postoperativen Tag weitgehend abgeschlossen. In der Klebegruppe 2 setzt die vollständige Resorption erstmals am 7. Tag ein und ist mit einer Ausnahme am 14. Tag abgeschlossen. In der Klebegruppe 3 zeigt ein Versuchstier bereits am 7. Tag eine vollständige Resorption des Fibrinklebers, die anderen Tiere dieser Gruppe zeigen eine vollständige Resorption erst am 21. oder 28. Tag. In der Klebegruppe 4 ist die erste vollständige Resorption erst am 14. postoperativen Tag zu erkennen. Die postoperative Fibrinresorption, unterteilt nach Klebegruppen 1–4, ist in Abb. 6-4 und 6-5 dargestellt.

6.3.3 Makroskopische Enukleationsbefunde

a) Entwicklung einer Netzhautablösung

Bei 47 von 50 Augen der Untersuchungsserie konnte die Netzhaut zum Zeitpunkt der Enukleation beurteilt werden. Bei 3 Augen war es zur Entwicklung einer Panophthalmie mit diffuser Infiltration des Glaskörperraums gekommen.

Von den beurteilten Augen lag bei 39 Augen die Netzhaut zum Zeitpunkt der Enukleation an (Abb. 6-9), bei 8 der beurteilten Augen lag die Netzhaut zum Zeitpunkt der Enukleation nicht an (Abb. 6-10). Bezogen

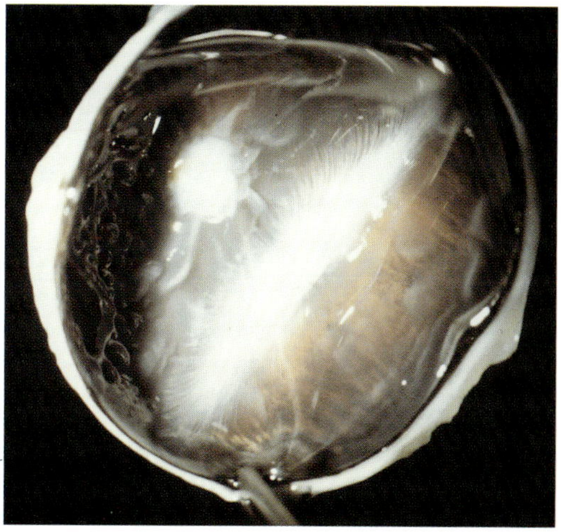

Abb. 6-9 Enukleationspräparat vom 42. postoperativen Tag, anliegende NH, peripapilläres NH-Loch mit Glianarbe.

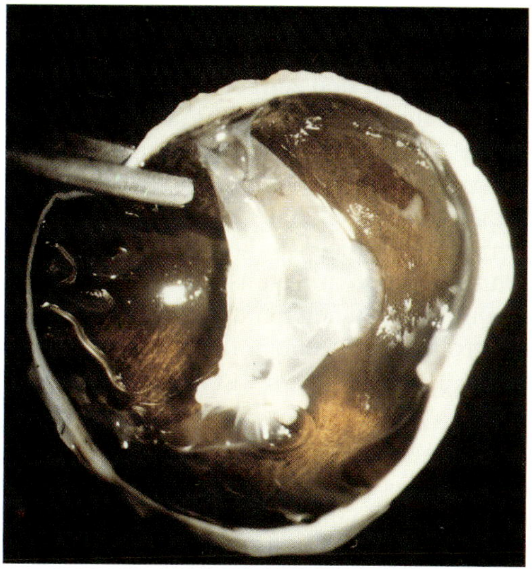

Abb. 6-10 Enukleationspräparat vom 84. postoperativen Tag mit einer vollständig abgelösten NH und der Ausbildung einer Windenblütenamotio.

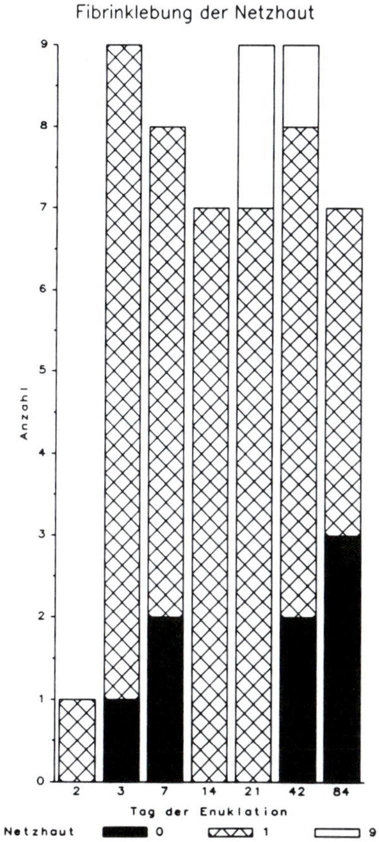

Abb. 6-11 Beurteilung der NH-Situation an verschiedenen Enukleationszeitpunkten.

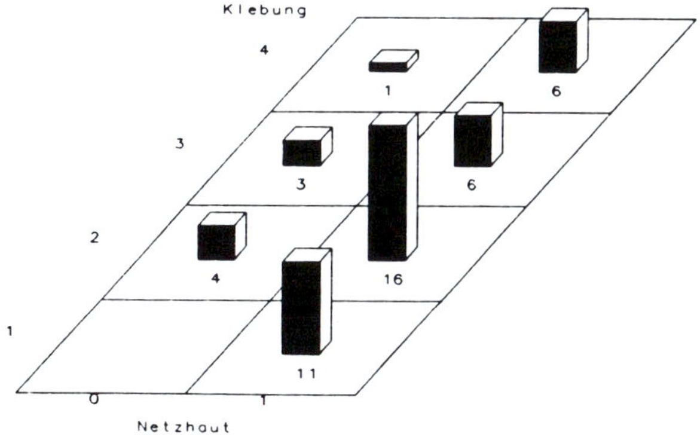

Abb. 6-12 Häufigkeit der NH-Ablösung in verschiedenen Klebegruppen.

auf die unterschiedlich lange postoperative Kontrolldauer finden sich sowohl bei den ersten geplanten und zeitgerecht durchgeführten Enukleationszeitpunkten am 3. und am 7. Tag wie auch bei den letzten Enukleationszeitpunkten am 42. und 84. Tag Augen mit abgelöster Netzhaut, ohne daß eine Tendenz offensichtlich ist, die eine zunehmende Häufigkeit des Auftretens einer Netzhautablösung mit zunehmender postoperativer Kontrolldauer erkennen läßt (Abb. 6-11).

Ein unterschiedliches Verteilungsmuster zeigt die Zuteilung der Augen mit abgelöster Netzhaut zu den Klebegruppen 1 bis 4 und damit zu der Menge des applizierten Fibrinklebers. Mit Zugehörigkeit zu einer höheren Klebegruppe steigt deutlich die Wahrscheinlichkeit des Auftretens einer Netzhautablösung (Abb. 6-12). In der Klebegruppe 1 findet sich zu keinem Enukleationszeitpunkt ein Auge, bei dem es zur Entwicklung einer Netzhautablösung gekommen ist. In der Klebegruppe 2 haben 4 von 20 beurteilten Augen zum Zeitpunkt der Enukleation eine Netzhautablösung entwickelt. In der Klebegruppe 3 ist die relativ größte Häufigkeit des Auftretens einer Netzhautablösung festzustellen. Faßt man die Klebegruppen 3 und 4 zusammen, denen gemeinsam ist, daß eine größere Menge Fibrin in den Glaskörperraum beim Vorgang der Klebung geraten ist, haben 4 von 16 untersuchten Augen dieser beiden Klebegruppen eine Netzhautablösung entwickelt.

b) Entwicklung einer präretinalen Fibrose

Mit zunehmender Kontrolldauer entwickelte sich in einigen Augen an Stelle eines zuvor klaren Einblicks auf die Fundusstrukturen eine milchige Trübung der Funduseinzelheiten mit einer zunehmenden Unschärfe der Netzhautkonturen, ohne daß Veränderungen an den brechenden Medien eine hinreichende Erklärung hierfür gaben. Eine solche makroskopisch sichtbare präretinale Fibrose war bei 9 von 39 Augen mit zum Zeitpunkt der Enukleation anliegender Netzhaut sichtbar (Abb. 6-13). Frühester Zeitpunkt des Auftretens einer Fibrose in den Enukleationspräparaten ist der 14. postoperative Tag. Bezogen auf die verschiedenen Klebegruppen nimmt die Häufigkeit des Auftretens einer präretinalen Fibrose mit Zugehörigkeit zu einer höheren Klebegruppe deutlich zu.

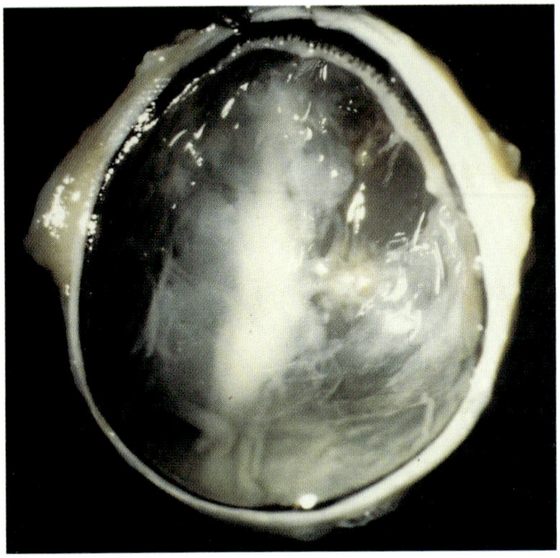

Abb. 6-13 Präretinale Membran, Enukleationspräparat vom 14. postoperativen Tag.

6.3.4 Histologische Untersuchungsbefunde

Das histologische Bild der normalen Kaninchennetzhaut zeigt – ähnlich wie die humane Netzhaut – eine Dreischichtung mit äußerer und innerer Körnerschicht sowie einer Ganglienzellschicht. Die Netzhaut ist im histologischen Bild häufig artefiziell abgelöst, subretinal finden sich bei einer artefiziellen Ablösung zwischen Pigmentepithel und äußerer Körnerschicht flusenartige Strukturen, die den Photorezeptoren entsprechen (Abb. 6-14).

Die histologische Untersuchung der Bulbi ergab am 2. postoperativen Tag außer den Zeichen einer frischen traumatischen Netzhautschädigung subretinal und teilweise präretinal eosinrot angefärbten Fibrinkleber, die Netzhautschichtung war noch weitgehend erhalten. Herdförmig fanden sich allerdings Einblutungen (Abb. 6-15).

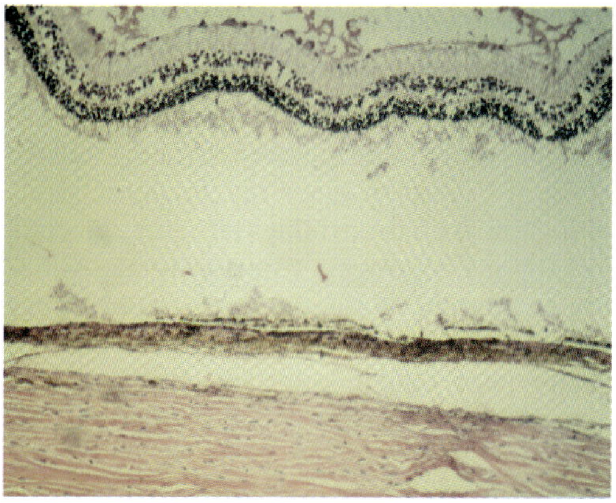
Abb. 6-14

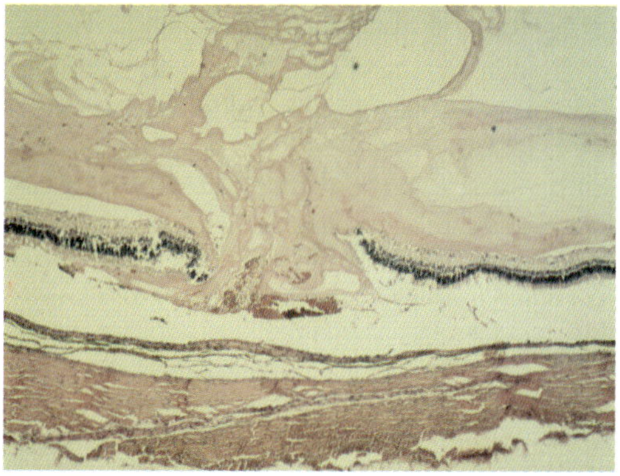
Abb. 6-15

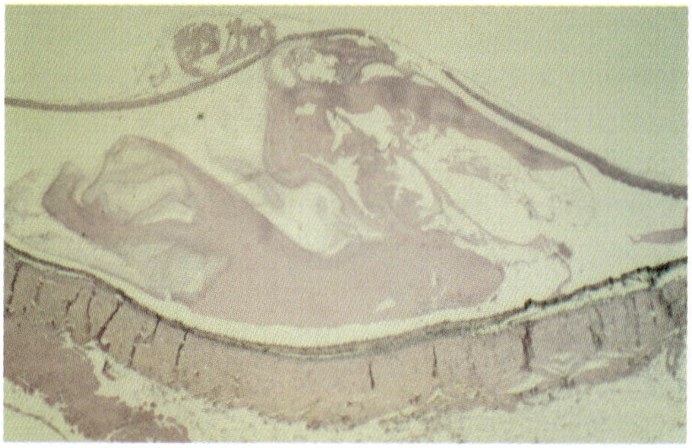
Abb. 6-16

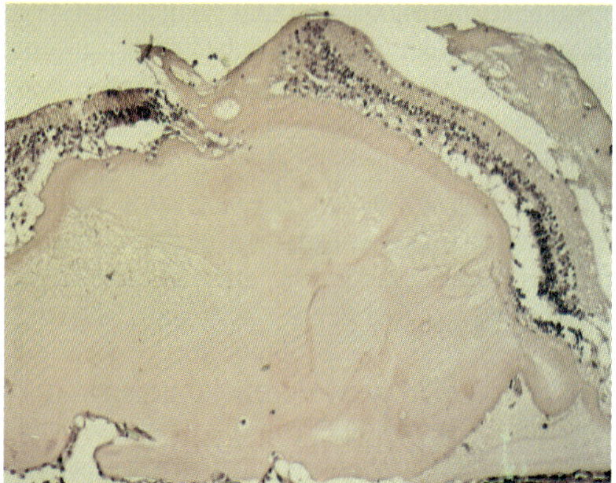
Abb. 6-17

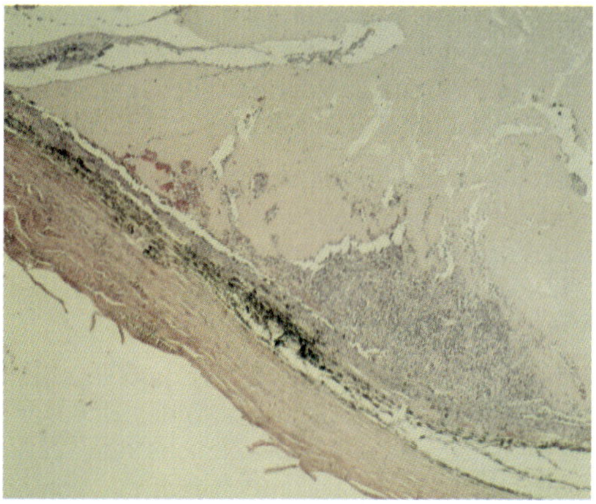
Abb. 6-18

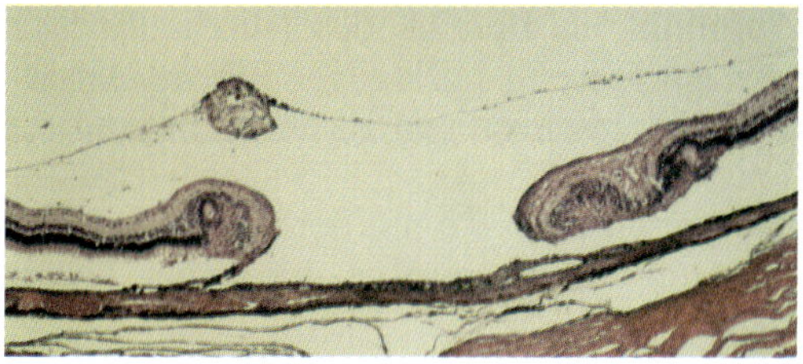
Abb. 6-19

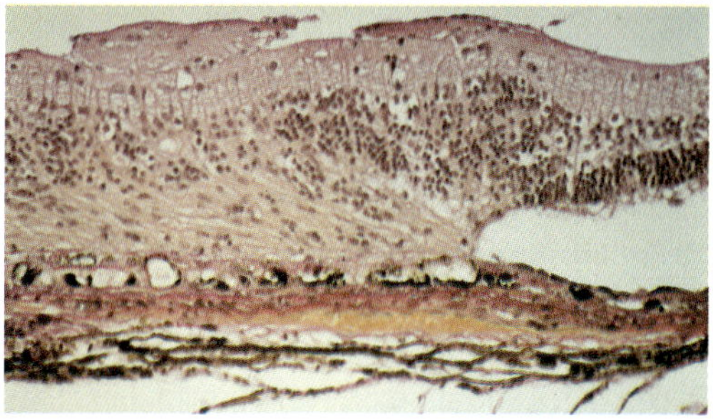
Abb. 6-20

Abb. 6-14 Regelrechte Kaninchennetzhaut eines Kontrollauges (250x, HE).

Abb. 6-15 2. postoperativer Tag, NH-Loch mit teilweise präretinal und teilweise subretinal gelegenem Fibrin (100x, HE).

Abb. 6-16 3. postoperativer Tag, umschrieben abgelöste NH mit subretinal gelegenem Fibrin (50x, HE).

Abb. 6-17 7. postoperativer Tag, tamponiertes NH-Loch mit beginnender randständiger Resorption des Fibrinklumpens (250x, HE).

Abb. 6-18 14. postoperativer Tag, subretinal gelegenes Fibrin mit lebhafter Kapillaraktivität und deutlich ausgeprägtem Granulationsgewebe (100x, HE).

Abb. 6-19 42. postoperativer Tag, eingerollte Ränder im Bereich des NH-Loches, präretinal gelegene, zarte Membran mit anliegender NH (100x, HE).

Abb. 6-20 42. postoperativer Tag, NH-Narbe mit dem Übergangsstück zu regelrecht strukturierter NH (400x, EVG).

Histologische Befunde vom 3. postoperativen Tag zeigten eine je nach Operationstrauma unterschiedlich stark ausgeprägte (Abb. 6-16) entzündliche Reaktion der Netzhaut.

Histologische Untersuchungen vom 7. postoperativen Tag ergaben erste Anzeichen der Fibrinresorption. An den Rändern des Fibrinkoagels war ein relativ frisches Granulationsgewebe erkennbar (Abb. 6-17).

Am 14. postoperativen Tag war das Granulationsgewebe – je nach Ausmaß der zu resorbierenden Fibrinmenge – verschieden stark ausgebildet. Erstmals fanden sich zu diesem Zeitpunkt im Bereich des Netzhautloches bzw. des präretinal gelegenen Fibrins Ansätze einer einschichtigen zarten Membranbildung. Im Fibrinkoagel waren lebhafte Resorptionsprozesse mit der Ausbildung eines Granulationsgewebes erkennbar (Abb. 6-18).

Die proliferative Aktivität des Granulationsgewebes zeigte am 21. Tag einen deutlichen Rückgang. Es fanden sich nur noch Reste von Fibrin, die präretinale Membranbildung war deutlicher ausgeprägt, bestand aber weiterhin aus einer einreihigen Zellschicht.

Histologische Untersuchungen am 42. postoperativen Tag ergaben eine Glianarbe im Bereich des ehemaligen Netzhautloches. Die Lochränder waren hier teilweise eingerollt. In der Umgebung des ehemaligen Netzhautloches ließen sich z.T. kleinere, zystisch-degenerative Veränderungen der Netzhaut nachweisen. Die entzündlichen Reaktionen des Gewebes waren fast vollständig abgeklungen. Als Reste des Granulationsgewebes waren nur noch Residuen von Kapillaren erkennbar. Degenerative Reaktionen waren streng auf das Lochgebiet bzw. die Glianarbe oder deren unmittelbare Umgebung beschränkt (Abb. 6-19 und 6-20).

Am 84. postoperativen Tag war histologisch keine entzündliche Reaktion mehr nachweisbar. Insbesondere ergaben sich keine Hinweise für proliferative Netzhautveränderungen. Die an anderer Stelle bereits beschriebene präretinale Membran hatte nicht weiter an Dicke zugenommen.

6.3.5 Diskussion

Gemeinsam ist den herkömmlichen Möglichkeiten der Induktion chorioretinaler Adhäsionen durch thermische Läsionen, daß sie bis zum Einsetzen einer maximalen chorioretinalen Adhäsionsfähigkeit eine gewisse Zeitspanne benötigen. Chorioretinale Adhäsionen durch synthetische Gewebekleber haben eine rascher einsetzende Festigkeit, haben aber eine lokale Toxizität. Bei der Fibrinklebung wird die letzte Phase der Blutgerinnung benutzt, um ohne Toxizität die Durchführung von Klebevorgängen auch im Bereich der zentralnervösen Substanz zu ermöglichen (*Kletter* 1986). Nach ersten Versuchen mit autologem Fibrinkleber zur Retinopexie von *Nasaduke* und *Peyman* (1986) konnte unsere Arbeitsgruppe zeigen, daß die subretinale Fibrinklebung auch mit heterologem, handelsüblichen Fibrinkleber möglich ist (*Emmerich* und Mitarb. 1989; *Emmerich, Steinkogler* 1990).

Die Geschwindigkeit der Resorption des subretinal und in den Glaskörperraum applizierten Fibrinklebers in der von uns gewählten Thrombin- und Aprotinin-Konzentration war abhängig von der Menge des applizierten Fibrinklebers und stand in einer guten Korrelation zu der Einteilung in die Klebegruppen 1 bis 4. Ophthalmoskopisch war die schnellste Resorption nach 5 Tagen zu erkennen, mit Ausnahme eines Tieres war bei allen Tieren die Resorption bis zum 21. Tag abgeschlossen. Bei 8 von 47 beurteilbaren Tieren lag die Netzhaut zum Zeitpunkt der Enukleation nicht an. Das Auftreten von Netzhautablösungen war dabei nicht an eine Mindestnachbeobachtungszeit gebunden. Die Wahrscheinlichkeit des Auftretens einer Netzhautablösung war aber mit Zugehörigkeit zu einer höheren Klebegruppe größer, in der Klebegruppe 1 mit der geringsten operativen Traumatisierung entwickelte andererseits kein Tier eine Netzhautablösung. Dieses spricht dafür, daß bei dem von uns gewählten Modell im wesentlichen operationstechnische Umstände für das Auftreten einer Amotio retinae verantwortlich gewesen sind. Traktive Prozesse mit einer Zunahme des Auftretens einer Netzhautablösung konnten nicht beobachtet werden.

Das Auftreten goldgelber oder weißer Partikel im Glaskörperraum (Synchisis scintillans-ähnliche Trübungen), wie sie von *Nasaduke* nach subretinaler Applikation autologen Fibrinklebers bei Kaninchen beobachtet wurden, können wir trotz längerer Nachbeobachtungszeit eines größeren Kontrollkollektivs nicht bestätigen. Als morphologische Reaktion mußten wir jedoch ophthalmoskopisch erstmals am 14. postoperativen Tag eine milchige präretinale Verdichtung mit zunehmender Unschärfe der Funduseinzelheiten beobachten. Auch *Nasaduke* beschreibt diese präretinale Proliferation einer Membran an Augen mit subretinaler Fibrinapplikation wie aber auch bei Kontrollaugen, an denen eine Lentektomie, Vitrektomie, Lochbildung und umschriebene Amotio ohne Fibrinklebung herbeigeführt worden war.

Im histologischen Bild zeigte sich als Korrelat dieser präretinalen Verdichtung eine zarte, stets aus einer einreihigen Zellschicht bestehende Membran, die sich an dem 14. Tag bei allen untersuchten Tieren finden ließ. Möglicherweise handelt es sich hierbei um die reparative Ausbildung einer Glaskörpergrenzschicht, ausgehend von Zellen der Glaskörperbasis, die bei der von uns durchgeführten hinteren Vitrektomie belassen worden war.

Wichtig ist jedoch festzustellen, daß auch in den Spätkontrollen keine Hinweise für traktive Prozesse zu finden waren, die von dieser, die gesamte Netzhaut überziehende Membran ausgegangen sind.

Ein noch genaueres morphologisches Bild auf die proliferativen Reaktionen des Kaninchenauges nach subretinaler Fibrinklebung zeigte sich in den histologischen Untersuchungen. Wie bereits für die Resorption von Fibrinkleber an der Kaninchenhaut beschrieben, findet sich auch in unseren Untersuchungen ein mantelförmiger Abbau des Fibrinkoagels durch ein Granulationsgewebe. Auch im histologischen Bild fanden sich keine Fremdkörperreaktionen mit dem Auftreten von Fremdkörperriesenzellen als Reaktion auf die Fibrinklebung. Die proliferative Aktivität des Granulationsgewebes hat eine maximale Ausbildung zwischen dem 7. und 14. Tag. Auch histologisch zeigt sich eine Abnahme der entzündlich-reparativen Aktivität in den operierten Kaninchenaugen mit zunehmender Beobachtungsdauer vom Operationszeitpunkt an gesehen. Intensität und Ausmaß der Ausbildung des Granulationsgewebes sind im wesentlichen von dem operativen Trauma und der Menge des applizierten Klebers abhängig. Eine Zunahme der entzündlichen oder proliferativen Aktivität mit zunehmender Beobachtungsdauer ist nicht zu beobachten.

Auch die histologischen Reaktionen zeigen damit, daß die Fibrinklebung der Netzhaut zumindest an dem vorgestellten Modell einen gut tolerablen Eingriff darstellt. Die Fibrinklebung der Netzhaut führt nicht zu proliferativen Veränderungen intraokularer Strukturen, die im nachoperativen Verlauf Veränderungen bewirken, die eine klinische Anwendung als unmöglich erscheinen lassen. Als manifeste morphologische Reaktion ist jedoch die Ausbildung einer einreihigen präretinalen Membran ab dem 14. postoperativen Tag zu bemerken. Von dieser Membran ausgehend sind jedoch auch keine proliferativen Aktivitäten oder Prozesse zu beobachten.

Mit dem gezeigten Verfahren der subretinalen Applikation von Fibrinkleber ist eine vorübergehende Anheftung der Netzhaut und der vorübergehende Verschluß von Netzhautlöchern zumindest im Tierversuch möglich. Nach Weiterentwicklung des Instrumentariums auf die Erfordernisse der vitreoretinalen Chirurgie könnte somit in absehbarer Zeit eine zusätzliche Methode des vorübergehenden Lochverschlusses zur Verfügung stehen.

Die Abb. 6-1, 6-2, 6-3, 6-12, 6-15, 6-17, 6-18, 6-19 und 6-20 wurden mit Genehmigung des Springer Verlages übernommen (*Emmerich, K.H.* und *F.J. Steinkogler:* Histologische Reaktionen nach Fibrinklebung der Netzhaut am Kaninchenauge, Spektrum Augenheilk. 4 [1990], 233–239).

Literatur

McCuen II, B.W.T., T. Hida, S.M. Sheta, E.K. Isbey, D.K. Hahn und *D. Hickingbotham:* Experimental transvitreal cyanoacrylate retinopexy. Amer. J. Ophthalmol. 102 (1986), 199–210

Emmerich, K.H., H. Busse, H. Slezak und *F.J. Steinkogler:* Experimentelle transvitreale Fibrinklebung der Netzhaut. Klin. Mbl. Augenheilk. 194 (1989), 42–47

Emmerich, K.H. und *F.J. Steinkogler:* Histologische Reaktionen nach Fibrinklebung der Netzhaut am Kaninchenauge. Spektrum Augenheilk. 4/6 (1990), 233–239

Hida, T., S.M. Sheta, A.D. Proia, B.W.I. McCuen II: Experimental transvitreal cyanoacrylate retinopexy in a primate model. Amer. J. Ophthalmol. 103 (1987), 782–789

Kletter, G.: The use of fibrin adhesive in neurotraumatology. In: *Schlag, G.* und *H. Redl* (Hrsg.), Fibrin sealant in operative medicine, Vol. 2. Ophthalmology – Neurosurgery. Springer, Berlin, Heidelberg, New York, Tokyo 1986

Nasaduke, I. und *G.A. Peyman:* The use of autogenous rabbit fibrin sealant to plug retinal holes in experimental detachments. Ann. Ophthalmol. 18 (1986), 324–328

Sheta, S.M., T. Hida und *B.W.I. McCuen II:* Experimental cyanoacrylate retinopexy through silicone oil. Amer. J. Ophthalmol. 102 (1986), 717–722

7 Möglichkeiten der Fibrinklebung in der plastischen und rekonstruktiven Ophthalmochirurgie

F.J. STEINKOGLER, A. KUCHAR

7.1 Einleitung

In der Lidchirurgie hat sich die Fixation eines freien, autologen Hauttransplantates, das zur Deckung eines Hautdefektes nach Tumorexzision verwendet wird, deshalb als besonders vorteilhaft erwiesen, da es frühzeitig zum Einwachsen von fibrovaskulärem Gewebe in das Transplantat kommt (*Steinkogler* 1986 a). Eine andere spezifische Indikation für den Einsatz des Fibrinklebers stellt das schwere Oberlidentropium dar (*Steinkogler* 1986 b).

In der Orbitachirurgie kann die Behandlung eines PESS, das hauptsächlich durch ein Volumendefizit in der Orbita hervorgerufen wird, durch die Verwendung des Fibrinklebers zur Fixation des Implantats verbessert werden (*Steinkogler* 1987). Die Tränenwegschirurgie bietet verschiedene Indikationen für die Fibrinklebung. Zur Rekonstruktion abgerissener Tränenkanälchen unter dem Mikroskop kann der Fibrinkleber zur Festigung der Mikroanastomose verwendet werden (*Steinkogler* 1986 a; *Steinkogler* 1992).

Bei der Canaliculo-Zystostomie (*Steinkogler* 1992), der Dacryozystorhinostomie und der Canaliculo-Dacryocysto-Rhinostomie kann die Mikroanastomose zwischen Canaliculus und Tränensack einerseits und die Adaption der Nasen- und Tränensackschleimhaut andererseits durch Fibrinklebung gewährleistet werden.

7.2 Lidchirurgie

Besonders in der Tumorchirurgie der Lider können Hautdefekte mit freien, autologen Transplantaten gedeckt werden (*Toledo* 1983). Nach Tumorentfernung entstehen oft Defekte des vorderen Blattes (Abb. 7-1 und 7-2). Haut, die vom Oberlid oder aus der Retroaurikularregion entnommen wird, wird häufig zur Deckung des Defekts verwendet.

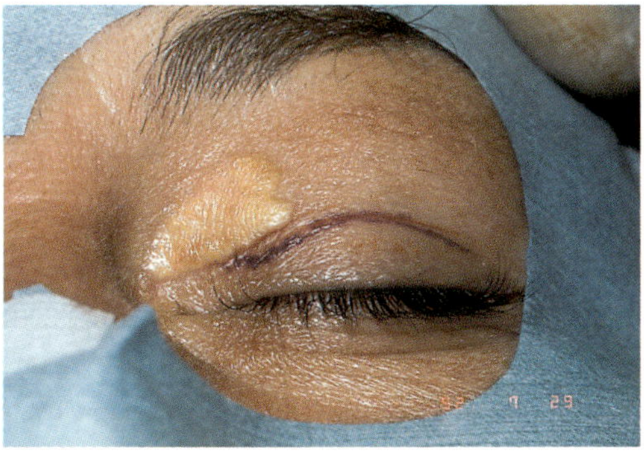

Abb. 7-1 46jährige Patientin mit rezidivierenden Xanthelasmen und Dermatochalasis der Oberlider.

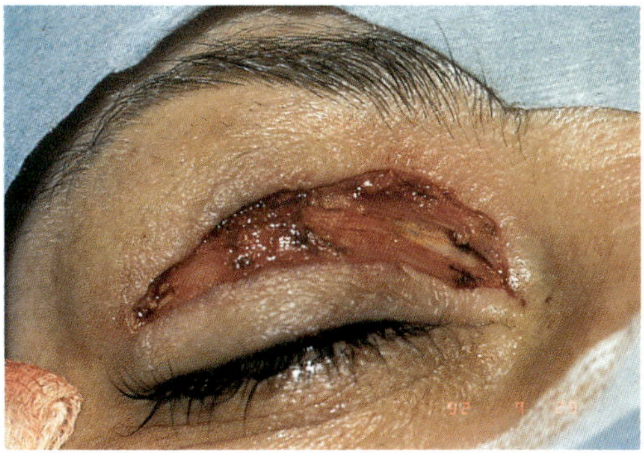

Abb. 7-2 Dieselbe Patientin wie in Abb. 7-1, jedoch rechtes Oberlid mit dem entstandenen Hautdefekt nach Entfernung des Xanthelasma.

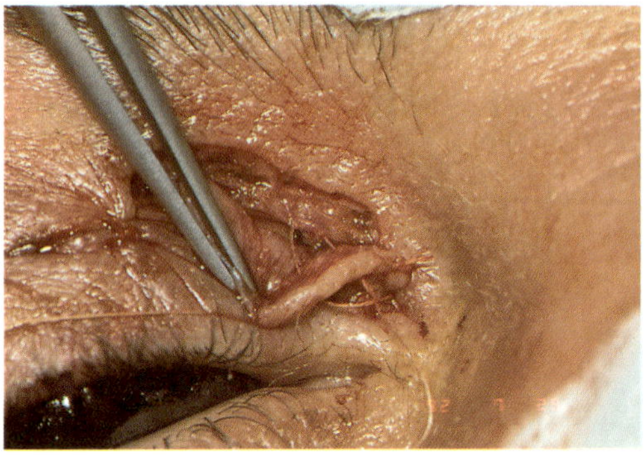

Abb. 7-3 Dieselbe Patientin wie Abb. 7-1. Nur wenige Nähte fixieren das freie autologe Hauttransplantat an den darunterliegenden Orbikularismuskel.

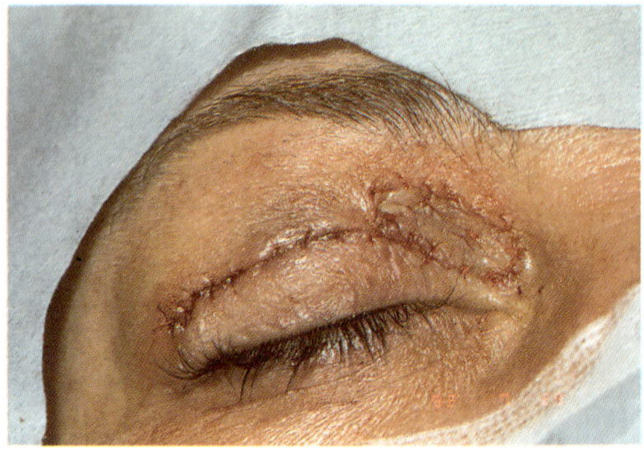

Abb. 7-4 Dieselbe Patientin nach Wundverschluß durch wenige Nähte vor der Fibrinkleberapplikation zwischen Transplantat und Orbikularismuskel.

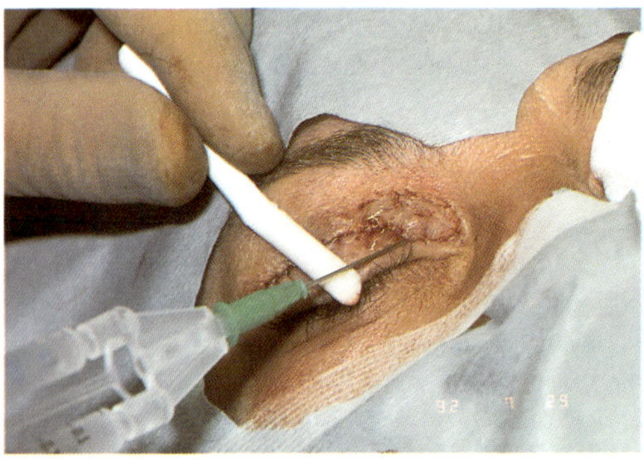

Abb. 7-5 Der Fibrinkleber wird zwischen Transplantat und Orbikularismuskel eingebracht.

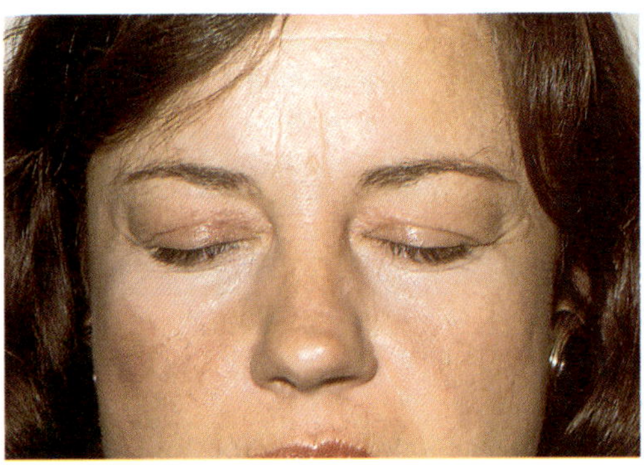

Abb. 7-6 Die weibliche Patientin (wie Abb. 7-1 bis 7-5) zeigt normalen Lidschluß, zarte Narben und symmetrische Oberlidfalten drei Monate postoperativ.

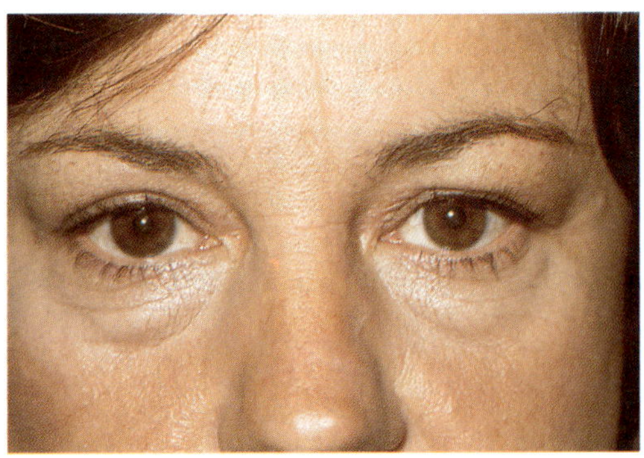

Abb. 7-7 Dieselbe Patientin: Zufriedenstellendes funktionelles und kosmetisches Ergebnis drei Monate postoperativ.

Die entnommene Haut wird von subkutanem Gewebe befreit und für die Transplantation in das Empfängerbett präpariert. Das Transplantat wird mit wenigen Nähten in den Defekt eingenäht (Abb. 7-3 und 7-4) und nach Applikation des Fibrinklebers (Abb. 7-5) unter sanftem, kurzen Druck fixiert. Ein Verband muß für die ersten 24 Stunden angelegt werden.

In der Zeit vor der Anwendung des Fibrinklebers mußten die Transplantate durch Druckverbände (*Mustarde* 1966) oder durch spezielle Nähte (*Metha* 1979) fixiert werden.

Der Fibrinkleber ermöglicht nun eine einfachere Fixation von freien Vollhauttransplantaten. Die primäre Wundheilung führt zu einem ausgezeichneten funktionellen und kosmetischen Ergebnis (Abb. 7-6 und 7-7).

7.2.1 Schweres Oberlidentropium

Die am häufigsten angewandte Methode zur Behandlung eines schweren Oberlidentropiums ist die Lidspaltungsmethode. Die Grundzüge dieser Operationsmethode wurden schon am Ende des 19. Jahrhunderts beschrieben (*Watson* 1874; *Gayet* 1881; *Jacobson* 1942; *Machek*, 1897; *Waldhauer* 1898).

Seither wurden verschiedene Veränderungen an dieser Methode vorgenommen. Die Basismethode für diese Operation stellt heute die Waldhauertechnik (*Waldhauer* 1898) dar, bei der eine Lidspaltung kombiniert mit einer freien Hauttransplantation vorgenommen wird. Dieses Prinzip wurde durch den Einsatz des Fibrinklebers erweitert und modifiziert.

Unter Lokalanästhesie wird eine typische Lidspaltung durchgeführt. Nach Verschluß der Hautwunde wird die Oberlidhaut als freies, autologes Hauttransplantat, welches zur Deckung der freien, vorderen Tarsusoberfläche verwendet wird, ausgeschnitten. Die Fixation kann mit dem Fibrinkleber ohne zusätzliche Nähte durchgeführt werden. Das Transplantat und die Lidwunde werden mit antibiotischen Salben dünn bedeckt und mit einem Verband für einen Tag versorgt. An den folgenden Tagen werden nur mehr antibiotische Salben und Eisbeutel lokal appliziert, ein Verband ist nicht mehr erforderlich.

Da das schwere Oberlidentropium einen Schaden der Hornhaut verursachen kann und zu einer starken Verminderung der Sehschärfe führen kann, ist es notwendig, eine suffiziente Behandlungsmethode zur Verfügung zu haben. Durch die Fibrinklebetechnik sind keine Druckverbände mehr notwendig.

7.2.2 Trichiasis des Unterlides

Bestimmte Formen der Unterlidtrichiasus (Abb. 7-8 und 7-9) erlauben den Einsatz der

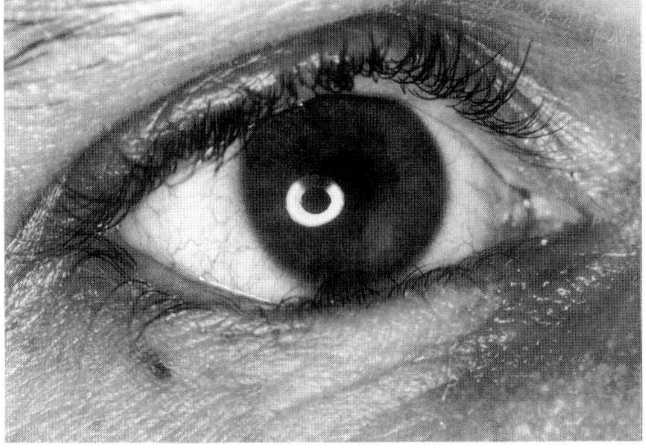

Abb. 7-8 23jähriger männlicher Patient mit Trichiasis des rechten Unterlides nach chemischer Verätzung.

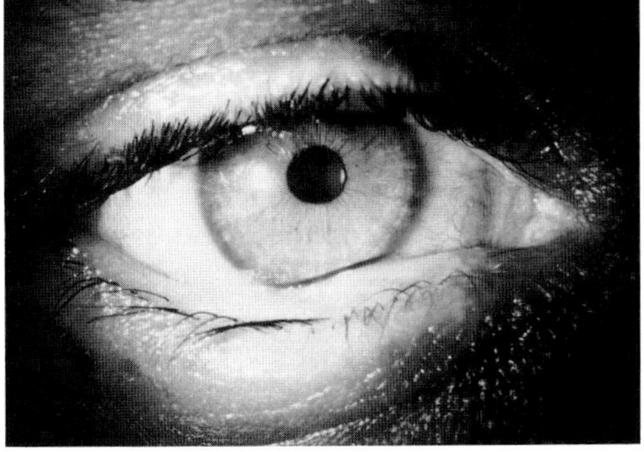

Abb. 7-9 Derselbe Patient nach Behandlung des rechten Unterlides mittels Lidspaltungstechnik und Fibrinklebung des freien autologen Bindehauttransplantates.

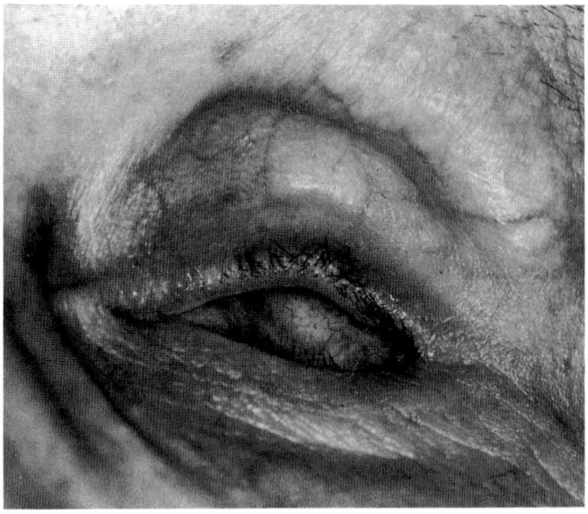

Abb. 7-10 61jährige Patientin mit Post-Enucleation Socket Syndrome (= PESS) und deutlichem Enophthalmus links.

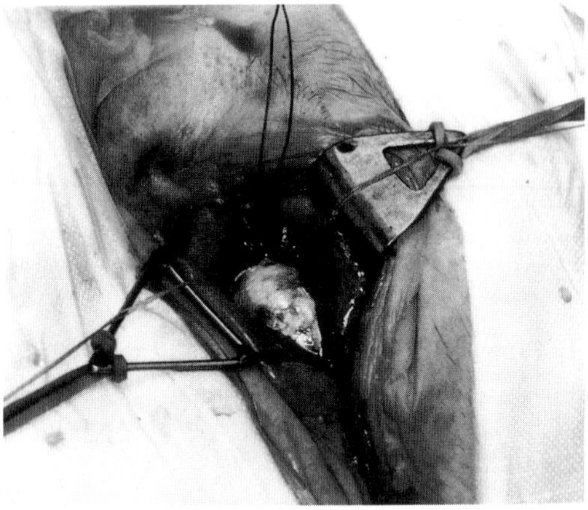

Abb. 7-11 Dieselbe Patientin: Ein Silikon-Sklera Orbitaimplantat wird in die Orbitahöhle eingepaßt.

selben Technik zur Fixation eines freien, autologen Bindehauttransplantates aus dem oberen Fornix. Nach Lidspaltung und Separation der Wimpern von der hinteren Lamelle wird das Schleimhauttransplantat ohne Naht im Bereich des Lidrandes fixiert.

7.3 Orbitachirurgie

7.3.1 Die Behandlung des PESS (= Post-Enucleation Socket Syndrome)

Ein deutlicher Enophthalmus wird sehr oft nach Enukleation ohne Orbitaimplant beobachtet (Abb. 7-10), (*Iverson* und Mitarb. 1973). Zur Zeit werden Silikonimplantate, die in homologe Sklera oder Gore-Tex® eingebettet sind, als die besten Orbitaimplantate auch bei Sekundärimplantation angesehen (*Collin* 1983). Es wird eine Silikonkugel zwischen 16 und 20 mm Durchmesser, die von homologer Sklera oder Gore-Tex® eingehüllt ist, in die Orbita implantiert (Abb. 7-11) (*Steinkogler* und *Hauff* 1985). Durch einen horizontalen Schnitt werden Binde-

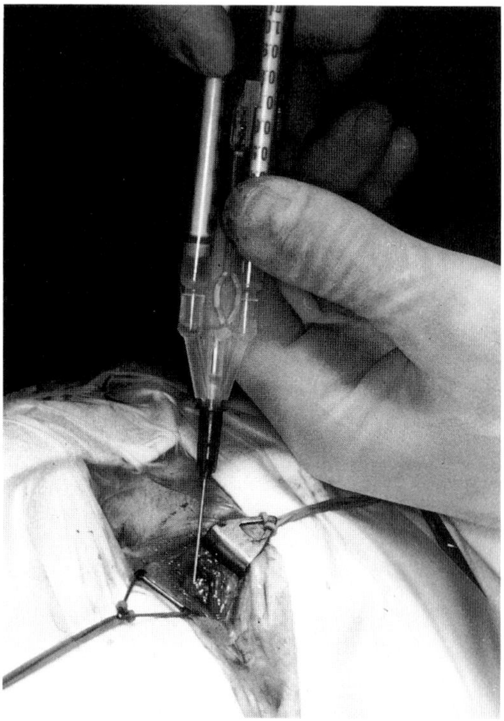

Abb. 7-12 Bei vollständiger Atrophie der äußeren Augenmuskeln wird das Implantat mittels Fibrinklebung an das Orbitabindegewebe fixiert.

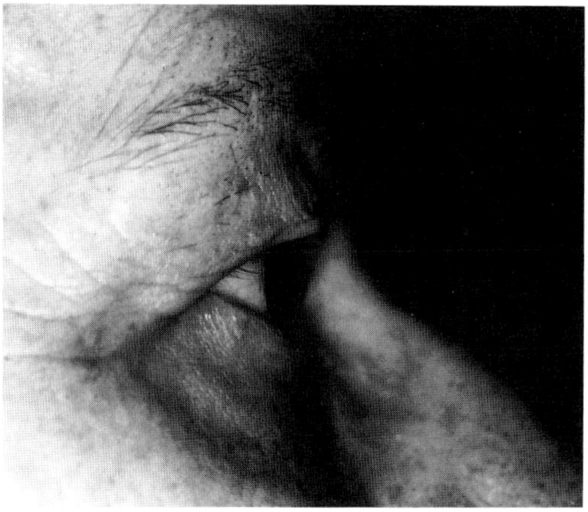

Abb. 7-13 Durch das Orbitaimplantat kommt es zu einer deutlichen Auffüllung der Augenhöhle, was seitlich besonders auffällt. Es besteht keine merkbarer Unterschied zwischen der normalen rechten und der operierten linken Seite.

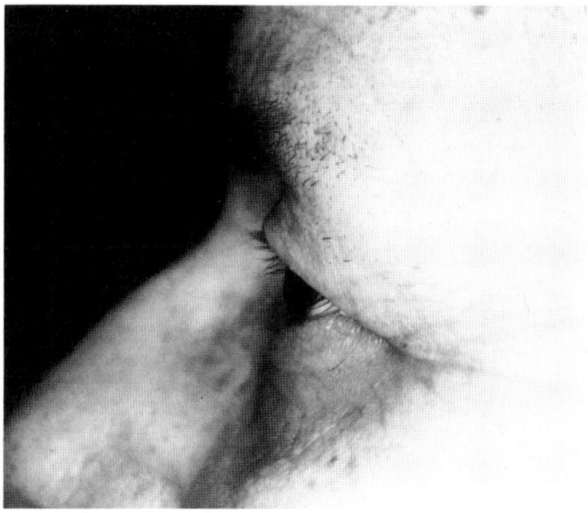

Abb. 7-14 Gleicher Patient wie Abb. 7-10 bis 7-13. Seitlicher Anblick des linken, operierten Auges mit der Prothese in situ.

haut und Tenonsche Kapsel eröffnet, danach wird der Muskelkegel scharf durchtrennt (*Härting* und Mitarb. 1985). Das Implantat wird an die extraokulären Muskeln entweder mit 4-0 Vicryl Nähten oder bei kompletter Muskelatrophie mittels Fibrinkleber befestigt (Abb. 7-12). Bei Verwendung des Klebers (*Tscheliessnig* und Mitarb. 1981; *Matras* 1982; *Steinkogler* 1985) wird die Orbitahöhle weiter nach hinten präpariert, um durch den Kleber eine gute Verbindung zwischen Sklera-Silikon-Ball und dem orbitalen Bindegewebe zu erreichen.

Durch diese Methode kommt es zu einer ausreichenden Volumensubstitution, besonders deutlich in der seitlichen Ansicht zu sehen (Abb. 7-13 und 7-14). Das Implant füllt das Orbitavolumen deutlich auf und ermöglicht eine gewisse Beweglichkeit der Prothese. Zumindest leichte Bewegungen des Orbitainhaltes können an die Prothese weitergegeben werden, auch wenn die Muskeln vollständig atrophisch sind.

7.4 Tränenwegschirurgie

Bei folgenden Tränenwegsoperationen erweist sich der Fibrinkleber als vorteilhaft.

7.4.1 Wiederherstellung der Canaliculi lacrimales

Patienten mit traumatischer Unterlid- und Canaliculus inferior-Verletzung werden mit einer bikanalikulären Silikonringintubation (*Murube del Castillo* 1973) zur Wiederherstellung der abgerissenen Tränenkanälchen behandelt. Nach retrogradem Sondieren des Canaliculus-Systems unter dem Mikroskop (*Busse* und Mitarb. 1985) werden die Tränenkanälchen readaptiert und mittels Fibrinkleber wird die End-zu-End-Anastomose fixiert (Abb. 7-15). Die geklebte Anastomose wird durch das Silikonröhrchen wie durch das wiederhergestellte Lid zusätzlich stabilisiert. Die Fibrinklebertechnik erleichtert die Anastomosierung wesentlich, es sind keine Mikronähte mehr erforderlich, wodurch weniger Trauma des Canaliculigewebes zu erwarten ist. Der Fibrinkleber wird immer gut vertragen und führt zu zufriedenstellenden Ergebnissen (Abb. 7-16).

7.4.2 Canaliculus-communis-Stenose

Die Stenose des Canaliculus communis wird hauptsächlich durch einen chronischen ent-

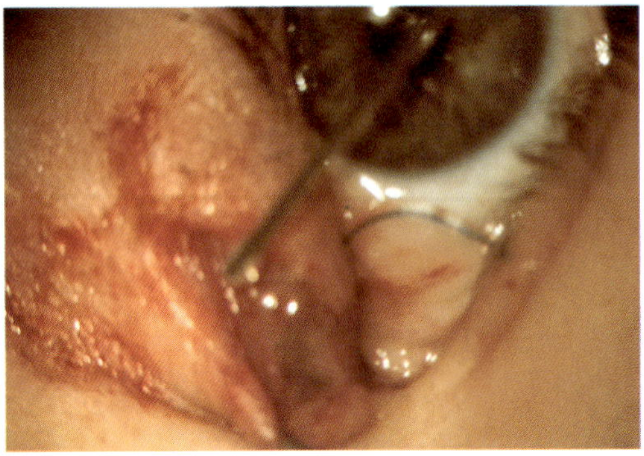

Abb. 7-15 11jähriger Bub mit Lid- und Canaliculusabriß des rechten Unterlides. Operationssitus: Der Fibrinkleber wird auf die End-zu-End-Anastomose aufgetragen.

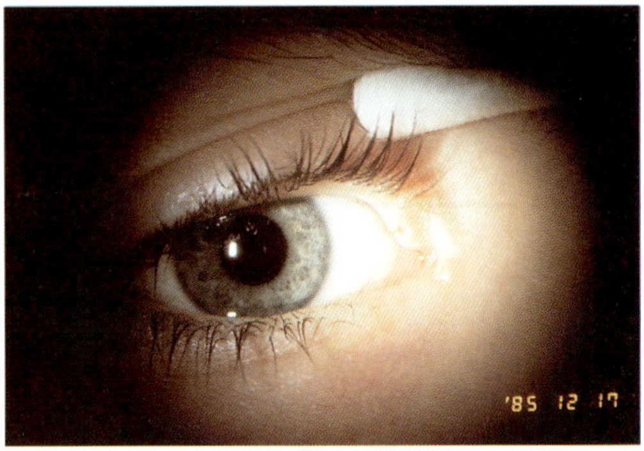

Abb. 7-16 Derselbe Patient sechs Monate postoperativ. Gutes Ergebnis der Canaliculus- und der Lidrekonstruktion.

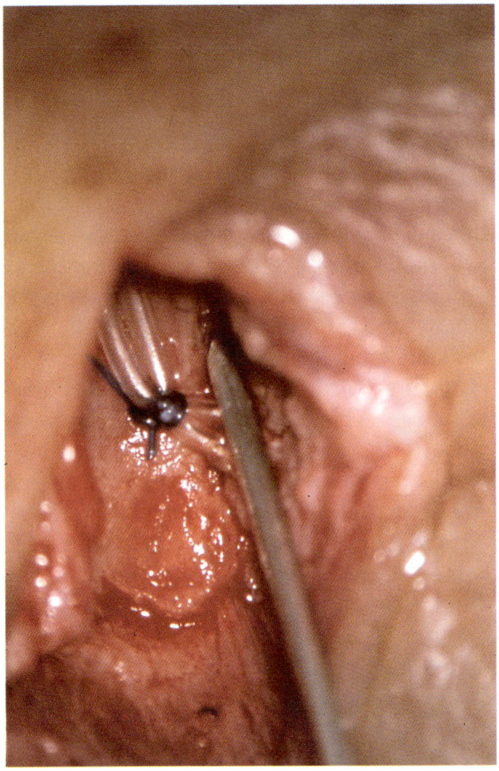

Abb. 7-17 62jährige Patientin mit Canaliculus communis-Stenose der rechten Seite. Operationssitus: Silikon-Intubation des kompletten Tränenwegsystems und Fixation des hinteren Schleimhautflügels im kaudalen Abschnitt mittels Fibrinkleber.

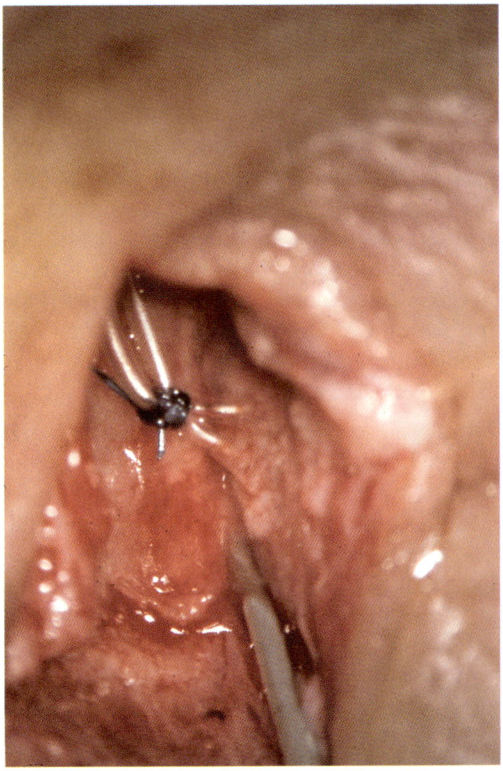

Abb. 7-18 Dieselbe Patientin: Operationssitus: Fixation des kranialen Anteils der hinteren Schleimhautanastomose mittels Fibrinklebung.

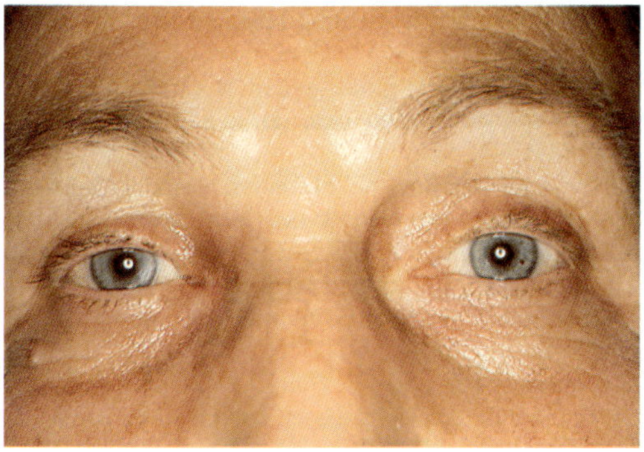

Abb. 7-19 Dieselbe Patientin zeigt sechs Monate postoperativ eine normale Canthuskonfiguration.

zündlichen Prozeß hervorgerufen. Die Rekonstruktion erfolgt mikrochirurgisch. Der Canaliculus wird dargestellt, die stenotische Stelle reseziert und die offenen Anteile werden End-zu-End anastomosiert (*Busse* und *Hollwich* 1978).

Eine Silikonintubation mit der Jünemann-Sonde (*Jünemann* und Mitarb. 1977) wird vor der Fixation der Anastomose mit dem Fibrinkleber (Abb. 7-17 und 7-18) durchgeführt (*Steinkogler* 1992). Anschließend wird die Refixation des Lidbändchens vorgenommen und die Wunde konventionell verschlossen (Abb. 7-19).

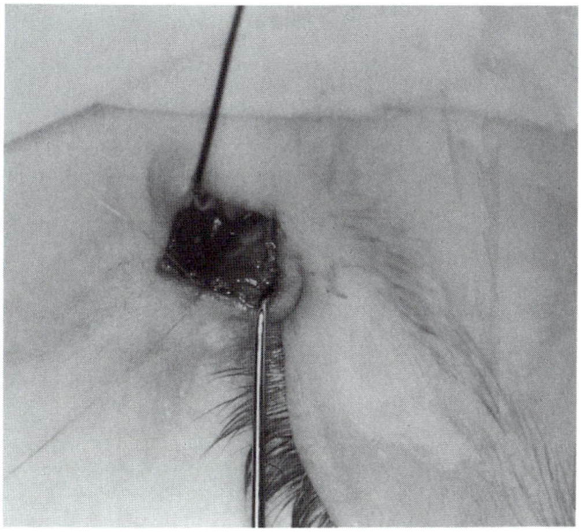

Abb. 7-20 13jähriger Bub, Operationssitus: Der Fibrinkleber wird hier zur Fixation des hinteren Schleimhautflügels bei der Dacryozystorhinostomie verwendet.

7.4.3 Dacryozystorhinostomie

Bei postsakkalen Tränenwegsstenosen wird die sogenannte „Toti"-Operation zur Rekanalisierung angewandt (*Toti* 1904).

Diese Operation wird in Allgemeinnarkose auf konventionelle Art durchgeführt (*Hollwich* 1977). Nach Trepanation des Knochens und Darstellung der vorderen und hinteren Flügel sowohl der Nasen- als auch der Tränensackschleimhaut werden die hinteren Flügel durch Fibrinklebung adaptiert (Abb. 7-20). Der Kleber wird unter die Schleimhautflügel gebracht, die dann durch milden Druck fixiert werden. Der hämostatische Effekt begrenzt die starke Blutungstendenz der Schleimhaut. Danach wird die Operation in typischer Weise zu Ende geführt (*Hollwich* 1977).

Die Vorteile des Klebers sind in dieser Indikation offensichtlich. Die tiefen Nähte des hinteren Schleimhautflügels können durch die Klebung ersetzt werden, die diffuse Blutung, wodurch eine verzögerte Wundheilung durch ein Hämatom hervorgerufen werden könnte, kann deutlich reduziert werden.

7.4.4 Canaliculo-Dacryozysto-Rhinostomie

Eine Canaliculus communis-Stenose und eine postsakkale Stenose sind die Indikation für diese kombinierte Methode (*Doucet* und *Hurwitz* 1982). Eine Silikonintubation (*Jünemann* und Mitarb. 1977) wird durchgeführt, um die Tränenwegspassage offen zu halten. Der Fibrinkleber wird zur Adaption der Anastomosen verwendet. Einerseits wird das offene Ende des Canaliculus communis mit dem Tränensack verklebt, andererseits werden die hinteren Flügel der Schleimhäute adaptiert wie bei der Dacryozystorhinostomie beschrieben.

Literatur

Buschmann, W.: Wiederherstellung einer weitgehend klaren Linse nach perforierender Verletzung. Klin. Mbl. Augenheilk. 181 (1982), 487–489

Busse, H. und *F. Hollwich:* Erkrankungen der ableitenden Tränenwege und ihre Behandlung. Bücherei des Augenarztes, Vol. 74. Enke, Stuttgart 1978

Busse, H., F.J. Steinkogler und *J. Friess:* Ring intubation of lacerated canaliculi lacrimales. Orbit (Amsterdam) 4 (1985), 73–75

Collin, J.R.: A manual of systematic eyelid surgery. Churchill Livingstone, London (1983) 96

Doucet, T.W. und *J.J. Hurwitz:* Canaliculodacryocystorhinostomy in the treatment of canalicular obstruction. Arch. Ophthalmol. 100 (1982), 306–309

Gayet, A.: Sur un procede nouveau d'autoplastique des paupiers applicable aux entropions graves. Cong. period. internat. sc. med. Compt. rend., Amsterdam 6 (1881), 265

Härting, F., H.J. Koorneef, J. Peeters und *P. Gillissen:* Gomplications in orbital implant surgery-worthy of mention? Orbit 4 (1985), 105–109

Hollwich, F.: Über eine Modifikation der Totischen Operation. Klin. Mbl. Augenheilk. 170 (1977) 633–636

Iverson, R.E., I.M. Vistnes und *R.J. Siegel:* Correction of enophthalmus in the anophthalmic orbit. Plast. reconstr. Surg. 51 (1973), 545–554

Jacobson, J.: Eine Trichiasisoperation. 1887. In: *Thiel, R.:* Ophthalmologische Operationslehre. Vol. I. Thieme, Leipzig (1942), 49

Jünemann, G. und *H. Busse:* Konservative und operative Behandlung der Störungen der Tränenwege. EFA XII, Essen, Februar 1977

Machek, E.: Ein neues Verfahren zur Transplantation des Zilienbodens. Plastik des Lidrandes. Zbl. prakt. Augenheilk. 21 (1897), 39–47

Matras, H.: Haemostasis and promotion of wound healing with fibrin clot sealants – Application in Maxillofacial Surg. Int. meeting Joseph Soc. 1980, Escher, Salzburg 1982

Metha, H.: Surgical management of carcinoma of eyelids and periorbital skin. Brit. J. Ophthalmol. 63 (1979), 578–585

Murube del Castillo, J.: L'intubation bicanaliculaire dans les sections des canalicules lacrymaux. Bull. Soc. franç. Ophthalmol. 22 (1973), 18–20

Mustarde, J.C.: Repair and reconstruction in the orbital region. Livingstone, Edinburgh and London (1966), 39–43

Steinkogler, F.J. und *W. Hauff:* Skleraschalen-Silikon Implantate der Orbita nach Enukleation. Klin. Mbl. Augenheilk. 187 (1985), 351–352

Steinkogler, F.J.: Fibrin tissue adhesive for the repair of lacerated canaliculi lacrimales. In: *Schlag, G.* und *H. Redl* (Hrsg.): Fibrin Sealant in Ophthalmology and Neurosurery Vol. 2. Springer, Heidelberg, Berlin, New York 1986 a

Steinkogler, F.J.: Lid split surgery and fibrin sealing of free skin transplants. Ophthalmic Plastic and Reconstructive Surgery 2(4) (1986 b), 183–187

Steinkogler, F.J.: The treatment of the postenucleation socket syndrome. J. cranio-max.-fac. Surg. 15 (1987), 31–33

Steinkogler, F.J.: Canaliculocystostomy: Combining microsurgery and fibrin sealing of the anastomosis. Ophthal. Surg. Vol. 23, No. 7 (1992), 485–488

Toledo, L.S.: Blepharoplasty with fibrin seal. Transact. Int. Congr. Plast. Surg. Montreal (1983), 478–479

Tscheliessnigg, K.H., W. Herrmann, E. Dacar, W. Stenzl und *G. Höllerel:* Fibrinklebung – eine Übersicht über Entwicklung, Technik und derzeitigen Stand. Scient Workshop Graz (1981), 5–10

Waldhauer, C.: Zur Operation der Trichiasis des oberen Lides. Klin. Mbl. Augenheilk. 36 (1898), 47–54

Watson, T.S.: On the treatment of trichiasis and distichiasis by a plastic operation. Med. Times Gaz 2 (1874), 546

8 Fibrinklebung am äußeren Augenmuskel

H. AICHMAIR

8.1 Einleitung

Bei der Fadenoperation nach *Cüppers* wurde sowohl mit Acryl- wie auch mit Fibrinkleber experimentiert. *Flick* (1981) und *Zdarsky* (1982) wiesen dabei darauf hin, daß der Acrylkleber zwar schon nach kurzer Zeit eine hohe Festigkeit aufweist, jedoch zu überschießenden Bindegewebsneubildungen und Granulomen führt. *Fava* und Mitarb. setzten 1983 und 1984 Fibrinkleber zur Klebung am äußeren Augenmuskel ein.

1988 berichteten *Aichmair* und Mitarb. über eine experimentelle Studie zur Anwendung des Fibrinklebers an äußeren Augenmuskeln bei Kaninchen.

8.2 Material und Methode

Es wurden folgende Versuchsreihen durchgeführt:

1. Rücklagerung
   a) zwei 7.0 Vicryl-Außennähte und Klebung in der Mitte
   b) eine 7.0 Vicryl-Mittelnaht und Klebung außen
   c) lediglich Klebung, ohne Nähte
2. Resektion (Schema wie bei 1.)
3. Muskuläre Neurotisation (*Aichmair* 1977).
   Der zu transponierende Muskel wurde entweder quer über den Empfängermuskel geklebt oder von hinten durch einen

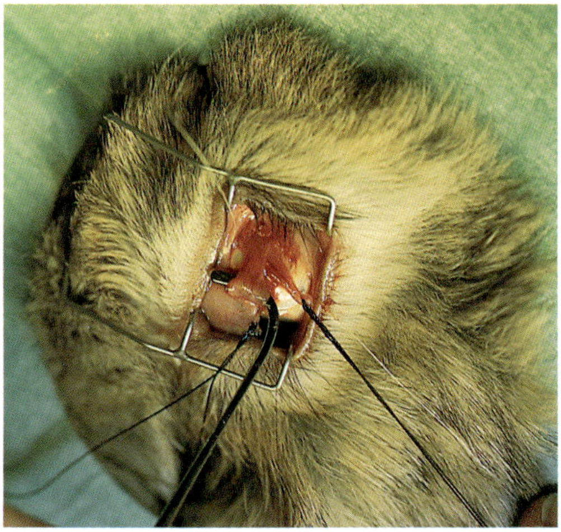

Abb. 8-1 Der M. obliquus inferior wird durch einen Schlitz im M. rectus lateralis gezogen, um auf dessen Oberfläche festgeklebt zu werden.

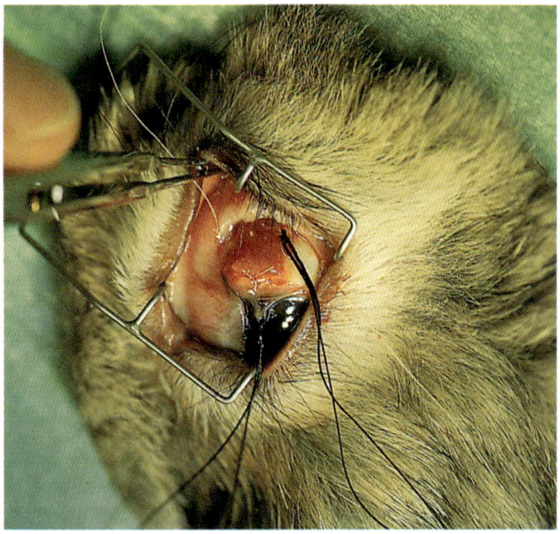

Abb. 8-2 Der durchgezogene M. obliquus inferior wurde mittels Fibrinkleber auf den darunterliegenden M. rectus lateralis aufgeklebt.

Schlitz in der Mitte des Empfängermuskels nach vorne gezogen und dort angeklebt (Abb. 8-1 und 8-2).

Dieses Vorgehen wurde damals deswegen eingeschlagen, weil wir noch nicht wußten, wie fest der Fibrinkleber den äußeren Augenmuskel tatsächlich hält. Wir wollten bei späteren Schieloperationen am Menschen keinesfalls unliebsame Überraschungen erleben.

Die technischen und chemischen Vorgänge bei der Fibrinklebung sind bereits hinlänglich bekannt. Da die Verfestigungszeiten um einiges länger sein können, als vom Hersteller angegeben, hat es sich bei unserer Versuchsreihe herausgestellt, daß für unsere Zwecke eine Thrombinkonzentration von 500 IE/ml am brauchbarsten war, und zwar in der Duplo-Jet-Technik. Vor der Applikation des Klebstoffes müssen Sklera und umgebendes Gewebe möglichst trocken sein. Um die Klebestelle spannungsfrei halten zu können, wurden an den beiden äußeren Enden des Muskels zwei Haltefäden gelegt. So konnte bis zur endgültigen Verfestigung bei Bedarf eine Nachjustierung erfolgen. Da der Kleber auf die Haltefäden nicht einwirkt, konnten diese nach fünf Minuten problemlos entfernt werden. Sodann wurde die Bindehaut über dem freigelegten Muskel wieder geschlossen.

8.3 Histologische Befunde

(Pathologisches Institut der Universität Wien)

Rücklagerung und Resektion

Die Muskulatur an der neuen Ansatzstelle bzw. an der Klebestelle war vital und zeigte eine gleichmäßige Verbindung mit der Sklera mittels eines schmalen Streifens von Granulationsgewebe, wobei der neu angesetzte Muskel gegen den Limbus zu zipfelig ausgezogen war und im Spitzenbereich sowie z.T. auch gegen das Granulationsgewebe hin eine gering fibröse Zerschichtung aufwies. Die den Muskel bedeckende Konjunktiva zeigte einen kontinuierlichen Verlauf und einen gering erhöhten Fasergehalt.

Nach 14 Tagen waren bei der Rücklagerung in den Muskelfasern Kernstabbildungen und ganz vereinzelt Rundzellen sowie Hämosiderinablagerungen zu sehen. Nach über 2 Monaten fanden sich keine rundzelligen Infiltrate, Kernstäbe und Hämosiderindepositionen mehr.

Bei der Resektion konnte in einer schmalen, gegen die Konjunktiva zu gerichteten Außenzone eine geringfügige Atrophie der quergestreiften Muskelfasern nachgewiesen werden, doch insgesamt war die Muskulatur vital, zeigte keine Nekrosen oder stärkere Regenerationserscheinungen. Nur vereinzelt konnte im fibrös zerschichteten Spitzenbereich eine schüttere, z.T. auch knötchenförmige, rundzellige Infiltration nachgewiesen werden. Es kommt also an der Klebestelle bei der Rücklagerung wie auch bei der Resektion zu einer breiten, festen Verbindung der Muskulatur mit der Sklera ohne nennenswerte Narbenbildung, fibröse Zerschichtung oder Atrophie der Muskulatur.

Muskuläre Neurotisation

Etwa 2 mm vom Ansatz des Empfängermuskels entfernt angrenzend sah man eine in der Bildebene quer getroffene Muskulatur, die mittels eines sehr schmalen Streifens eines Granulationsgewebes bzw. fibrösen Bindegewebes an der längs verlaufenden Muskulatur frei adhärent ist. Die quer getroffene Muskulatur zeigte vor allem in den Außenbezirken eine geringe fibröse Zerschichtung mit einzelnen, vorwiegend perivaskulären Rundzellen.

Es konnte eine Verbindung der Muskeln mit einer schmalen Granulationsgewebebildung nachgewiesen werden, wobei kein auffälliger Verlust der Muskelfasern durch Narbenbildung oder Atrophie entstand.

8.4 Diskussion

Aufgrund der günstigen Ergebnisse im Tierexperiment verwendeten wir die Fibrinklebung seit 1987 bei Schieloperationen am Menschen. Dabei wurden sowohl Rücklagerungen des Musculus rectus internus, externus sowie in letzter Zeit auch am obliquus inferior durchgeführt. Es erfolgt, wie bei einer normalen Schieloperation, die Eröffnung der Bindehaut und die Darstellung des Muskels. Dann wird mit dem runden Schielhaken der Muskel von der Sklera gelöst. Anschließend wird der runde Schielhaken durch einen geraden ersetzt und eine Oertli-Muskelklemme angelegt. Zwei dünne Haltefäden werden am oberen und unteren vorderen Muskelrand befestigt und der Muskel von der Sklera getrennt. Dann erfolgt die Verlagerung des Muskels, der daraufhin mittels Fibrinkleber an die Sklera geklebt wird. Damit der Muskel dieselbe Breite wie am Originalansatz hat, werden die beiden Zügelfäden dementsprechend positioniert. Zur Erzielung einer Verbindung des Muskels mit der Sklera wird er zunächst mit dem geraden Schielhaken 5 Minuten lang an die Sklera gepreßt, dann wird die Klemme herausgenommen und getestet, ob der Muskel festhält; ist dies der Fall, wird der Muskelhaken entfernt und die Zügelfäden werden herausgezogen. Bei der Rücklagerung des Obliquus inferior wird er an seinem temporal unteren Quadranten aufgesucht und mobilisiert, dann wird ein Haltefaden durchgezogen und der Muskel wird von der Sklera abgetrennt. Das weitere Vorgehen ist wie bei der Rücklagerung eines geraden Muskels.

Besonders schätzen wir die Vorteile der Fibrinklebung bei der Myopexia posterior und bei der muskulären Neurotisation. Im Falle einer hinteren Myopexie wird der gerade Augenmuskel weit in die Orbita hinein freipräpariert und – je nach Bedarf – 12 bis 16 mm hinter dem Originalansatz an die Sklera geklebt und mit dem Schielhaken von oben auf die Sklera gepreßt. Bei der muskulären Neurotisation werden der Musculus rectus externus und obliquus inferior einige Millimeter hinter dem Ansatz freipräpariert, worauf der zu transponierende Muskel von hinten durch einen Schlitz in der Mitte des Empfängermuskels nach vorne durchgezogen und dort breit angeklebt wird (s. Abb. 8-1 und 8-2). Zu guter Letzt wird in allen Fällen die Bindehaut mit Vicryl-Knopfnähten verschlossen.

Nachdem wir die anfängliche Scheu vor der neuen Technik abgelegt und die Verläßlichkeit der Methode kennengelernt hatten, wollen wir die Fibrinklebung an den äußeren Augenmuskeln nicht mehr missen; bis jetzt wurde sie an mehr als 100 Patienten erfolgreich eingesetzt.

Literatur

Aichmair, H.: Muscular neurotisation in surgery of traumatic abducens paresis. Jap. J. Ophthalmol. 21 (1977), 477–487

Aichmair, M.W., H. Aichmair und *F. Lintner:* Fibrinklebung an äußeren Augenmuskeln. Experimentelle Anwendung am Kaninchen. Klin. Mbl. Augenheilk. 193 (1988) 499–503

Fava, G.P. und Mitarb.: L'impiego del Tissucol nella chirurgia dello strabismo: nostra esperienza. In: Convegno Multidisciplinare sul Tissucol. Pisa 1983

Fava, G.P., M. Fioretto, G. Calabria und *M.L. Costa:* The retroequatorial myopexy by glue. In: Trans. ESA Meeting Copenhagen (1984), 51–54

Flick, H.: Myopexia posterior mit Gewebekleber; Fadenoperation nach Cüppers ohne Faden. Klin. Mbl. Augenheilk. 178 (1981), 193–196

Zdarsky, G.: Klinisch-histologischer Vergleich zwischen Histoacryl und Fibrinklebung bei experimentellem Hornhautverschluß. Med. Diss. Heidelberg 1982

9 Linsenerhaltende mikrochirurgische Versorgung verletzter Linsen

W. BUSCHMANN

Bisher gab es keine Möglichkeit, Wunden der Linsenkapsel wasserdicht zu verschließen. Eine Naht – auch mit feinstem Nahtmaterial – hätte bei jedem Nadelstich eine neue Perforationsstelle gesetzt. So blieb die verletzte Linse ihrem Schicksal überlassen, und fast immer kam es zur Entwicklung einer traumatischen Katarakt (Abb. 9-1). *Riebel* (1958, 1966, 1979) versuchte, bei Linsenstecksplittern mittels Zitratplasma die Linse zu erhalten (s. Kap. 2 und Kap. 9.5.3). Anstelle einer organerhaltenden, wiederherstellenden Chirurgie, die bei allen Verletzungen angestrebt wird, blieb es ansonsten im Falle der Linse bei den Bemühungen um den bestmöglichen prothetischen Ersatz.

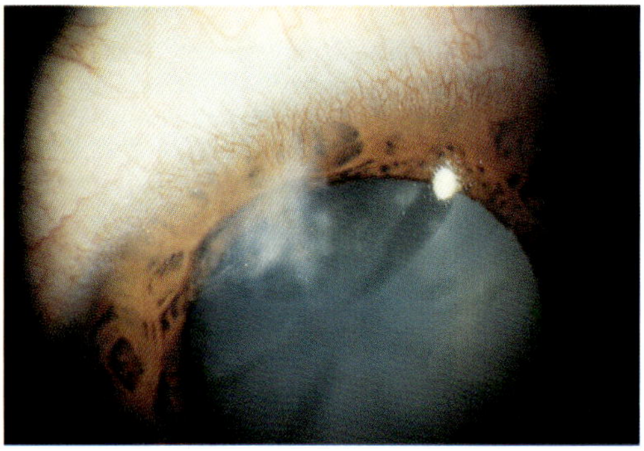

Abb. 9-1 Traumatische Katarakt bei einem 35jährigen Patienten nach sehr kleiner Nadelstichverletzung der vorderen Linsenkapsel ohne Irisverletzung und ohne nennenswerten Eiweißaustritt in das Kammerwasser. Diffuse Quellung und Trübung der Linsensubstanz, bis zum Linsenkern reichende Wasserspalten, aus der Linsenwunde austretende Flocken gequollener Linsenrinde. Bei so weit fortgeschrittener traumatischer Katarakt kann die Linse auch durch Verschluß der Kapselwunde mittels Fibrinklebung nicht mehr gerettet werden.

Erst jetzt ändert sich diese unbefriedigende Situation. Mit der nachstehend beschriebenen mikrochirurgischen Reinigung und Fibrinklebung gelingt ein wasserdichter Verschluß von Kapselwunden. Die Heilung mit einer umschriebenen Narbe in einer sonst klaren Linse – mit erhaltener Akkommodationsfähigkeit und gutem Visus – muß daher keine seltene Ausnahme mehr bleiben, sondern kann für einen großen Anteil der betroffenen Patienten zur Regel werden.

9.1 Spontanverläufe nach Linsenkapselverletzungen beim Menschen und bei verschiedenen Tierarten

Verletzungen der Linsenkapsel führen beim Menschen in der Regel zu einer traumatischen Katarakt – die Linse trübt sich mehr oder weniger rasch und quillt dabei auf (s. Abb. 9-1); aus der Kapselwunde treten Flokken von gequollener Linsenrinde aus, die eine phakogene Uveitis verursachen können. Spontanheilungen mit Entwicklung einer umschriebenen Narbe und sonst klarer Linse kommen vereinzelt vor, sind aber selten (Abb. 9-2 und 9-3; *Duke-Elder* 1972).

Als Kliniker stößt man nur bei gezielter Suche auf so günstige Verläufe, da diese in der Betreuung der niedergelassenen Heimat-Augenärzte verbleiben und nur die traumatischen Katarakte wieder eingewiesen werden. Einige Kliniker halten daher eine Heilung mit klarer Linse und umschriebener Narbe für ausgeschlossen. Daß sie tatsächlich vorkommt, zeigt die eindrucksvolle

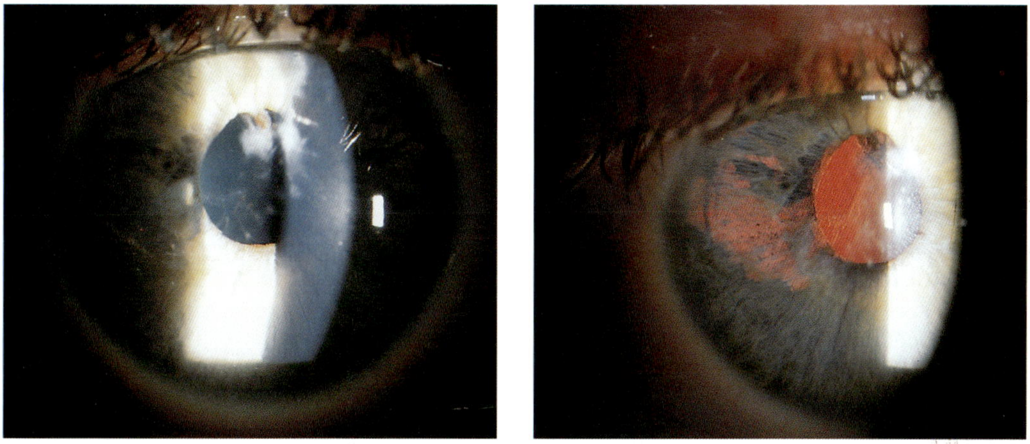

a b

Abb. 9-2 a (Pat. Ö., Tab. 9-8): Spontanheilung einer vorderen Linsenkapselwunde (*Buschmann* 1987). Windschutzscheibenverletzung mit Perforation von Hornhaut und vorderer Linsenkapsel sowie breitflächiger Quetschung der Iris. Starke posttraumatische Proteinausschüttung in das Kammerwasser führte zur Heilung der Kapselwunde mit einer umschriebenen festen Narbe bei ansonsten weitgehend klarer Linse. Photo 7 Monate nach dem Unfall.

Abb. 9-2 b Im regredienten Licht sieht man, daß die Linse weitgehend klar ist und die Iris als Folge der Quetschung einen ausgedehnten Pigmentblatt-Defekt aufweist. Visus 0,7 (Aus *W. Buschmann:* Ophthalmic Surgery 18 (1987), 276–282, mit Genehmigung des Verlages Slack Inc., Thorofare, N.J., USA).

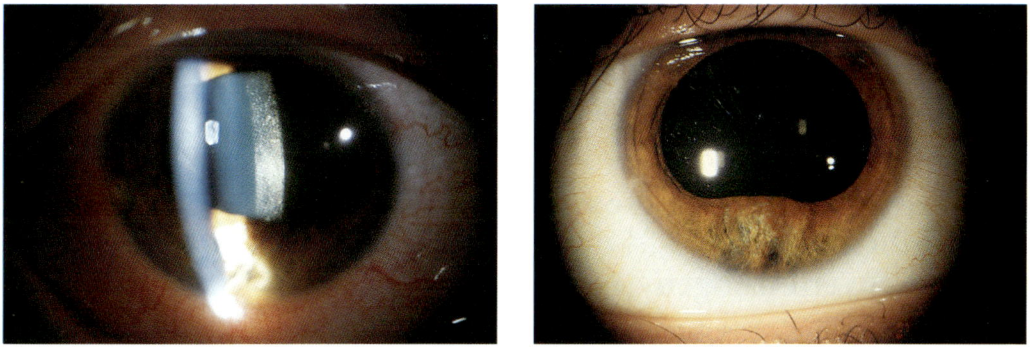

a b

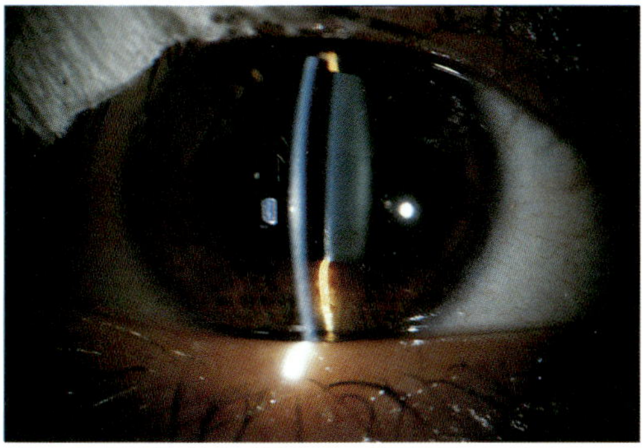

c

Abb. 9-3 a Pat. K., Tab. 9-8): Spontanheilung der Linsenkapselwunden nach Doppelperforation der Linse durch einen bis zur Netzhaut vorgedrungenen Eisensplitter. Am Unfalltag war der Tyndalleffekt dreifach positiv, die hintere Synechie von 5.00–7.00 Uhr bestand schon, außerdem ein kleines Hyphaema und eine umschriebene präretinale Blutung bei 6 Uhr. Deutliche Trübungszone (Rosette) vor der hinteren Linsenkapsel, Photo 6 Wochen nach dem Unfall. Visus 0,3. Der Fremdkörper war durch Magnetextraktion entfernt worden.

Abb. 9-3 b 3 Jahre nach dem Unfall sieht man noch die breite hintere Synechie, die Durchschußwunde der Iris bei 6 Uhr und die auf eine Irisquetschung hinweisende Stromaatrophie in deren Umgebung.

Abb. 9-3 c 3 Jahre nach dem Unfall ist die Rosette nicht mehr nachweisbar. Visus 1,2 partiell.

Sammlung aller publizierten günstigen Spontanverläufe, die *Duke-Elder* (1972) in seinem Handbuch veröffentlichte. Unsere eigene retrospektive Krankenblattanalyse (Kap. 9.2) lieferte weitere Beispiele (s. auch Tab. 9-2 und 9-8, Kap. 9.10).

Bei Kaninchen und bei Bastardhunden heilen auch sehr ausgedehnte Verletzungen der vorderen Linsenkapsel meist mit umschriebener Narbe und sonst klarer Linse. Ausschlaggebend für die viel besseren Heilungschancen im Vergleich zum Menschen ist wahrscheinlich die bei diesen Tieren viel stärkere Fibrinogenausschüttung in das Kammerwasser nach Hornhautperforationen (*Davson* 1956). Die Ansicht von *Bakker* (1937), daß die bessere Heilungstendenz z.B. bei Kaninchen – gegenüber derjenigen beim Menschen – auf Unterschieden im Linseneiweiß und nicht auf der stärkeren Fibrinogenausschüttung beruht, ist u.a. durch unsere nachfolgend beschriebenen tierexperimentellen und klinischen Ergebnisse widerlegt. *Unakar* und Mitarb. (1973) haben licht- und elektronenmikroskopisch die Bedeutung des Fibrins für die Heilung von Kapselwunden an der Kaninchenlinse gezeigt.

9.2 Retrospektive Analyse von perforierenden Linsenverletzungen

Im Zeitraum von 1980 bis 1983 wurden an der Univ.-Augenklinik Würzburg 280 perforierende Verletzungen versorgt. Eine Verletzung oder Trübung der Linse wurde bei 131 Patienten bei der Erstversorgung oder in den ersten postoperativen Tagen erkennbar. Die Aufschlüsselung auf die einzelnen Jahre und die Verletzungsgruppen ist in Tabelle 9-1 dargestellt. In Tabelle 9-2 ist die Häufigkeit spontaner Heilungen von Linsenverletzungen auf die einzelnen Jahre aufgeschlüsselt. Die Analyse ergab den Hinweis, daß eine hohe posttraumatische Eiweißausschüttung bei schwereren Irisverletzungen (Quetschungen) auftrat und die Heilungschancen der Linse günstig beeinflußte (s. auch Tabelle 9-8). Ab 1982

Tabelle 9-1 Perforierende Verletzungen, die in den Jahren 1980–83 an der Universitäts-Augenklinik Würzburg versorgt wurden (*Buschmann, Waller* und *Behringer* 1984).

	1980	1981	1982	1983 (Jan.–Mai)
Gesamtzahl	66	85	86	43
ohne Linsenverletzung (bzw. nur Subluxatio)	31	29	30	16
mit Linsenverletzung	20	44	44	23
mit Zerstörung des Bulbus, schwerer Infektion oder exprimierter Linse	14	10	11	3
mit vorher bestehender Aphakie oder Katarakt	1	2	1	1

Tabelle 9-2 Häufigkeit günstiger Verläufe mit Erhaltung oder Wiederherstellung einer weitgehend klaren Linse und brauchbarem Visus (0,4 bis 1,2) bei nachgewiesenen Linsenkapselverletzungen (Einfach- und Doppelperforationen). (*Buschmann, Waller* und *Behringer* 1984).

	1980	1981	1982	1983 (Jan.–Mai)
Perforierende Verletzungen mit Linsenverletzung insgesamt	13 (= 100%)	25 (= 100%)	25 (= 100%)	20 (= 100%)
Davon Spontanheilung mit klarer Linse und umschriebener Narbe	2	1	4	3
Davon Heilung nach Fibrinapplikation	–	–	3	3
Heilung mit Visus von 0,4–1,2 insgesamt	2 (= 15%)	1 (= 4%)	7 (= 28%)	6 (= 30%)

– dem Termin der Einführung der mikrochirurgischen Fibrinklebung von Linsenkapselwunden in die Patientenversorgung – waren zusätzliche Heilungen festzustellen. Spontanheilungen sind selten, daher sind die Fallzahlen in dieser Gruppe klein und die Umrechnung in Prozente muß mit großer Zurückhaltung betrachtet werden. Das gilt auch für die Zahlen der mit Fibrinklebung versorgten Patienten. Es ist jedoch erkennbar, daß auch nach Einführung der Fibrinklebung (*Buschmann* 1982, 1983) Spontanheilungen etwa in gleicher Häufigkeit wie in den Jahren vorher beobachtet wurden. Die erfolgreichen Verläufe nach Fibrinklebung wurden zusätzlich erzielt. Offenbar war es uns gelungen, die Fälle herauszufinden, bei denen eine Fibrinklebung unnötig gewesen wäre, weil eine Spontanheilung zu erwarten war (*Buschmann, Waller* und *Behringer* 1984). – Die in Kap. 9-8 beschriebene Nachbeobachtung und Nachbehandlung ist auch bei Spontanheilungen hilfreich (s. Tab. 9-8).

9.3 Organerhaltende Versorgung oder prothetischer Ersatz – praktische Bedeutung

Von perforierenden Verletzungen sind meist jüngere Patienten betroffen, die eine akkommodationsfähige Linse haben. Die Akkommodationsleistung kann bei Verlust der eigenen Linse auch durch bifokale intraokulare Kunstlinsen nicht ersetzt werden, außerdem sind letztere mit Einbußen in der Sehschärfe verbunden. Die Binokularfunktionen bleiben nach *Ehrich* und *Kolbegger* (1975) bei einseitiger Aphakie-Korrektur mit Kontaktlinsen schwer gestört. Das gilt auch für intraokulare Kunstlinsen. Die Probleme erhöhter Blendung, mögliche Nachstarentwicklung und erhöhtes Ablatio-Risiko kommen noch hinzu.

Noch schlechter ist der Patient gestellt, wenn nach Entfernung einer traumatischen Katarakt keine Kunstlinse implantiert wird. Einseitige Starbrillengläser sind wegen des Bildgrößenunterschiedes unverträglich. Die Versorgung mit einer Kontaktlinse gelingt häufig nicht zufriedenstellend (z.T. wegen Hornhautnarben). Doch auch wenn die Kontaktlinsenversorgung gelingt, erweist sich die fehlende Akkommodation als erhebliches Hindernis. Das räumliche Sehen bleibt stark beeinträchtigt. Uns erwies sich auch die Kombination von Gleitsichtbrille und Kontaktlinse bei einseitiger Aphakie und akkommodationsfähigem 2. Auge nur selten als erfolgreich; die meisten Patienten verzichteten nach kurzer Zeit sowohl auf die Gleitsichtbrille als auch auf die Kontaktlinse. Mit einer klaren, akkommodationsfähigen eigenen Linse, die nur eine umschriebene Narbe aufweist, ist der Patient zweifellos in einer besseren Lage als mit einer Pseudophakie. Dies gilt sogar dann, wenn diese Narbe zentral liegt und mit einer mäßigen Sehschärfe-Herabsetzung verbunden ist (s. Tab. 9-5 und 9-6; Abb. 9-15, 9-21). Beeindruckend ist die Tatsache, daß zentral gelegene Narben in der vorderen Linsenkapsel aufgrund des Abstandes zur Hauptebene in der Regel den Visus weit weniger beeinträchtigen und den Patienten viel weniger stören als vom Augenarzt anhand des Spaltlampenbefundes erwartet. Narben direkt am hinteren Linsenpol stören dagegen wegen der Nähte zum Knotenpunkt des Auges wesentlich stärker.

Wenn es nicht gelingt, mittels Fibrinklebung die Entwicklung einer traumatischen Katarakt zu verhindern, so entsteht dem Patienten aus diesem Rettungsversuch kein Nachteil gegenüber dem bisher üblichen Vorgehen, sondern es ergeben sich auch dann noch Vorteile (Kap. 9.10.1).

9.4 Experimentelle Untersuchungen zum mikrochirurgischen Verschluß von Linsenkapselwunden mittels Fibrinkleber

9.4.1 In vitro-Untersuchungen an isolierten menschlichen Linsen

An der Würzburger Augenklinik wurde erst in den achtziger Jahren zur extrakapsulären Extraktion mit Implantation von Hinterkammer-Kunstlinsen übergegangen, nachdem die Operationstechnik und die Kunstlinsen weiter vervollkommnet worden waren. Für die Patienten erwies sich dies übrigens nicht als Nachteil. Dadurch standen bis 1982 Linsen für experimentelle Untersuchungen zur Verfügung, die durch intrakapsuläre Kryoextraktion entfernt worden waren.

Für unsere Untersuchungen (*Raab* 1983; *Römer* 1985) waren Linsen mit Kernkatarakt oder mit subkapsulären dünnen Trübungsschichten besonders geeignet, da bei diesen ein großer Anteil der Linsensubstanz noch klar war.

Über 200 Linsen wurden in die folgenden Gruppen unterteilt:

- Unverletzte Linsen (Kontrollen)
- Bogenschnittverletzungen (4–5 mm), unbehandelt
- Bogenschnittverletzungen, fibringeklebt
- Winkelschnittverletzungen (3 x 3 mm), unbehandelt
- Winkelschnittverletzungen, fibringeklebt

In weiteren Versuchsgruppen wurde bei der Fibrinklebung von Bogen- und Winkelschnitten ein Linsenkapsel-Transplantat aufgeklebt (*Römer* 1985).

Alle Linsen wurden dann in BSS® (= balanced salt solution, Alcon, eine dem Kammerwasser angepaßte Kochsalzlösung mit Zusatz von Kalium, Kalzium- und Magnesiumchlorid, Natriumazetat und Natriumzitrat) bei 21°C aufbewahrt (kleinere Gruppen auch in Nährmedium KEI-4 bei 36°C). Der Hauptanteil der Versuche wurde bewußt in einem nährstofffreien Medium ausgeführt, um die Klebestellen anhand der Linsenquellung (die im nährstofffreien Medium auch bei unverletzten Linsen eintritt) einer Belastungsprobe auszusetzen (*Buschmann, Gehrig, Vogt, Raab* und *Römer* 1987). Es zeigte sich, daß die mit Fibrinklebung (mit und ohne Kapseltransplantat) versorgten menschlichen Linsen in BSS annähernd denselben Quellungsverlauf aufwiesen wie die unverletzten Linsen. Die Klebestelle hielt dicht. Die nicht mit Fibrinklebung versorgten verletzten Linsen quollen dagegen sehr rasch, Linsenrindenmaterial trat aus der Verletzungsstelle aus und die Linsen waren nach kurzer Zeit völlig zerstört. Kapseltransplantate und die Verwendung einer Nährlösung zeigten keine wesentlichen Vorteile.

9.4.2 Tierexperimentelle Untersuchungen

Die umfangreichen tierexperimentellen Untersuchungen sind in den Dissertationen von *Gehrig* (1982), *Raab* (1983), *Römer* (1985) und *Vogt* (1984) detailliert beschrieben. Eine erste Publikation erschien 1981 (*Buschmann, Gehring* und *Raab*), eine zusammenfassende Veröffentlichung 1987 (*Buschmann* und Mitarb.). Nach den Pilotstudien an Bastardhunden und Kaninchen war klar, daß diese Tiere wegen der hohen Spontanheilungstendenz zur Prüfung der Effizienz der Fibrinklebung nicht infrage kommen konnten. Wir entdeckten schließlich, daß weiße Wistar-Laboratoriumsratten auf eine Parazenthese mit einer ähnlich schwachen Eiweißausschüttung in das Kammerwasser reagieren wie der Mensch. Trotz der extremen Anforderungen, die die Kleinheit des Rattenauges mit sich brachte, entschlossen wir uns daher, die weiteren Arbeiten an Rattenlinsen auszuführen. Zunächst wurden isolierte, d.h. ohne Kapselverletzungen herauspräparierte Rattenlinsen dem gleichen Versuchsprogramm unterworfen, das im vorangegangenen Kapitel für die isolierten menschlichen Linsen beschrieben wurde. Die Ergebnisse entsprachen sehr weitgehend denen bei menschlichen Linsen.

Ohne Kapselverletzung oder mit fibringeklebter Kapselverletzung blieben die Rattenlinsen in BSS für einige Tage in gutem Zustand bei nur mäßiger Quellung und leicht hauchiger Trübung. Dagegen zeigten die verletzten, nicht mit Fibrin versorgten Linsen eine sehr rasche Quellung mit völligem Zerfall.

Bei diesen Versuchen an isolierten Linsen konnte die Einwirkung proteolytischer Enzyme des Kammerwassers auf das Fibringerinnsel nicht geprüft werden. Deshalb waren Tierversuche zur Aufklärung des Verlaufes in vivo erforderlich. Diese wurden ebenfalls mit den Wistar-Ratten ausgeführt. Ein spezielles Operationsmikroskop mit stärkerer Vergrößerung wurde eingesetzt. Verschiedene Operationstechniken und Applikationsweisen des Fibrinklebers wurden verglichen. Für Details wird auf die obengenannten Publikationen verwiesen. Kleine Kapselverletzungen heilen bei den Wistar-Ratten in der Regel spontan; die posttraumatische Fibrinausschüttung in das Kammerwasser reicht dafür aus. Bei größeren Kapselverletzungen (2–3 mm lange gerade Einschnitte oder Winkelschnitte von 1,5 mm x 1,5 mm) kam es rasch und regelmäßig zur Entwicklung einer traumatischen Katarakt, wenn keine Fibrinklebung des Kapseldefektes erfolgte. Mittels Fibrinklebung konnte dagegen eine Abheilung mit umschriebener Narbe und sonst klarer Linse erreicht werden (Nachbeobachtungszeit bis zu 7 Wochen).

Am Versuchsende wurden die Tiere getötet und die herauspräparierten Linsen spaltlampenmikroskopisch untersucht. Auch dabei zeigte sich, daß die erfolgreich mit Fibrinklebung versorgten Linsen nur eine umschriebene Narbe an der Verletzungsstelle aufwiesen und ansonsten ebenso klar waren wie unverletzte Linsen. Die intraokulare Verträglichkeit des Fibrinklebers erwies sich – obwohl Human-Fibrinogen verwendet wurde – als sehr gut; intraokulare Entzündungszeichen, die darauf zurückzuführen wären, wurden nicht beobachtet (*Gehrig* 1982; *Vogt* 1984). Daraufhin entschlossen wir uns 1982, mit der Anwendung am Patienten zu beginnen.

9.5 Klinische Anwendung bei Linsenverletzungen

Nach ausführlicher Diskussion der experimentellen Ergebnisse stimmte Prof. *Leydhecker* (der selbst an der Entwicklung der Methode nicht beteiligt war) dem Beginn der klinischen Erprobung zu. Vom Verlauf bei den so behandelten Patienten überzeugte er sich persönlich und erklärte die Methode schließlich zum routinemäßig bei allen geeigneten Linsenverletzungen an unserer Klinik einzusetzenden Verfahren.

9.5.1 Diagnostik bei Linsenverletzungen

Vor eine erfolgreiche Therapie haben die Götter die Diagnose gesetzt – so auch hier. Die Diagnose von Linsenverletzungen erfordert eine Weitstellung der Pupille. Hier gab es schon die ersten Einsprüche, da einige Kliniker der Auffassung waren, daß durch die Weitstellung der Pupille die – wenn auch geringen – Chancen für eine Spontanheilung der Linsenverletzung zunichte gemacht würden. Man findet daher noch gelegentlich die Empfehlung, die Pupille sogar eng zu stellen; damit würde die Beobachtung des weiteren Verlaufes an der Linse natürlich unmöglich gemacht. Die Auffassung, daß Synechien der Spontanheilung förderlich seien beruht nach unseren Erfahrungen auf einer guten Beobachtung, die jedoch falsch interpretiert wurde.

Synechien sind zur Heilung von Linsenkapselwunden keineswegs erforderlich, sie können die Heilung sogar empfindlich stören, wenn Irisgewebereste in die Kapselwunde hineinragen (s. Abb. 9-25 sowie Pat. M., 40 J. und Pat. Sch. in Tabelle 9-5 b). Synechien beweisen, daß es posttraumatisch zu einer deutlichen Fibrinausschüttung in das Kammerwasser gekommen ist. Diese Fibrinausschüttung hat die gelegentlich beobachteten Spontanheilungen ermöglicht (Tab. 9-8); die Synechien sind nur eine Folgeerscheinung.

Sind bei der Aufnahme des Patienten schon Synechien erkennbar, so muß man versuchen, sich über deren Lage zur Kapselwunde Klarheit zu verschaffen. Kann die Synechie beim Einsetzen der medikamentösen Pupillenerweiterung eine Zugwirkung auf die Kapselwunde ausüben, welche zu einer Vergrößerung der Wunde führt? Das ist nur selten der Fall; wenn aber ein solcher Verdacht gegeben ist, dann darf die Pupillenerweiterung erst im Operationssaal erfolgen und der Operateur muß gerüstet sein, dabei im Bedarfsfall rechtzeitig eine Synechiotomie vorzunehmen und die Fibrinklebung anzuschließen. Während der operativen Versorgung und der Nachbehandlung (s. Kap. 9.8) sind eine medikamentöse Mydriasis bzw. eine Zykloplegie ohnehin erforderlich. Die Anspannung der Zonulafasern in Mydriasis ist nach unseren Erfahrungen kein Hindernis für die Heilung von Kapselwunden. Die besseren Heilungschancen von Linsenverletzungen bei Tieren mit geringer Akkommodationsbreite führen wir auf das Fehlen von Akkommodationsbewegungen zurück; deren Unterdrückung durch Zykloplegie erwies sich bei Patienten als entscheidend wichtig.

Tropfanästhesie erleichtert es dem Patienten, das Auge offenzuhalten. An der Spaltlampe wird im Auflicht und im regredienten Licht das Ausmaß der Linsenverletzung beurteilt und geklärt, ob auch eine hintere Kapselverletzung vorliegt. Sorgfältige Scharfeinstellung auf die vordere und auf die hintere Linsenkapsel läßt Vakuolen und beginnende Rosettenbildungen erkennen. Rosetten vor der hinteren Kapsel sind stets durch eine perforierende Kapselverletzung bedingt; die Fortsätze des Linsenepithels sind durch eine interstitielle Wasseraufnahme gelockert. Kontusionsbedingte Rosetten liegen unter der vorderen Linsenkapsel, die Linsenepithelfortsätze sind zerstört (*Sautter*, zit. n. *Naumann* 1980). Bei Kontusionen können Kapselrupturen am Äquator, seltener am hinteren Pol entstehen; außerdem ist ein Kontusionsring auf der vorderen Kapsel (vorübergehend) zu sehen. Es handelt sich um einen Melanin-Abdruck aus hinter dem M. sphincter pupillae liegendem Pigmentepithel.

Bei starker Blickwendung zur Seite sowie nach oben und unten kann man auch Vorhandensein, Zahl und Größe von äquatorialen Vakuolen bzw. Vakuolenreihen erkennen. Diese Blickbewegungen sind natürlich nur bei kleinen, schon spontan weitgehend dichten Hornhautwunden erlaubt. Bei klaffend offenen Hornhautwunden können sie erst nach wasserdichter Naht der Hornhaut im Operationssaal nachgeholt werden. Zur Verlaufsbeurteilung sollten die Befunde an der Linse – wenn irgend möglich – im Auflicht und im regredienten Licht fotografisch dokumentiert werden; zusätzlich sind insbesondere von Rosetten- und Vakuolenbereichen sowie von Kapselwunden bzw. -narben möglichst genaue Skizzen anzufertigen, die das Größenverhältnis zur gesamten Linse erkennen lassen, sofern die Fotos nicht sofort für Vergleichszwecke zur Verfügung stehen. Scheimpflug-Aufnahmen (*Hockwin* und Mitarb. 1979) erwiesen sich nicht als erforderlich.

9.5.2 Indikationsstellung zur Anwendung der mikrochirurgischen Fibrinklebung bei Linsenkapselverletzungen

Die Maßnahmen zur Erhaltung des Auges haben stets Vorrang vor der Versorgung der Linse. Patienten mit schweren, klaffend offenen Augenverletzungen sollten daher weiterhin der nächstgelegenen Augenklinik, die so schwere Verletzungen versorgen kann, zugewiesen werden – unabhängig davon, ob eine Linsenverletzung mit vorliegt und ob diese dort linsenerhaltend versorgt werden könnte. Bei kleineren, nicht klaffend offenen perforierenden Verletzungen mit Linsenbeteiligung kann der erstbehandelnde

Tabelle 9-3 Indikation zur mikrochirurgischen Fibrinklebung von Linsenkapselwunden bei der Erstversorgung perforierender Verletzungen.

1. Die Wundränder der Kapselwunde klaffen
2. Eine Fibrinbedeckung der Kapselwunde ist nicht vorhanden oder kaum erkennbar
3. Der Eiweißgehalt im Kammerwasser ist gering (die Zellenzahl spielt keine Rolle)
4. Die Linsenrinde beginnt im Bereich der Verletzungsstelle zu quellen und wölbt sich vor (abhängig vom Zeitabstand zum Unfall)
5. Auch großflächige Rosetten und Vakuolen können sich vollständig zurückbilden und sind daher keine Kontraindikation
6. Wasserspalten, die bis zum Linsenkern reichen, diffuse Quellungen der Linse und spaltlampenmikroskopisch erkennbare Schädigungen von mehr als 1/10 der Linsensubstanz sind eine Kontraindikation (Linse nicht mehr zu retten)

Augenarzt entscheiden, ob der Patient – trotz des gegebenenfalls längeren Transportweges – gleich in eine der linsenerhaltend operierenden Kliniken (Kap. 9.11) eingewiesen wird oder ob die Einweisung in die nächstgelegene Augenklinik erforderlich ist. Selbstverständlich sind die linsenerhaltend operierenden Kliniken auch in der Lage, Hornhautwunden, Iris- und Netzhautverletzungen sowie Glaskörpereinblutungen zu versorgen und intraokulare Fremdkörper zu entfernen. Die bei perforierenden Verletzungen übliche systemische antibiotische Therapie sollte auf jeden Fall sofort eingeleitet werden, ebenso eine lokale antibiotische Therapie mit wässrigen Augentropfen (keine Salben!). Zur Mydriasis siehe Kap. 9.5.1.

Die Indikation zur möglichst baldigen Versorgung einer Linsenkapselverletzung (Tab. 9-3) ist gegeben, wenn die Kapselwunde klaffend offen ist (s. Abb. 9-13) oder nur von einer hauchdünnen zartgrauen Fibrinmembran bedeckt wird (Abb. 9-4; s. Abb. 9-14, 9-16) und das Tyndall-Phänomen im Kammerwasser negativ oder nur schwach positiv ist. Das ist in der Regel dann der Fall, wenn die Iris nicht verletzt oder nur punktuell scharf perforiert wurde (s. Abb. 9-23, 9-24).

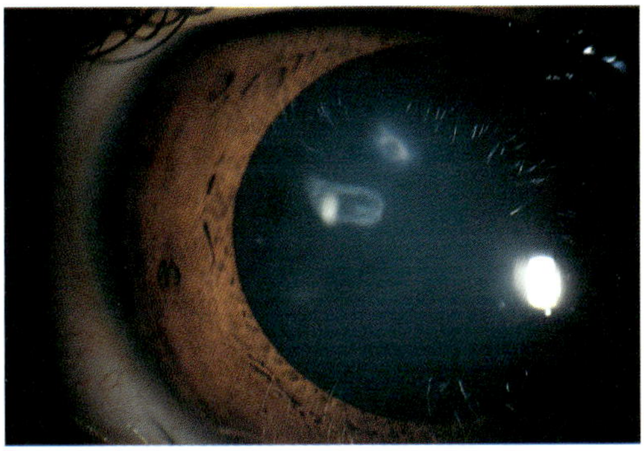
a

Abb. 9-4 a (Pat. N., Tab. 9-5 b): Perforierende Verletzung von Hornhaut und Linsenvorderkapsel durch eine Messerspitze bei einem 3 1/2jährigen Jungen. Aufnahme 10 Tage nach dem Unfall. Zunehmende Quellung der Linsenrinde und Dehiszenz der Kapselwundränder im Defektbereich.

Abb. 9-4 b Im regredienten Licht zeigt sich, daß die bedeckende Membran im Wundbereich viel zu dünn ist.

Abb. 9-4 c Nach weiteren 5 Tagen ist in der Mitte der Wunde eine feste Vernarbung eingetreten. An beiden Enden quillt jedoch die Linsenrinde stärker vor (insuffiziente Spontanheilung). Nach – zu spät erfolgter – Fibrinklebung erneute Wundsprengung durch sehr hohen Quellungsdruck. Bei Kindern kommt es offenbar schneller als bei Erwachsenen zu einer Schädigung der gesamten Linsensubstanz.

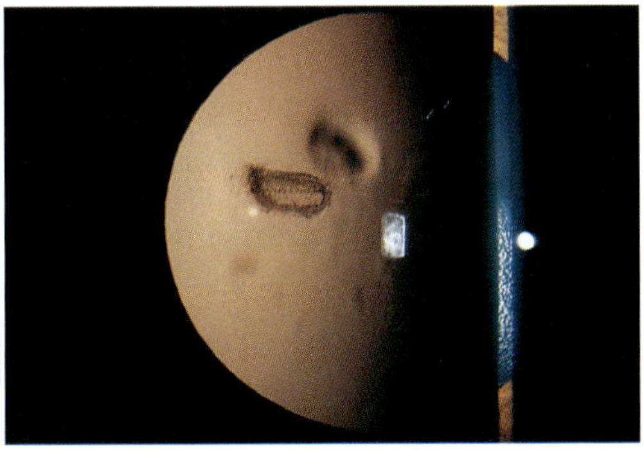
b

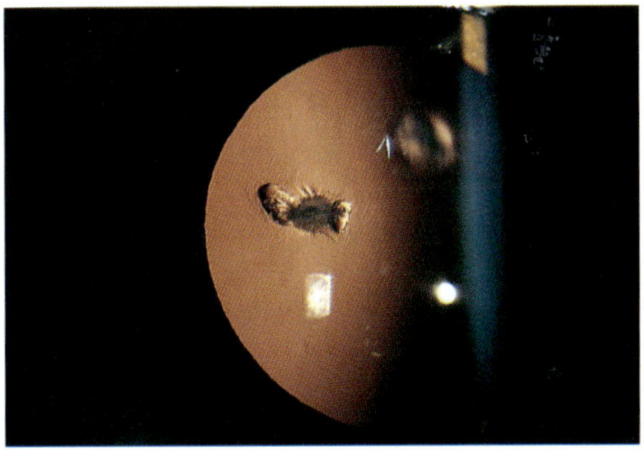
c

Quellung der Linsenrinde im Bereich der Kapselwunde ist ein sicheres Zeichen für unzureichende Abdichtung. Die Linsenrinde wölbt sich im Wundbereich zunehmend vor, die Kapselränder werden mehr und mehr auseinandergedrängt (s. Abb. 9-4, 9-14, 9-16). Absaugung der geschädigten Linsensubstanz und Fibrinklebung der Kapselwunde sind dann erforderlich. Die Linsensubstanz sollte nur in einem umschriebenen Bereich um die Kapselwunde bzw. den Schußkanal herum erkennbar geschädigt sein. Von dieser Begrenzung auszunehmen sind subkapsuläre Rosetten und äquatoriale Vakuolen. Beide können sich auch bei großer Ausdehnung nach wasserdichtem Verschluß von Linsenkapselwunden vollständig zurückbilden und sind daher kein Grund, auf die Versorgung der Linsenkapselwunde zu verzichten (s. Abb. 9-25, 9-27). Auch Doppelperforationen bedeuten nicht, daß man die Linse aufgeben sollte (s. Tab. 9-6 a; Abb. 9-22 bis 9-25, Abb. 9-3). In solchen Fällen muß die hintere Kapselwunde meist zusätzlich versorgt werden; dies auch dann, wenn die vordere Kapselwunde aufgrund der posttraumatischen Fibrinausschüttung spontan verheilt (s. Abb. 9-23). Wenn – vor allem bei Jugendlichen – geformter Glaskörper die hintere Kapselwunde tamponiert und das Kammerwasser dort fernhält, ist eine Fibrinklebung der hinteren Kapselwunde jedoch nicht erforderlich. Das ist der Fall, wenn die hintere Kapselwunde innerhalb des Wiegerschen Ligamentes – also relativ zentral – liegt (s. Abb. 9-22). Eine schon vor dem Unfall vorhandene Cataracta coronaria bleibt – bei gelungenem Verschluß einer Kapselwunde – danach unverändert und ist daher keine Kontraindikation. Eine **verzögerte Indikationsstellung** ist relativ häufig gegeben (s. Abb. 9-14, 9-16, 9-17, Tab. 9-5 a) und zwar einerseits, wenn sich eine zunächst erwartete Spontanheilung als insuffizient erweist (Tab. 9-4) und andererseits, wenn bei der Erstversorgung der Bulbusverletzung eine sichere Beurteilung der Linse noch gar nicht möglich ist (s. Kap. 9.5.3). Die Indikation zur Fibrinklebung kann sich Stunden, Tage oder Wochen später ergeben (s. Tab. 9-5 a und 9-6 a).

Tabelle 9-4 Indikation zur Fibrinklebung aus der Verlaufsbeobachtung (s. Kap. 9.8).

1. Die Kapselränder klaffen zunehmend auseinander
2. Die bedeckende Membran nimmt an Fläche zu und wird immer dünner (Auflicht und regredientes Licht!)
3. Die Linsenrinde wölbt sich im Wundbereich zunehmend vor
4. Subkapsuläre Rosetten und äquatoriale Vakuolen nehmen an Zahl und Größe zu. Die Vakuolen an den Rosettenrändern werden größer
5. Erneutes Auftreten von Elschnigschen Perlen
6. Erneute Wundrand-Dehiszenz mit nur dünner Membranbedeckung während der allmählichen Glättung von Kapselfalten
7. Erneute Zunahme eines posttraumatischen Linsenastigmatismus
8. Auftreten kleiner Linsenrindenflocken im Kammerwasser (bei punktförmiger Undichtigkeit der Kapselnarbe)

9.5.3 Situationen, in welchen die Anwendung des Verfahrens nicht oder noch nicht indiziert ist

Auf die Grenzen der Wiederherstellbarkeit einer verletzten Linse wurde im vorangegangenen Kapitel bereits hingewiesen. Die mikrochirurgische Verklebung von Linsenkapselwunden kommt nicht in Betracht, wenn mehr als $^{1}/_{10}$ der Linsensubstanz durch die Verletzung zerstört wurde. Die Anwendung des Verfahrens ist ebenfalls nicht indiziert, wenn bereits eine diffuse Quellung der gesamten Linse oder bis ins Kerngebiet reichende Wasserspaltenbildungen nachzuweisen sind (s. Abb. 9-1). Bei Kindern und Jugendlichen kommt es schneller zu einer diffusen Schädigung der gesamten Linse als bei Erwachsenen (s. Abb. 9-4; Pat. N. und Sch. in Tab. 9-5 b).

Bei schweren perforierenden Verletzungen mit erheblicher Schädigung der Iris oder mit Blutaustritt in die Vorderkammer liegt in der Regel ein hoher Eiweißgehalt des Kammerwassers vor (Tyndall 3fach positiv). Linsenkapselwunden sind dann meist durch einen Fibrinschleier bedeckt und so zumindest vorübergehend verschlossen (s. Abb. 9-2, 9-3). Eine genaue Beurteilung – insbesondere

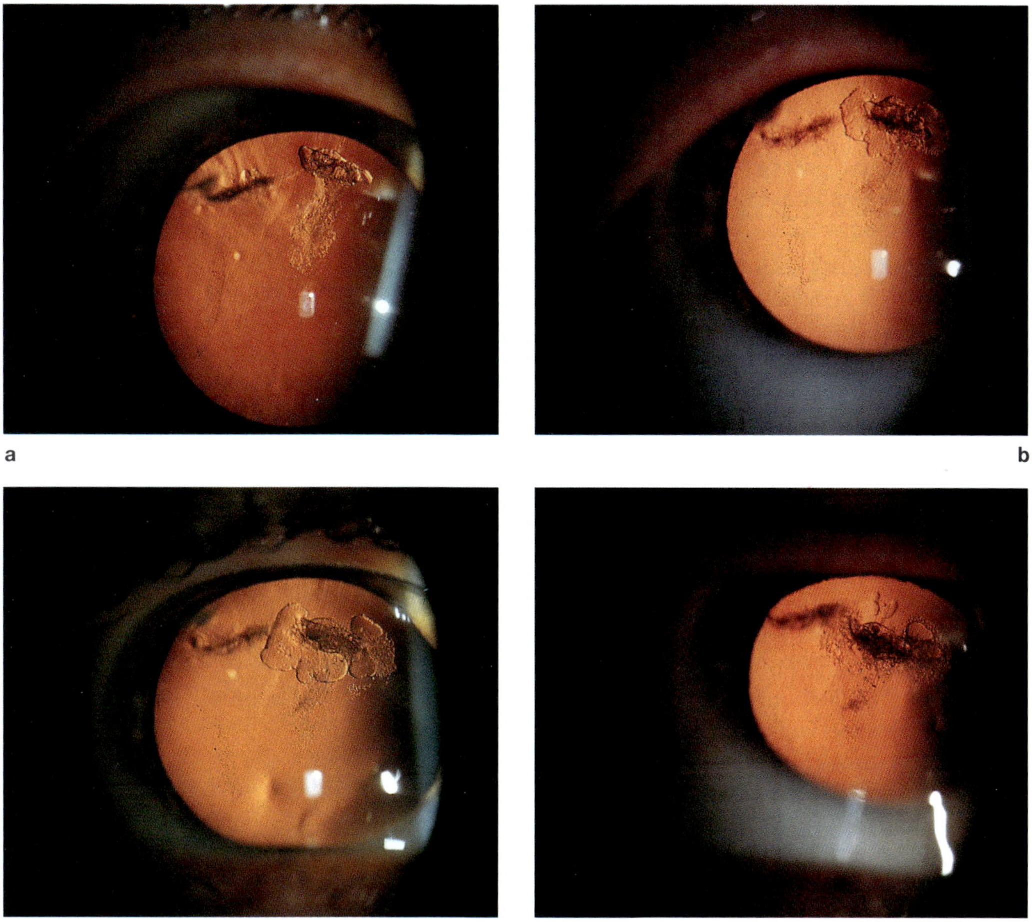

a b c d

Abb. 9-5 a (Pat. E., Tab. 9-8): Große Verletzung der vorderen Linsenkapsel durch einen Ast bei einem 39jährigen Patienten. Fraglich ausreichende Fibrinauflage auf der Kapselwunde bei der stationären Aufnahme am 4. Tag nach dem Unfall (das Vorliegen einer perforierenden Verletzung war vom Augenarzt zunächst nicht erkannt worden). Im Bild (15. Tag) links oben die Hornhautwunde, rechts oben die teilweise noch zu dünne Kapselnarbe, unterhalb davon die in Rückbildung befindlichen Rosettenanteile.

Abb. 9-5 b Photo 8 Monate später. Ganz langsam haben sich flächenhafte Dehiszenzen mit zu dünner Bedeckung, aber ohne wesentliche Prominenz, in der Umgebung der Kapselwunde entwickelt.

Abb. 9-5 c Weitere 6 Monate später sieht man, daß die Kapselnarbe im zentralen Bereich dichter geworden ist, die zu dünn bedeckten Dehiszenzgebiete haben sich weiter vergrößert. Aufgrund des sehr langsam ablaufenden Dehnungsprozesses haben die Linsenepithelien aber offenbar genug Kapselmaterial in diesen Bereichen bilden können, denn diese Gebiete sind kaum prominent (keine wesentliche Quellung der Linsenrinde darunter) und die Rosettenreste bilden sich weiter zurück.

Abb. 9-5 d 1 1/2 Jahre nach dem Unfall sind die Dehiszenzbereiche weitgehend vernarbt, die Kapselnarbe hat sich gefestigt. Spontanheilung unter Zykloplegie ohne Fibrinklebung (sehr kritischer Verlauf!).

hinterer Kapselwunden – ist bei der Erstversorgung der perforierenden Bulbusverletzung oft noch gar nicht möglich. In einer solchen Situation ist es zweckmäßig, sich zunächst auf die Weitstellung der Pupille zu beschränken, einen intraokularen Fremdkörper zu entfernen und Hornhaut, Netzhaut und Glaskörper zu versorgen.

Unter Beibehaltung von Mydriasis und Zykloplegie wird in zunächst 2stündigen Abständen möglichst vom gleichen Untersucher nachuntersucht um zu erkennen, ob die Kapselwundfläche zu- oder abnimmt, und ob die Fibrinbedeckung der Kapselwunde dünner und im regredienten Licht durchscheinender oder fester wird (Abb. 9-5, s. Abb. 9-4, 9-13, 9-14, 9-16 bis 9-18). Gleichzeitig wird darauf geachtet, ob subkapsuläre Rosetten oder äquatoriale Vakuolen neu entstehen oder größer werden bzw. an Größe und Zahl abnehmen (s. Ab. 9-14, 9-22 bis 9-28). In Regression befindliche Rosetten haben kleine Vakuolen in ihren Randbezirken; große Vakuolen am Rande weisen dagegen auf eine schlechte Prognose hin (Kap. 9.8.2). Die Bedingungen für die Fibrinklebung sind Stunden oder Tage nach der Erstversorgung oft wesentlich besser – z. B. hinsichtlich des Einblickes in die Vorderkammer, der vollständigen Mydriasis und der besseren Beurteilbarkeit der Linsenvorder- und Rückfläche.

9.5.4 Präparate und Applikatoren für die Fibrinklebung in der Ophthalmologie

Human-Fibrinogen-Gewebekleber sind von zwei verschiedenen Firmen erhältlich. Das Präparat der Behring-Werke (Beriplast HS®) enthält einen Lösungsvermittler, der die Auflösung des Fibrinogens zur gebrauchsfertigen Form erleichtert, aber auch Einfluß auf den Gerinnungsvorgang hat. Unseres Wissens wurde die Verträglichkeit am Auge bisher nur an der Konjunktiva von Kaninchen und Patienten (*Gross* 1966; *Gareis-Helferich* und Mitarb. 1968) geprüft. Untersuchungen über die intraokulare Verträglichkeit und die Effektivität dieses Präparates bei Linsenkapselverletzungen sind uns nicht bekannt. *Redl* und Mitarb. (1985) berichteten, daß die Reißfestigkeit der Gerinnsel bei einem Fibrinkleber mit hohem Ionengehalt nur 1/4 derjenigen aus Tissucol hervorgegangener Gerinnsel beträgt und die Weißfärbung ausbleibt. Auch die in Amerika z.Z. noch verwendeten „hausgemachten“ Kryopräzipitate aus dem eigenen Plasma des Patienten, die wegen der dort noch fehlenden Zulassung kommerziell erzeugter Fibrinkleber bisher benutzt werden müssen, bilden Gerinnsel mit so geringer Reißfestigkeit. Wir haben ausschließlich den Human-Fibrinogenkleber Tissucol® (Immuno GmbH) eingesetzt. Dieses Präparat steht in zwei Präparationsformen zur Verfügung: tiefgefroren oder lyophilisiert (gefriergetrocknet). Beide sind nach unseren Erfahrungen für die Anwendung am Auge gleich gut geeignet. Die tiefgefrorene Präparation ist nach dem Auftauen sogleich gebrauchsfertig. Jedoch haben wir es in einem modernen Klinikum mit Anschluß der zur Aufbewahrung verwendeten Gefrierbox an die Notstromversorgung zweimal erlebt, daß über das Wochenende bei Reparaturarbeiten ohne Vorwarnung auch die Notstromversorgung unterbrochen wurde; die Isolation der Gefrierbox reichte offenkundig nicht aus, die Stromsperre zu überbrücken. Der gesamte eingelagerte Vorrat taute auf und fror nach Einsetzen der Stromversorgung wieder ein, so daß dieser ganze Vorgang beim Arbeitsbeginn in der folgenden Woche vom Operationssaal-Personal nicht zu erkennen war. Erst als der Kleber für die Versorgung eines Patienten eingesetzt werden sollte, stellte sich heraus, daß der gesamte Vorrat verdorben war.

Durch Rückgriff auf in der HNO-Klinik vorhandene Bestände konnte die Situation klinisch gerettet werden. Dennoch war uns diese Erfahrung Anlaß, seither nur noch mit der lyophilisierten Form des Präparates zu arbeiten. Bei dieser ist eine Aufbewahrung im tiefgefrorenen Zustand nicht erforderlich. Fibrinogen und Thrombin werden in pulverisierter Form geliefert und müssen vor dem Gebrauch aufgelöst werden. Die Auflösung des Fibrinogens in der Aprotinin-Lösung kann durch Verwendung eines Labor-Magnetrührers unterstützt werden. Noch besser ist allerdings die Verwendung des von der Firma Immuno bereitgestellten Fibrinotherm-Gerätes (s. Kap. 1.1, Abb. 1.1-2), das nicht nur den Magnetrührer enthält, sondern auch eine temperaturgesteuerte Wärmevorrichtung. Damit kann das Fibrinogen nicht nur gut aufgelöst, sondern auch über mehrere Stunden gebrauchsfertig gehalten werden. Gleichmäßigkeit der Bedingungen sehen wir damit am besten gewährleistet, so daß wir generell die Verwendung der lyophilisierten Präparation zusammen mit dem Gerät „Fibrinotherm“ in der Ophthalmologie empfehlen.

Applikation des Fibrinklebers

Bisher war es in der Ophthalmologie erforderlich, das Fibrinogen und die Thrombinlösung nacheinander mit 1 ml-Spritzen zu applizieren (Abb. 9-6). Wegen der benötigten sehr geringen Mengen (1,0 bis 5,0 µl) war die Dosierung ungenau. Die alternierende Applikation erforderte mehrfaches Eingehen in die Vorderkammer. Das für andere Anwendungsbereiche in der Medizin bestimmte Duploject-System (s. Kap. 1.1, Abb. 1.1-3) zur simultanen Applikation beider Kleberkomponenten, das die Firma Immuno mitliefert, arbeitet bei den kleinen Mengen nicht präzise. Es kann durch kleine Verkippung des die beiden Kolben bewegenden Stempels dazu kommen, daß im Moment der Applikation an der Verletzungsstelle nur eine der beiden Kleberkomponenten (entweder nur Fibrinogen oder nur Thrombinlösung) aus der einläufigen Kanüle austritt. Außerdem kann bei kurzen Verzögerungen im Operationsablauf der schon beim Eintritt in den Kanülenhals vermischte Kleber in der Kanüle gerinnen und diese verstopfen.

Deshalb haben wir für die Ophthalmologie ein eigenes Applikationssystem entwickelt. Es besteht aus einem – jetzt kommerziell erhältlichen – Mikroapplikator (Abb. 9-7). In diesen werden die beiden 1 ml-Spritzen mit Thrombinlösung und Fibrinogen eingelegt. Durch Hebeldruck werden die beiden Spritzenkolben gleichmäßig vorgeschoben. Die applizierte Klebermenge kann genau eingestellt werden und zwar in Stufen von 0,5/1,0/1,5/2,0 oder 2,5 Mikroliter. Bei jedem Hebeldruck wird erneut die gleiche Menge abgegeben. Das wird die Anwendung in der Ophthalmochirurgie ganz wesentlich erleichtern. Das Gerät ist dampf- und gassterilisierbar (jedoch nicht im Heißluft-Sterilisator zu ste-

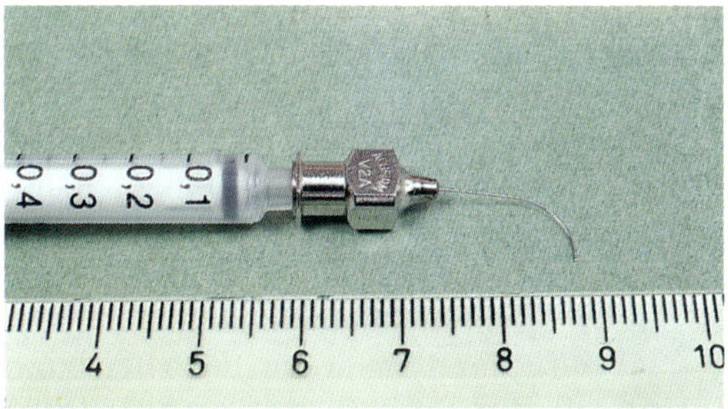

Abb. 9-6

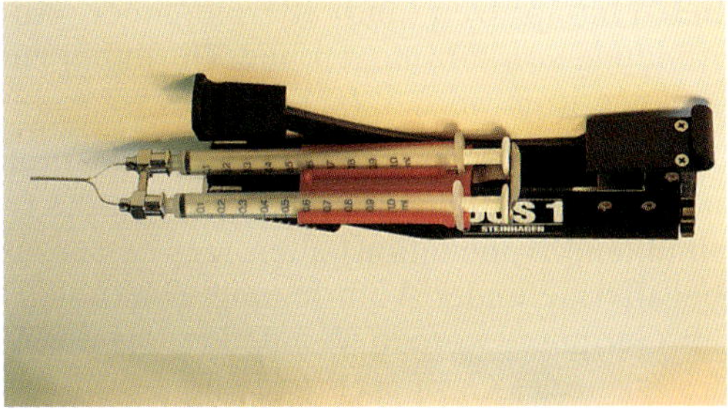

Abb. 9-7

Abb. 9-6 Für die Fibrinogen- und Thrombinapplikation bisher verwendete 1 ml-Spritze mit stumpfer „Luft“-Kanüle (bisher auch schon zur Luftfüllung der Vorderkammer verwendet).

Abb. 9-7 Mikroapplikator für die simultane Applikation und genaue Dosierung von Fibrinogen und Thrombinlösung (Typ DOS 1, Variante für Fibrinklebung, Nr. KMG 1431, Firma Steinhagen-Gerätebau, Rosmarinweg 17, 88662 Überlingen) mit Doppelkanüle (Firma Hermle, Brunnentalstr. 137, 78532 Tuttlingen), die in gerader und in 70° gebogener Ausführung erhältlich ist. Bei jedem Niederdrücken des Hebels wird von beiden Kleberkomponenten die gleiche Menge appliziert. Am Dosierring (am hinteren Ende des Mikroapplikators) wird die Menge (pro Hebeldruck) eingestellt; Stufe 1 = 0,5 µl, Stufe 2 = 1,0 µl, Stufe 3 = 1,5 µl, Stufe 4 = 2,0 µl, Stufe 5 = 2,5 µl.

rilisieren). Dazu entwickelten wir eine spezielle Doppelkanüle mit einer etwas dickeren Kanüle (0,4 mm) für das Fibrinogen und einer dünneren (0,3 mm) für das Thrombin (s. Abb. 9-7). Auch diese ist jetzt kommerziell in gerader und gebogener Ausführung erhältlich. Dank dieser Doppelkanüle werden die beiden Klebersubstanzen erst an der Kanülenspitze zusammengeführt, wodurch es nicht zu einer Gerinnung in der Kanüle kommt (abgesehen von der möglichen Spontangerinnung, die aber wesentlich langsamer einsetzt). Es ist darauf zu achten, daß die Kanüle mit dem größeren Durchmesser (markiert mit „F") stets an die Fibrinogen-Spritze angesetzt wird, die dünnere (markiert mit „T") an die Thrombin-Spritze. Man sollte die Thrombin-Spritze stets zuerst in den Mikroapplikator einlegen, in die dem Hebel nähere Spritzenaufnahme – so werden Verwechslungen vermieden.

Mikroapplikator und Doppelkanülen haben sich bei der experimentellen Prüfung gut bewährt. Ob der einfache Hebelmechanismus auch im klinischen Einsatz eine genügend feinfühlige Handhabung erlaubt, wird sich erst noch zeigen müssen. Sollte der Mikroapplikator wider Erwarten im klinischen Einsatz noch nicht befriedigen, so ist die Versorgung einschlägiger Patienten dennoch nicht gefährdet – es kann jederzeit auf die von uns bisher benutzte Applikationstechnik mit 1 ml-Spritzen und alternierender Anwendung von Fibrinogen und Thrombin zurückgegriffen werden (s. Kap. 9.7.1).

Die Durchmischung beider Komponenten ist bei Verwendung des Mikroapplikators (= simultane Applikation) allerdings besser als bei alternierender Aufbringung; „Vakuolen" im Gerinnsel werden vermieden, die Reißfestigkeit des Gerinnsels ist höher.

9.5.5 Zubereitung und Aufbewahrung des gebrauchsfertigen Fibrinklebers

Die erforderlichen Hinweise zur zweckmäßigen Aufbewahrung und Zubereitung des Fibrinklebers sind im Kap. 1.1 und im Beipackzettel bzw. in der Bedienungsanleitung des Fibrinotherm-Gerätes gegeben und sollen hier deshalb nicht wiederholt werden.

Bei der bisherigen alternierenden Anwendung beider Kleberkomponenten haben wir Thrombin S bevorzugt, d.h. die Thrombinlösung mit der hohen Thrombinkonzentration, um mit einer möglichst kleinen Flüssigkeits- und Calciumchloridmenge auf jeden Fall genügend Thrombin einzubringen. Bei der Arbeit mit dem Mikroapplikator wird es sich evtl. als zweckmäßiger erweisen, Thrombin L zu verwenden. Die Gerinnung läuft dann an der Applikationsstelle, aber auch an der Kanülenspitze etwas langsamer ab. Die Fibrinogenlösung (mit Aprotinin-Zusatz) und die Thrombinlösung müssen unbedingt luftblasenfrei in die 1 ml-Spritzen aufgezogen werden, sonst entstehen Dosierungsprobleme. Zur Vermeidung von Verwechslungen wird die Thrombinlösung stets in die (der Präparatepackung beiliegende) 1 ml-Spritze mit schwarzer Skala aufgezogen, die Fibrinogenlösung in diejenige mit blauer Skala.

Sofern man nicht am gleichen Tag mehrere Fibrinogen-Anwendungen (z. B. zur Klebung von Starschnitt-Wunden) im Operationsprogramm vorgesehen hat, ist die kleinste Fibrinogen-Abpackung mit 0,5 ml zu bevorzugen. Dies ist weit mehr als man für einen Patienten benötigt. Man sollte vom Fibrinogen und vom aufgelösten Thrombin nur jeweils 0,1 ml in die Spritzen aufziehen und die übrigen 0,4 ml beider Lösungen im Fibrinotherm-Gerät lassen, bei eingeschalteter Heizvorrichtung und abgeschaltetem Rührwerk. Dann bleiben sie mehrere Stunden gebrauchsfertig und man kann jederzeit darauf zurückgreifen, wenn die zuerst mit 0,1 ml gefüllten Spritzen aus irgendwelchen Gründen nicht weiterverwendet werden können (z. B. wenn sie durch einen Handhabungsfehler unsteril geworden sind). Der Mikroapplikator sollte erst kurz vor der tatsächlichen Benutzung mit den Spritzen bestückt und die beiden Kleberkomponenten sollten auch erst zu diesem Zeitpunkt in die Spritzen aufgezogen werden, damit die Temperatur bis zur Applikation am Auge möglichst wenig absinkt. Notfalls kann die Operationsschwester die beiden Spritzen noch einige Minuten in der Hand warmhalten. Besser ist es, sie ggf. auf einer heizbaren Platte abzulegen, wie sie zur Warmhaltung von Kochsalzlösungen in Operationssälen üblich ist. Allerdings ist dann darauf zu achten, daß die Temperatursteuerung dieser Warmhalteplatte exakt arbeitet, denn eine Überwärmung des Klebers würde ihn unbrauchbar machen.

Erst wenn der Operateur den Mikroapplikator zur Ausführung der Fibrinklebung verlangt, sollte die Operationsschwester den Hebel für die Kleberapplikation mehrfach betätigen bis sie sicher ist, daß beide Kleberkomponenten an der Kanülenspitze austreten. Dabei sollte die Dosiervorrichtung am hinteren Ende des Mikroapplikators auf Pos. 5 (größte Dosierung = 2,5 Mikroliter) stehen. Vor der Übergabe des Applikators an den Operateur ist dann der Dosierring auf Pos. 1 oder 2 zurückzustellen.

Unmittelbar **nach** Ausführung der mikrochirurgischen Fibrinklebung spült die Operationsschwester beide Kanäle der Doppelkanüle mit Kochsalzlösung durch, um eine Verstopfung durch Spontangerinnung in der Kanüle zu vermeiden. Für eine etwa nötige zweite Applikation des Fibrinklebers ist eine frische, nur mit Luft auf Durchgängigkeit geprüfte Doppelkanüle zu verwenden. Bei Benutzung einer gebrauchten, mit Kochsalzlösung gespülten Doppelkanüle können Unsicherheiten dadurch entstehen, daß man nicht sicher erkennt, ob noch ein Rest der Kochsalzlösung oder schon Fibrinkleber aus der Kanülenöffnung austritt. – Wenn es doch einmal zur Verstopfung einer Kanüle durch Gerinnung im Kanülenlumen gekommen ist, so läßt sich diese durch – ggf. mehrfaches – Behandeln im Ultraschall-Instrumentenbad wieder durchgängig machen.

9.6 Einarbeitung der Operateure in das Verfahren

Jeder mikrochirurgisch geschulte Operateur kann diese Methode der linsenerhaltenden Versorgung von Linsenkapselverletzungen erlernen. Es ist zu empfehlen, sich zunächst in anderen Indikationsbereichen mit der Anwendung des Fibrinklebers vertraut zu machen, so z. B. bei der Fibrinklebung von Bindehaut- oder Starschnittwunden und bei Lidplastiken oder Tränenwegs-Operationen.

Bevor man mit der Fibrinklebung von Linsenkapselverletzungen beginnt, sind Übungen an Schweineaugen sehr anzuraten. Letztere kann man im Schlachthof bekommen. Auch Spenderaugen (nach der Entnahme von Keratoplastikmaterial) sind gut geeignet. Die Verletzungen sollten nicht mit einem ideal scharfen Instrument, sondern z. B. mit einer Kanüle gesetzt werden, deren Spitze leicht beschädigt wurde, um den Bedingungen bei echten Verletzungen möglichst nahe zu kommen. Die Vorderkammer ist ggf. aufzufüllen. Dann bewahrt man die Bulbi für mindestens 2 Stunden im Brutschrank bei 37° C auf (Hornhaut feucht halten). Dadurch hat das Kammerwasser etwas Zeit, auf die Linsenrinde im Verletzungsbereich einzuwirken. Erst unmittelbar vor Ausführung der mikrochirurgischen Versorgung werden die Bulbi aus dem Brutschrank genommen, damit sie während des Klebevorganges möglichst noch annähernd Körpertemperatur haben. Eine Parazenthese wird etwas abseits

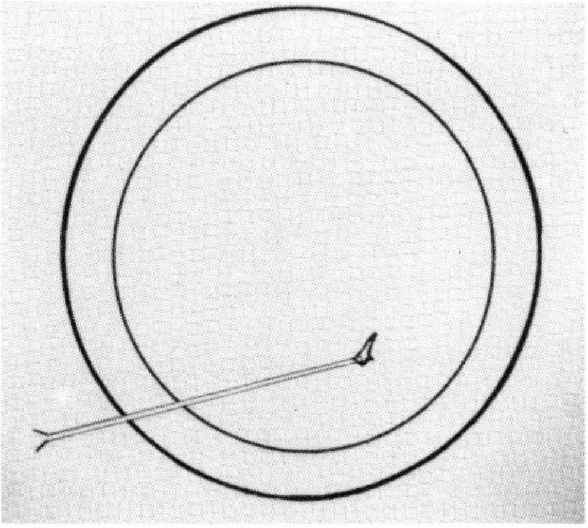

Abb. 9-8 Wahl der Parazenthesestelle in Bezug zur Lage der Linsenkapselverletzung.

der Verletzungsstelle angelegt (Abb. 9-8). Dann werden die gequollenen Linsenrindenanteile mit einer stumpfen, nicht zu dünnen Kanüle abgesaugt. Das weitere Vorgehen entspricht der in den Kap. 9.7.1 bis Kap. 9.7.3 beschriebenen Operationstechnik. Man sollte auch das Verkleben der Parazenthese-Öffnung üben.

Da der Mikroapplikator bisher nur experimentell getestet werden konnte und sich seine klinische Einsatzfähigkeit erst noch erweisen muß, empfehle ich, auch unsere bisherige Applikationstechnik mit 1 ml-Spritzen und alternierender Applikation der beiden Kleberkomponenten zu trainieren (s. Abb.9-6).

Es ist hilfreich, den Bulbus während der Operationsübung möglichst auf 37°C zu halten. Bei wesentlich niedrigeren Temperaturen verläuft der Gerinnnungsvorgang nicht so wie am lebenden Auge, insbesondere bleibt das Gerinnsel lange Zeit glasig, es fehlt die am lebenden Auge rasch einsetzende Graufärbung. Diese läßt erkennen, wie weit die applizierte Fibrinogenmenge reicht. Die Temperierung des Bulbus bei Operationsübungen erreicht man entweder mit einer Infrarotlampe (mit dem Nachteil der Austrocknung der Hornhautoberfläche) oder durch Fixation des Bulbus auf einem Metallblock oder auf einem mit Kochsalzlösung gefüllten kleinen Standzylinder, wobei der Metallblock bzw. der Standzylinder bereits im Brutschrank mit auf die gewünschte Temperatur gebracht wurden.

Ebenso wichtig ist es, den Fibrinkleber und die Thrombinlösung im angewärmten Zustand zu applizieren. Es ist daher die im Kap. 9.5.5 beschriebene Vorgehensweise auch bei den Operationsübungen zu beachten. Neben der Einarbeitung in die Operationstechnik ist es erforderlich, die Kenntnisse über die Kriterien der Indikationsstellung und der Verlaufsbeurteilung zu erwerben bzw. zu vertiefen. Gleichzeitig ist die Fotodokumentation der Befunde und Verläufe vorzubereiten und sicherzustellen (möglichst auch im Bereitschaftsdienst). Um die Einarbeitung in die Operationstechnik und den Umgang mit dem Fibrinkleber zu vervollkommnen, wird eine Teilnahme an Mikrochirurgie-Kursen an der Augenklinik der TU München (rechts der Isar) sehr empfohlen, die einen Kursabschnitt „Fibrinklebung in der Augenheilkunde“ enthalten.

9.7 Operationstechnik

Die Wahl der Anästhesie – Intubation oder lokal – richtet sich nach der Schwere der anderen Verletzungen. Sofern die Hornhautwunde undicht ist und das Kammerwasser abfließt, wird zunächst eine wasserdicht schließende Naht angelegt. Dann erfolgt die Entfernung intraokular eingedrungener Fremdkörper.

Bisher hat es sich uns bewährt, intraokulare magnetische Fremdkörper bei frischen Verletzungen transskleral zu entfernen, wenn deren Lokalisation auf der Sklera mit dem Augenspiegel oder der diaskleralen Durchleuchtung möglich war. Die Netzhaut wurde mit Kryopexie und meist auch mit Plombe versorgt. Auch nach Einführung der Vitrektomie-Techniken setzen wir letztere wegen der damit verbundenen Linsenschädigung zur Fremdkörperentfernung nur ein, wenn die Lokalisation auf der Sklera mit den o.g. Techniken nicht möglich ist, z.B. infolge einer Glaskörpereinblutung. Die Entscheidung für eine Fremdkörperentfernung via Vitrektomie könnte künftig leichter fallen, wenn sich zeigen sollte, daß mit Phasentrennungs-Inhibitoren (Kap. 9.12.3) die vitrektomiebedingte Katarakt-Entwicklung verhindert werden kann. Bei sichtbaren, voraussichtlich magnetischen Fremdkörpern, die im Glaskörper oder auf der Netzhaut liegen (ohne Glaskörpereinblutung) ziehen die meisten Chirurgen eine Extraktion mit externen Magneten via Pars plana einer Vitrektomie vor. Die neueren sehr kleinen, intraokular einzuführenden Magneten gestalten diese Extraktion noch sicherer (*Kuhn* und Mitarb. 1993).

Eine „blinde“ Magnetextraktion kann nicht länger als adäquate Therapie angesehen werden; bei Glaskörpereinblutung ist die Vitrektomie-Technik für die Fremdkörperentfernung trotz der Linsenschädigung zu bevorzugen (*Kuhn* und Mitarb. 1993). Bevor man sich zu einer frühzeitigen Vitrektomie entschließt, muß aber zuverlässig eine Doppelperforation des Bulbus ausgeschlossen sein. Wenn der Fremdkörper die hintere Bulbuswand durchdrungen hat, ist eine frühzeitige Vitrektomie kontraindiziert. Der Erhaltung der Linse kann das zugute kommen. Leider wird die Ultraschall-Lokalisation des Fremdkörpers (*Buschmann* 1989) zur Klärung dieser Frage bisher viel zu selten eingesetzt. Sie besteht aus dem direkten Nachweis des Fremdkörperechos im B-Bild und im A-Bild sowie in der Kombination von Comberg-Lokalisation und Ultraschall-Achsenlängenmessung und ist wesentlich genauer als die Lokalisation mit CT oder MR (letztere ist ohnehin wegen der möglichen Fremdkörper-Lageveränderung nicht angebracht).

Die mikrochirurgische Versorgung der Linsenkapselwunde wurde bisher zuletzt ausgeführt. Dies hatte zwei Gründe. Zum einen zeigte sich, daß während der Versorgung der Linsenkapselwunde vorhandene Rosetten vorübergehend größer wurden oder neue Rosetten entstanden, die dann den Einblick zum Fundus behindern konnten (s. Abb. 9-14 c, 9-21 c, 9-26 b). Dies war besonders bei der „Unterwassertechnik“ und bei der Versorgung von Doppelperforationen der Linse zu beobachten. Wir vermuten, daß der Calcium-Chlorid-Anteil in der Thrombin-Lösung hierfür hauptsächlich verantwortlich ist, doch bedarf das noch der weiteren Klärung.

Zum anderen kam es beider bisherigen Applikation mit 1 ml-Spritzen ohne Dosiergerät gelegentlich zu einem Fibrinogenüberschuß in der Vorderkammer (s. Abb. 9-14, 9-24, 9-25), der zwar in der Folgezeit ohne wesentliche Probleme resorbiert wurde, jedoch den Einblick zum Fundus vorübergehend behinderte.

Bei der künftigen Arbeit mit dem Mikroapplikator und dessen Dosiervorrichtung können beide Probleme sehr wahrscheinlich vermieden bzw. in ihrer Bedeutung reduziert werden. Dann könnte es sich als vorteilhafter erweisen, die Linsenverletzung sofort nach Abdichtung der Hornhautwunde zu versorgen und erst danach die Entfernung intraokular eingedrungener Eisensplitter und die Versorgung der Netzhautwunde vorzunehmen.

Je nach vorliegender Situation wurde schon vor oder erst nach der Versorgung der Hornhautwunde eine Parazenthese angelegt. Dies sollte nicht an der Stelle erfolgen, die der Linsenverletzung am nächsten liegt, sondern etwa 4 Stunden entfernt davon (s. Abb. 9-8). So kommt es nicht zu einer unerwünschten Fibrinbrücke zwischen dem Fibringerinnsel an der Verletzungsstelle und der Parazenthese; auch kann man so vermeiden, beim Einführen der Kanüle die Linsenmitte zu überqueren.

Die gequollenen, geschädigten Linsenrindenanteile müssen abgesaugt werden. Dafür haben sich kurze stumpfe Tränenwegskanülen bewährt. Es genügt nicht, diese Anteile zu belassen und das Wundgebiet lediglich mit Fibrin zu bedecken (s. Abb. 9-21). Sie quellen dann unter der Fibrindecke weiter und sprengen die Kapselwunde wieder auf.

9.7.1 Bisher klinisch verwendete Applikationstechniken bei Verletzungen der vorderen Linsenkapsel

Die bisherige Technik mit 1 ml-Spritzen und alternierender Applikation der beiden Kleberkomponenten wurde bei allen hier beschriebenen Patienten benutzt. Die Vorderkammer wird zur Versorgung von Verletzungen der vorderen Linsenkapsel mit Luft gefüllt, sofern die Verletzung nicht zu weit peripher liegt.

Das Kammerwasser muß möglichst vollständig entfernt werden. Der im Kammerwinkel verbleibende Kammerwasser-Meniskus darf nicht bis an die Verletzungsstelle der Linse heranreichen (Abb. 9-9). Die geschädigten Linsenrindenanteile werden aus dem Bereich der Kapselwunde abgesaugt, wobei man auch hinter dem Kapselniveau liegendes geschädigtes Linsenmaterial absaugen

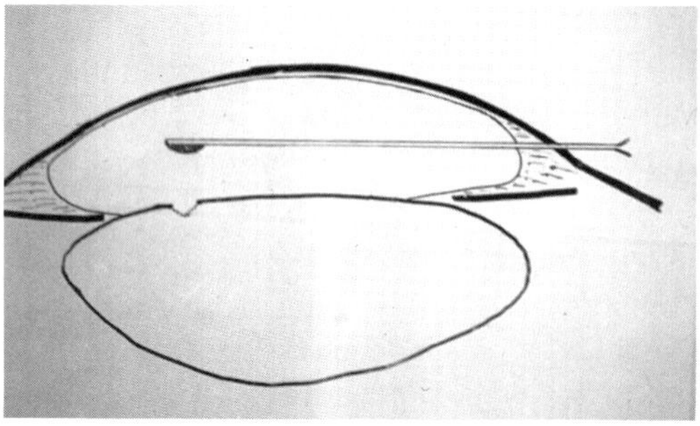

Abb. 9-9

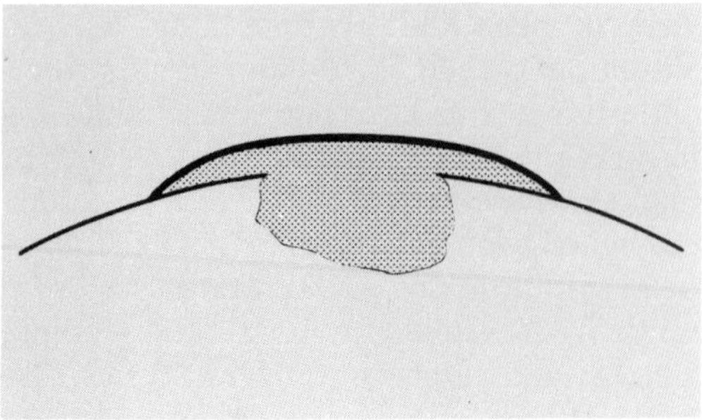

Abb. 9-10

Abb. 9-9 „Luftblasentechnik" bei der Versorgung von Verletzungen der vorderen Linsenkapsel, die nicht zu weit peripher liegen. Am stumpfen Ende der Kanüle, das zunächst in die Mitte der Vorderkammer gehalten wird, ist die Menge des austretenden Fibrinogens gut zu erkennen. Durch Absenken des Kanülenendes auf den vorher von gequollenen Linsenrindenanteilen befreiten Defektbereich wird das Fibrinogen in die Kapselwunde appliziert.

Abb. 9-10 Das Fibrinogen soll den entstandenen Graben in der Linsenrinde füllen und die Kapselwundränder allseits überlappend bedecken.

muß. Es besteht keine Gefahr, dabei gesunde Linsensubstanz mit abzusaugen – diese ist von fester Konsistenz und läßt sich nicht absaugen. Dann wird die Luftfüllung der Vorderkammer ggf. ergänzt. Nun füllt man den hinter dem Kapselniveau entstandenen Graben in der Linsenrinde mit Fibrinogen (Abb. 9-10). Die „Luftblasentechnik" hat den großen Vorteil, daß man das vordere Ende der stumpfen Applikationskanüle in die Mitte der Luftblase halten kann und dort die ausgetretene, als 1/3 Tropfen an der Kanülenunterseite hängende Fibrinogenmenge gut sieht (s. Abb. 9-9). Dazu ist es zweckmäßig, das Operationsmikroskop so einzustellen, daß man nicht senkrecht von oben, sondern etwas schräg auf das Auge blickt. Dann ist der hängende Tropfen besser zu sehen. Durch Anhebung des Spritzenendes wird das Fibrinogen mit der Kanüle in dem Gebiet des Linsenkapseldefektes abgesetzt. Die Kanüle wird sofort so weit zurückgezogen, daß zwischen dem applizierten Fibrinogen und der Kanüle keine Fibrinogen-Brücke mehr besteht. Erscheint die Klebung als vollständig, zieht man die Kanüle ganz heraus.

Danach folgt in gleicher Technik die Applikation einer ebenso geringen Menge von Thrombin S-Lösung. Nun wartet man die Graufärbung ab. Eine genügende Abdeckung der Wunde ist erreicht, wenn der Defekt hinter der Linsenkapsel vollständig mit Fibrinogen ausgefüllt ist und das Fibringerinnsel außerdem auf der Vorderseite der Linsenkapsel allseits etwas über die Kapselränder übergreift (s. Abb. 9-10, 9-16, 9-20). Wenn dies noch nicht überall der Fall ist, folgt eine zweite Fibrinogen-Applikation mit gleicher Technik zur Ergänzung, nachfolgend wird erneut nochmals etwas Thrombin-Lösung vorsichtig aufgetupft. Man wartet dann die dichte Graufärbung des Fibringerinnsels ab, bevor man einen Teil der Luftblase durch BSS® ersetzt.

Bei peripher gelegenen Linsenkapselverletzungen kann diese „Luftblasentechnik" nicht angewendet werden. Wenn der Kammerwassermeniskus am Rande der Luftblase an die Applikationsstelle des Fibrinogens heranreicht, dann breitet sich letzteres beim Auftupfen blitzschnell im gesamten Kammerwinkel aus. Das ist natürlich unerwünscht. Deshalb waren wir gezwungen, in diesen Fällen die „Unterwassertechnik" zu benutzen.

Die Parazenthese wird ebenso angelegt wie vorstehend beschrieben (s. Abb. 9-8). Desgleichen erfolgt die Absaugung der geschädigten Linsenrinde aus dem Verletzungsbereich der Linsenkapsel. Diese Absaugung gelingt mitunter leichter, wenn man die stumpfe Kanüle durch den Schußkanal der

Hornhaut und nicht durch die Parazenthese einführt. Die Vorderkammer wird nicht mit Luft, sondern mit BSS® aufgefüllt. Dann gibt man eine kleine Menge (etwa 0,5 µl) Thrombin S-Calcium-Chlorid-Lösung in die Vorderkammer, wobei das vordere Ende der stumpfen Applikationskanüle fern von der Kapselverletzungsstelle liegt. Bevor man die Kanüle zurückzieht, kann man sie noch ein wenig in der Vorderkammer bewegen, um die Verteilung des Thrombins zu fördern. Die Applikation erfolgt fern der Verletzungsstelle, weil wir beobachteten, daß die Applikation der Thrombin-Calciumchlorid-Lösung direkt auf die Verletzungsstelle den Linsenschaden (Rosettenbildung) zumindest vorübergehend verstärkt, solange die Verletzungsstelle nicht mit Fibrin abgedeckt ist. Es ist bei dieser Technik aber notwendig, das Thrombin zuerst zu applizieren und erst danach Fibrinogen direkt auf der Verletzungstelle aufzubringen, weil nur damit verhindert werden kann, daß sich das Fibrinogen diffus im Kammerwasser verteilt. Im thrombinhaltigen Kammerwasser beginnt nach der Plazierung des Fibrinogens an der Verletzungsstelle sofort am Rande des Fibrinogentröpfchens die Gerinnung, womit die flächenhafte Ausbreitung des Fibrinogens verhindert wird. Man wartet die Graufärbung nun ab. Erfolgt sie sehr langsam, so kann man noch ein wenig Thrombin S-Lösung applizieren (wiederum fern der Verletzungsstelle, um zu vermeiden, daß man dort noch nicht geronnenes Fibrinogen wegspült). Zeigt sich, daß die Ränder des Kapselrisses noch nicht überall ausreichend übergreifend abgedeckt sind, wird eine weitere Fibrinogen-Applikation vorgenommen und ggf. auch nochmals etwas Thrombin S-Lösung appliziert.

9.7.2 Applikationstechnik bei Doppelperforationen der Linse zur Versorgung der hinteren Kapselwunde

Wurde die Linse ganz durchschlagen, so daß auch die hintere Kapsel verletzt ist, muß meist auch die hintere Kapselverletzung versorgt werden. Eine Ausnahme ist nur gegeben, wenn geformter Glaskörper die hintere Kapselwunde tamponiert und dem Kammerwasser den Zutritt verwehrt. In der Regel ist dies nur bei jugendlichen Patienten der Fall und auch nur dann, wenn die hintere Kapselwunde relativ zentral, d.h. innerhalb des Wiegerschen Ligamentes liegt (s. Abb. 9-22). Läßt man die hintere Kapselwunde unversorgt und dichtet nur die vordere Kapselwunde mittels Fibrinklebung ab, so ist die Erfolgsquote bei Doppelperforationen hinsichtlich der Erhaltung einer weitgehend klaren Linse sehr gering (s. Kap. 9.9.2 und Tab. 9-6 a und b).

Es gibt Fälle,bei welchen die posttraumatische Fibrinausschüttung in das Kammerwasser für eine Spontanheilung der vorderen Kapselwunde genügt, die hintere Kapselwunde aber offen bleibt (s. Abb. 9-23; Pat. H., Tab. 9-6 a). Dies liegt u.a. daran, daß – wie auch sonst bei Durchschußverletzungen – die Aussschußöffnung stets größer ist als die Einschußöffnung. Die hintere Kapselwunde ist also größer als die vordere. Bei verheilter vorderer Kapselwunde haben wir versucht, die hintere Kapselwunde auf dem Wege über eine sehr basale Iridektomie und eine an dem Linsenäquator vorbeigeführte Kanüle mit Fibrinogen zu versorgen (Abb. 9-11). Abschließend wurde etwas Thrombin S-Lösung hinter die Iris gegeben. In diesem einen Fall waren wir damit erfolgreich, obwohl bei diesem Zugang eine Absaugung gequollener Linsenrindenanteile aus dem Bereich der hinteren Kapselwunde nicht möglich ist. Bei zwei weiteren Patienten (Pat. K. und R., Tab. 9-6 a)wurde nur ein vorübergehender Erfolg erzielt. Wenn sowohl die vordere, als auch die hintere Linsenkapselwunde einer Abdichtung mittels Fibrinklebung bedurfte, dann hat sich uns die translentale Fibrinogen-Applikation zur hinteren Kapselwunde am besten bewährt (*Buschmann* 1987, 1990, 1993). Hierbei wird zunächst so vorgegangen wie im Kap. 9.7.1 beschrieben. Nach Absaugung der geschädigten Linsenrindenanteile aus dem Bereich der vorderen

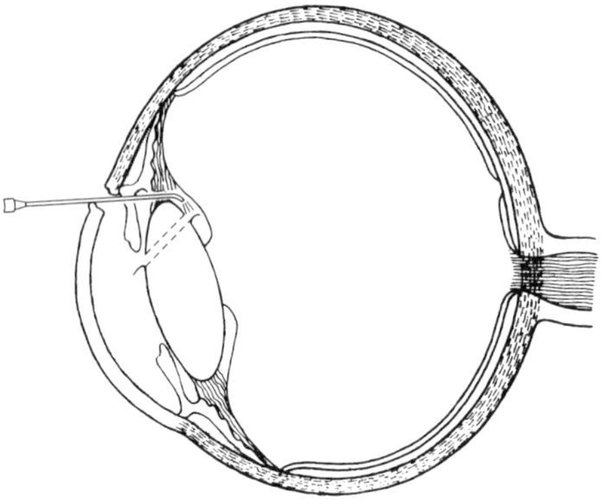

Abb. 9-11

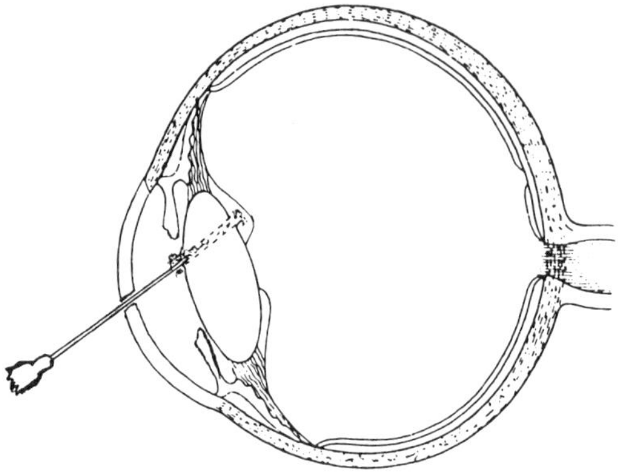

Abb. 9-12

Abb. 9-11 Zunächst verwendete Applikationstechnik zur Versorgung von Wunden der hinteren Linsenkapsel bei Doppelperforation (*Buschmann* 1987). Die stumpfe Kanüle wird durch eine ganz basal angelegte Iridektomie bis in die Zonula neben dem Linsenäquator eingeführt. (Aus *W. Buschmann:* Ophthalmic Surgery 18 (1987), 276–282, mit Genehmigung des Verlages Slack Inc., Thorofare, N.J., USA).

Abb. 9-12 Jetzt zur Versorgung von Doppelperforationen der Linse bevorzugte translentale Fibrinogenapplikation (*Buschmann* 1987). Die Kanüle wird durch den Schußkanal der Hornhaut oder durch die Parazentheseöffnung bis in das Niveau der vorderen Linsenrinde in die vordere Linsenkapselwunde eingeführt. Das Fibrinogen dringt durch den Schußkanal bis zur hinteren Linsenkapselwunde vor, dort soll ein kleiner Überschuß zusammen mit geschädigten Linsenrindenanteilen in den Spalt zwischen Linsenkapsel und Glaskörper austreten. (Aus *W. Buschmann:* Ophthalmic Surgery 18 (1987), 276–282, mit Genehmigung des Verlages Slack Inc., Thorofare, N.J., USA).

Kapselwunde gibt man etwas Thrombin S hinter die Iris, ebenso in die Peripherie der Vorderkammer. Die stumpfe Kanüle mit dem Fibrinogen wird durch den Schußkanal der Hornhaut bis in das Niveau der vorderen Linsenrinde vorgeschoben. Druck auf den Spritzenkolben preßt das Fibrinogen durch den Schußkanal der Linse, bis geschädigte Linsenrindenanteile und etwas Fibrinogen aus der hinteren Kapselwunde in den Raum zwischen Linse und Glaskörpergrenzmembran austreten (Abb. 9-12). Dann zieht man die Kanüle ein wenig zurück und appliziert noch Fibrinogen in den Bereich der vorderen Kapselwunde. Die Graufärbung wird abgewartet und danach entschieden, ob an der vorderen Kapselwunde eine weitere Fibrinogen-Applikation erforderlich ist. Die nach hinten ausgetretenen gequollenen Linsenrindenanteile und die geringe Menge überschüssigen Fibrins werden dort problemlos resorbiert. Die Applikation von Fibrinogen in den Glaskörperraum muß jedoch vermieden werden – die Kontraktion bei der Gerinnung könnte zu Komplikationen führen, ebenso der Proliferations-Anreiz.

Die Vitrektomie-Techniken über einen Pars plana-Zugang waren zu diesem Zeitpunkt noch nicht soweit entwickelt wie heute. Wir befürchteten, beim Eingehen mit einer stumpfen Kanüle durch eine Pars plana-Öffnung verbliebene Glaskörperanteile vor der Nadel herzuschieben und das Fibrinogen letztlich deshalb nicht im Verletzungsbereich direkt auf die Linsenrinde, sondern in diese Glaskörperanteile zu applizieren. Beim Eingehen mit einer scharfen Kanüle wäre diese Gefahr geringer, das Risiko einer zusätzlichen Linsenverletzung aber größer. Mit den heutigen Vitrektomie-Techniken dürfte es besser gelingen, den Glaskörper zwischen Linse und Pars plana-Zugang wirklich vollständig zu entfernen, und dann ist dieser Zugang für die Absaugung der geschädigten Linsenanteile und die Fibrinklebung der hinteren Kapselwunde eventuell geeigneter.

Bei größeren Kapselwunden an der Linsenrückfläche sieht man mitunter, daß am Ende der Operation der Kapsellappen noch etwas absteht oder sogar ein wenig aufgerollt ist. Zu unserem Erstaunen sahen wir, daß sich solche Kapsellappen mit fortschreitender Resorption der geschädigten Linsenrindenanteile und des überschüssigen Fibrinogens im Zuge der Kontraktion des Fibringerinnsels perfekt anlegten und die Wunden verheilten. Doppelperforationen sind also kein Grund, eine verletzte Linse von vornherein aufzugeben (s. Kap. 9.9.2). Daß Perforationen auch an der hinteren Linsenkapsel dauerhaft und wasserdicht verheilen können, ist im übrigen schon bei *Duke-Elder* (1972) in seiner zusammenfassenden Übersicht beschrieben. Wie dieser Heilungsvorgang im einzelnen abläuft, bedarf jedoch noch weiterer Klärung. An der vorderen Linsenkapsel wächst Linsenepithel aus der Umgebung der Kapselwunde durch Nachschub vom Äquator her über die Wundfläche und bildet dort im Laufe der folgenden Wochen und Monaten neues Linsenkapselmaterial. An der hinteren Kapsel fehlt jedoch das Linsenepithel. Daß es dennoch zur Heilung kommt, ist deshalb schwer zu erklären, aber unbestreitbar dokumentiert (s. Abb. 9-3, 9-22 bis 9.-25).

9.7.3 Applikation mit Mikroapplikator und Doppelkanülen

Der klinische Einsatz des Mikroapplikators und der zugehörigen Doppelkanülen (s. Abb. 9-7) wird die Applikation bei der Operation sehr vereinfachen. Zum einen kann die Menge, die pro Hebeldruck appliziert werden soll, vorher genau eingestellt werden und zum anderen wird nun die **simultane** Applikation beider Kleberkomponenten möglich. Damit können diese gezielt und ausschließlich im Bereich der Verletzungsstelle appliziert werden. Die bessere Durchmischung beider Komponenten bei simultaner Applikation führt zu höherer Reißfestigkeit des Gerinnsels (*Redl* und *Schlag* 1986).

Man wird mit der Doppelkanüle am besten über den Schußkanal in der Hornhaut eingehen, wenn dessen Abmessung es erlaubt. Das gilt sowohl für die Versorgung vorderer Verletzungen (nach Absaugung der gequollenen Linsenrindenreste) als auch bei der Versorgung von Doppelperforationen: Bei in den mittleren 2/3 der Linsenvorderfläche liegenden Kapselwunden würde ich weiterhin die Luftfüllung der Vorderkammer bevorzugen, bei den übrigen die Füllung der Vorderkammer mit BSS® (zu Hyaluronsäure siehe Kap. 9.12.2). Die vorherige Applikation von Thrombin S in die Peripherie der Vorderkammer bzw. (bei Doppelperforationen) hinter die Iris entfällt. Es ist noch offen, ob sich beim klinischen Einsatz des Mikroapplikators die Benutzung der höher konzentrierten Thrombin-Calcium-Chloridlösung (Thrombin S) oder der schwächeren Thrombin-Lösung (Thrombin L) besser bewähren wird. Ebenso ist noch zu klären, ob bei Doppelperforationen besser (wie bisher) nur das Fibrinogen oder beide Kleberkomponenten translental appliziert werden sollten.

9.7.4 Fibrinüberschuß und Fibrinabbau

Bei der bisherigen Applikationstechnik mit 1 ml-Spritzen (ohne Mikroapplikator) war es nicht leicht, die applizierte Menge korrekt zu begrenzen. Bei der vorausgehend beschriebenen „Luftblasentechnik" (s. Kap. 9.7.1) gelang dies recht gut. Mußte jedoch wegen peripherer Lage der Linsenverletzung (s. Abb. 9-14, 9-24, 9-25) mit wassergefüllter Vorderkammer gearbeitet werden (Kammerwasser oder BSS®), war der wasserklare Fibrinkleber auf der Linsenvorderfläche nur in Form zarter Schlieren zu erkennen. Erst mit Einsetzen der Gerinnung kam es zur leichten Graufärbung. Erst dann war leicht zu sehen, wo noch weiterer Fibrinkleber appliziert werden mußte oder bereits ein Überschuß vorhanden war. Glücklicherweise zeigte sich, daß überschüssiges Fibrin im Laufe weniger Tage problemlos und ohne Auftreten von Entzündungszeichen resorbiert wurde (s. Abb. 9-14, 9-24, 9-25). Lediglich dort, wo das Fibrinogen mit der Linsenrinde in direkten Kontakt gekommen war (also im Bereich der Kapselwunde) verblieb eine feste graue Membran. Es ist bisher nicht bekannt, worauf es zurückzuführen ist, daß das Fibrin dort nicht resorbiert wird.

Artefizielle Verklebungen von Teilen des Pupillarsaumes mit der Linsenvorderfläche lassen sich – vor allem bei peripherer Lage der Kapselverletzung – nicht immer vermeiden. Es zeigte sich, daß diese iatrogenen hinteren Synechien innerhalb der ersten postoperativen Tage verschwanden, *sofern man nicht versucht hatte, sie am Ende der Operation mechanisch zu lösen.* Synechien bleiben nur dort bestehen, wo die Iris mechanisch geschädigt wurde. Falls es zu einer ringförmigen Verklebung des Pupillarsaumes mit der Linsenkapsel gekommen war (Seclusio pupillae), genügte eine periphere Iridektomie, um ein Sekundärglaukom zu verhindern oder zu beheben (s. Kap. 9.10). Auch eine solche Seclusio löst sich in den folgenden Tagen unter Weiterführung der ohnehin notwendigen Zykloplegie und Mydriasis. – Eine Fibrinogen-Applikation in den Glaskörperraum ist nicht vorgekommen; diese sollte unbedingt vermieden werden, da durch Kontraktion des Gerinnsels und durch Proliferationsanregung eventuell schwere Komplikationen entstehen könnten.

Körner und *Böhnke* (1982), *Steinkamp* und Mitarb. (1994) sowie *Schilling* und Mitarb. (1994) haben rt-PA in die Vorderkammer (18 Augen) und in den Glaskörperraum (2 Augen) appliziert, um schwere Fibrinbildungen nach filtrierenden Glaukom-Operationen, Katarakt-Operationen, Vitrektomien, Keratoplastiken oder Traumen zu beseitigen. 6 µg bis 12 µg erwiesen sich als ausreichend für eine rasche, komplette Fibrinolyse, die jedoch zur Vermeidung von Nachblutungen und erneuten Fibrinbildungen nicht vor dem dritten postoperativen Tag injiziert werden sollten. Intraokulare toxische Nebenwirkungen wurden bisher nicht beobachtet. Meist war die Fibrinolyse schon innerhalb 2 Stunden vollständig. Im Glaskörperraum war die Fibrinolyse jedoch nur wenige Tage wirksam und es folgte eine erneute Fibrinausschüttung. Mit einer retinotoxischen Wirkung muß bei Applikation in den Glaskörperraum gerechnet werden. *Vannas* (1953) konnte durch äußerliche Heparin-Anwendung die Entwicklung von Fibringerinnseln in der Vorderkammer verhindern und bereits vorhandenes Fibrin zum Verschwinden bringen.

Die Passage von Heparinmolekülen durch die Hornhaut haben *Levi-Minzi* und *Zavarise* (1971) bewiesen. *Schmut* und *Hofmann* (1979) wiesen den Kofaktor Antithrombin III im Kammerwasser nach.

Bei unseren Patienten haben wir rt-PA oder Heparin bisher nicht gebraucht. Dem applizierten Fibrinogen ist zwar zur Verhinderung eines zu raschen Abbaues Aprotinin beigefügt und die Untersuchungen von *Stemberger* (*Buschmann, Stemberger* und Mitarb., siehe Kap. 4.2) ergaben, daß keine fibrinolytische (proteolytische) Aktivität des (primären) Kammerwassers nachweisbar ist, im Gegensatz zur Tränenflüssigkeit. Dennoch wird ein iatrogen erzeugter Fribrinüberschuß in der Vorderkammer abgebaut. Wahrscheinlich weist sekundäres Kammerwasser doch eine (geringe) fibrinolytische Aktivität auf. *Pandolfi* (1969) konnte zeigen, daß auch Endothelzellen der Kornea (insbesondere geschädigte) fibrinolytische Aktivität (Plasminogen-Aktivator) freisetzen. *Tabatabay* und Mitarb. (1992) wiesen eine relativ hohe Konzentration von u-Plasminogen-Aktivator im Kammerwasser nach.

Bei größeren Fibrinmengen kann ein Druckanstieg zustande kommen (s. Kap. 9.10). Dieser ist durch die Gabe von Betablockern oder Diamox leicht zu regulieren. In wenigen Tagen liegt der Augeninnendruck auch ohne drucksenkende Medikation wieder im Normbereich. Allerdings führt diese drucksenkende Medikation wegen der Reduktion der Kammerwasserproduktion auch zu einer Verlangsamung des Fibrinabbaues. Bei vorhandenem Fibrinüberschuß sollte man daher abwägen, ob bei nur gering erhöhten Augeninnendruckwerten eine drucksenkende Medikation wirklich zweckmäßig ist. Andererseits läßt sich diese Hemmung des Fibrinabbaues durch Verminderung der Kammerwaserproduktion evtl. ausnutzen, um bei etwas knapp ausgefallener Fibrinapplikation die Resorption zu verzögern. Klinisch erprobt haben wir das jedoch noch nicht.

9.8 Nachbeobachtung und Nachbehandlung

Die Kriterien, die zur Verlaufsbeurteilung zu beachten sind, wurden in Tab. 9-4 zusammengefaßt. Nach Fibrinklebungen von Linsenkapselwunden erwies sich eine Nachbehandlung mit Aprotinin-Augentropfen (s. Kap. 4.2) nicht als erforderlich – der einmalige Zusatz bei der Auflösung des Fibrinogenpulvers genügt, da das Kammerwasser nur eine sehr geringe fibrinolytische Aktivität aufweist (*Buschmann, Stemberger, Blümel* und *Leydhecker* 1984).

9.8.1 Zykloplegie, Linsenastigmatismus, Refraktion und Visus

Die Zykloplegie muß noch monatelang weitergeführt werden, je nach Befund (s. Kap. 9.8.2 und 9.8.3) mindestens 3–6 Monate. Ab etwa der dritten oder vierten Woche genügt jedoch eine nicht ganz komplette Zykloplegie. Mit diesem Regime konnten wir erreichen, daß sich später in allen Fällen ein normales Pupillenspiel (soweit nicht verletzungsbedingt eingeschränkt) und eine normale Akkommodationsbreite wieder herstellten. Die notwendige Dauer der Zykloplegie haben wir anfangs unterschätzt (s. auch Kap. 9.9.2). Die Abb. 9-25 zeigt einen Verlauf bei einem 21jährigen Maurer (Z. n. intraokularem Stahlsplitter). Die Doppelperforation der Linse haben wir nach Entfernung gequollener Linsenrindenanteile mit translentaler Fibrinogenapplikation verschlossen. Danach zunächst guter Verlauf mit fortschreitender Rückbildung der ausgedehnten Rosette und Wiederanstieg des Visus auf 0,7. Nach 6 Wochen wollte er seine Arbeit als Maurer wieder aufnehmen, und wir setzten deshalb das Atropin ab. In den folgenden Wochen zeigte sich, daß die Kapselnarbe den Belastungen durch die Akkommodationsbewegungen noch nicht gewachsen war und erneut aufbrach. Eine Zunahme der Rosettengröße und der Größe der randständigen Vakuolen der Rosette, Zunahme des Linsenastigmatismus und gelegentliches Auftreten feiner grauer Flöckchen (aus dem Wunddefekt ausgetretene Linsenrindenanteile) im gonioskopischen Bild kennzeichneten diesen Verlauf. Die trichterförmige Einziehung der Kapselnarbe verstärkte sich (s. Abb. 9-25 d bis f). Eine erneute Fibrinklebung war erforderlich. Danach wendet sich der Verlauf wieder zum Besseren. Die Rosette bildete sich erneut zurück – allerdings nicht mehr vollständig. Diese Rosettenreste haben zur Folge, daß der Visus bei 0,4 stagniert.

Dieser Befund ist nunmehr seit 11 Jahren unverändert. – *Schirmer* (1989) hat schon vor mehr als 100 Jahren in seiner Habilitationsschrift nachgewiesen, daß die Neubildung von Kapselmaterial im Bereich von Kapselnarben 1/4 Jahr benötigt.

Die Refraktionsbestimmung muß im postoperativen Verlauf mehrfach wiederholt werden. Dies dient nicht nur einer verläßlichen Prüfung des Visusverlaufes, sondern auch einer Kontrolle des Heilungsprozesses an der Linse. Mit den vor dem Unfall oder vor der Zykloplegie ermittelten Brechkraftwerten ergibt sich evtl. postoperativ ein herabgesetzter Visus allein dadurch, daß zusätzlich eine bisher nicht bekannte latente Hyperopie vorliegt, nach deren Korrektur bessere Visuswerte erreicht werden. Zusätzlich kann aber – insbesondere bei größeren Linsenverletzungen, die erst viele Stunden nach dem Unfall versorgt werden konnten – infolge der notwendigen Absaugung von relativ viel geschädigter Linsenrinde ein Linsenastigmatismus entstehen. Dieser erreichte bei dem oben beschriebenen Patienten vorübergehend 6 Dioptrien (s. Abb. 9-25). Nur bei entsprechender Korrektur mit jeweils neu bestimmten zylindrischen Gläsern ist in einem solchen Fall eine brauchbare Beurteilung des Visusverlaufes möglich. Dieser Linsenastigmatismus bleibt nicht konstant. In den ersten postoperativen 1–2 Wochen kann er durch Schrumpfung der Kapselnarbe noch etwas zunehmen. Spätestens dann aber sollte er durch Neubildung von Linsensubstanz im Verlauf der folgenden Wochen und Monate wieder abnehmen. Wird eine Zunahme festgestellt, so muß man befürchten, daß noch eine Undichtigkeit der Kapselwunde besteht bzw. eine solche wieder eingetreten ist. Meist zeigen sich dabei auch an den Rosetten und Vakuolen Anzeichen eines ungünstigen Verlaufes (s. Kap. 9.8.2). Beweisend für eine Undichtigkeit der Kapselnarbe sind kleine graue Flöckchen von Linsenrinde, die man im Kammerwasser findet (s. Abb. 9.25 d). Dazu sind mehrfache Untersuchungen in kurzen Abständen erforderlich, da diese Flöckchen recht rasch resorbiert werden. In der frühen postoperativen Periode ist der Nachweis schwierig, weil es sich noch um Flöckchen überschüssigen Fibrins handeln kann. Außerdem ist dann eine Kontaktglas-Untersuchung noch nicht möglich, weil die Hornhaut- oder Sklerawunde noch nicht fest verheilt ist.

Der zweite kritische Zeitpunkt ist nach Absetzen der Zykloplegie gegeben. Jetzt muß sich erweisen, ob die Kapselnarbe den Akkommodationsbelastungen standhält (s. Kap. 9.8.3). Insbesondere nach größeren Linsenkapselverletzungen sollte zu diesem Zeitpunkt noch einmal in kürzeren Zeitabständen (mindestens 2x wöchentlich) nachuntersucht werden, um auftretende Narbeninsuffizienzen rechtzeitig zu erkennen. Dafür verwendet man das Dreispiegel-Kontaktglas und eine Pupillenerweiterung mit kurzzeitig wirkenden Mydriatika. Verläuft die Visusentwicklung unbefriedigend, so muß man sich hüten, diese vorschnell allein auf noch verbliebene Rosettenreste oder Narben in der Linse zurückzuführen. Wir haben es erlebt, daß einem Patienten mit exzentrisch liegender Kapselnarbe und sonst klarer Linse (s. Abb. 9-23) wegen eines auf 0,1 herabgesetzten Visus eine „Katarakt"-Operation empfohlen wurde. Dabei hatte der Untersucher übersehen, daß es beidem Unfall auch zu einem Kontusionstrauma der Makularegion, daraus hervorgegangener zentraler Netzhautatrophie und partieller Optikusatrophie gekommen war. Infolge der fehlerhaften Begutachtung sollte der Patient im Hinblick auf seine Unfallrente sogar zur Duldung der Katarakt-Operation gezwungen werden, was wir durch ein entsprechendes Gegengutachten noch verhindern konnten. – Grundsätzlich muß daran erinnert werden, daß Narben in der vorderen Linsenkapsel aufgrund ihres Abstandes zum Knotenpunkt des Auges den Patienten selbst bei relativ zentraler Lage weit weniger stören als den Augenarzt (s. Abb. 9-15 bis 9-21, Tab. 9-5 a). Narben an der hinteren Kapsel stören optisch den Patienten weit mehr und beeinträchtigen den Visus stärker, falls sie nahe am hinteren Linsenpol liegen. Dennoch ist es erstaunlich, wie gut die Visuswerte auch bei einer zentral liegenden umschriebenen Narbe am hinteren Pol sein können (s. Abb. 9-22).

9.8.2 Rosetten, Vakuolen, Kapselfalten und Elschnigsche Perlen

Nach wasserdichtem Verschluß der Kapselwunden bilden sich die Rosetten und die äquatorialen oder wundnahen Vakuolen bemerkenswert rasch zurück (s. Abb. 9-22 bis 9-27). Bei einem günstigen Verlauf sieht man sehr bald, daß die Vakuolen an den Ausläufern der Rosetten kleinblasig (manchmal „pulverisiert") werden (s. Abb. 9-25, 9-26), ebenso die äquatorialen Vakuolen, deren Zahl gleichfalls zurückgeht (s. Abb. 9-26). Doch zunächst kommt es mitunter – insbesondere bei Doppelperforationen – während der mikrochirurgischen Säuberung und der Fibrinklebung zu einer Zunahme oder zur Neuentstehung von Rosetten und Vakuolen (s. Abb. 9-14, 9-21, 9-26, 9-27). Ob dies bei der jetzt möglich gewordenen simultanen Applikation beider Kleberkomponenten mit dem Mikroapplikator vermieden werden kann, muß sich erst noch zeigen. Es ist außerdem denkbar – aber noch nicht erprobt –, daß mit osmotisch wirksamen Substanzen oder Phasentrennungs-Inhibitoren die vorübergehende Vergrößerung der Rosetten verhindert oder ihre Rückbildung beschleunigt werden kann (s. Kap. 9.12.2 und 9.10.3).

Kapselfalten entstehen durch Schrumpfung des Fibringerinnsels vor allem, wenn bei einer relativ großen Kapselwunde der mikrochirurgische Verschluß erst viele Stunden oder sogar Tage nach dem Unfall erfolgte, und deshalb oder wegen einer großen Kapselverletzung eine größere Menge geschädigter Linsenrindensubstanz abgesaugt werden mußte (s. Abb. 9-14, 9-15, 9-21). Der Defekt wird mit dem Fibrinkleber aufgefüllt. Normalerweise glätten sich die entstandenen Kapselfalten im Laufe der postoperativen Wochen durch Neubildung von Linsensubstanz (s. Abb. 9-21 d). Dabei kann es jedoch jederzeit zu erneuten Einrissen zwischen der schrumpfenden Kapselnarbe und den Kapselwundrändern kommen. An der Spaltlampe ist dies deutlich zu erkennen (s. Abb. 9-21 b). Glücklicherweise verläuft diese Lösung von Teilen des Kapselrandes oft so langsam, daß das Linsenepithel mitwachsen kann und die Defektstelle bedeckt hält (s. Abb. 9-5). Jedoch dauert es erneut 2–3 Monate (je nach Größe der Defektstelle), bis in diesem Bereich Kapselmaterial in normaler Stärke neu gebildet ist und die normale Festigkeit erreicht hat. Beim Auftreten einer solchen Dehnungsstelle am Rande einer Kapselnarbe ist deswegen erneut eine Zykloplegie für längere Zeit erforderlich, bis die Schrumpfung des Defektbereiches die Konsolidierung beweist (s. Abb. 9-5, Tab. 9-8). Wenn das Linsenepithel den Defektbereich nicht genügend gegen das Eindringen von Kammerwasser abdecken kann, so kommt es erneut zur Quellung von Linsenrinde, der Defektbereich wölbt sich vor und dann ist eine erneute Fibrinklebung erforderlich (mit Absaugung der gequollenen Linsenrindenanteile), um die Linse zu erhalten (s. Abb. 9-21). Es empfiehlt sich also, die Beendigung der inkompletten Zykloplegie etwas hinauszuzögern, wenn noch große Kapselfalten am Rande der Narbe vorhanden sind. Auf jeden Fall muß nach Absetzen des Atropins zunächst wieder in kurzen Zeitabständen – mindestens 2x wöchentlich – nachuntersucht werden.

Elschnigsche Perlen am Rande der Kapselwunden (s. Abb. 9-4, 9-17, 9-18), sind Ausdruck einer Wundheilungsstörung. Die Linsenepithelien haben hier unseres Erachtens beim Überwachsen der Defektstelle nicht den paßgenauen Anschluß aneinander gefunden. Nach *Naumann* (1980) handelt es sich um von Linsenepithel am Wundrand gebildete abortive Linsenfasern. Manchmal fallen diese „Perlen“ plötzlich ab und die Wunde darunter ist glatt verheilt. Solange sie jedoch vorhanden sind, muß man davon ausgehen, daß sich darunter noch eine – winzig kleine – Öffnung in der Kapselnarbe befinden kann. Bestehen sie auch gegen Ende der Zykloplegie-Nachbehandlung noch, so können sie beim Wiederbeginn des normalen Pupillenspiels durch den Pupillarsaum von der Linse abgestreift werden. Erhöhte Aufmerksamkeit und kurzfristige Kontrollen (mit kurzzeitiger Pupillenerweiterung) sind dann nötig bis Gewißheit besteht, daß kein offener Defekt mehr vorliegt.

9.8.3 Nachuntersuchungsintervalle

In den Kapiteln 9.5.2 und 9.5.4 wurde darauf hingewiesen, daß die sofortige Fibrinklebung der Linsenkapselwunde nicht in allen Fällen zweckmäßig ist. Wenn bei der Erstuntersuchung des unfallverletzten Patienten noch unklar ist, ob evtl. eine Spontanheilung zustande kommt, da posttraumatisch eine reichliche Fibrinausschüttung in das Kammerwasser erfolgte, so sollte in zwei- bis dreistündigen Abständen an der Spaltlampe nachuntersucht werden. Nötigenfalls kann diese Nachuntersuchung auch mit der Handspaltlampe am Bett des Patienten erfolgen. Es muß geklärt werden, ob Rosetten unter der vorderen oder hinteren Linsenkapsel neu entstanden sind oder vorhandene sich im Sinne eines günstigen oder ungünstigen Verlaufes verändert haben (s. Kap. 9.8.2 und Abb. 9-22 bis 9.27). Dasselbe gilt für subkapsuläre Vakuolen in der Umgebung der Kapselwunde und im Äquatorbereich der Linse, den man bei starker Blickwendung zur Seite bzw. nach oben und unten bei erweiterter Pupille beurteilen kann (s. Abb. 9-26). Bei enggestelltem Spalt ist zu prüfen, ob die membranöse Bedeckung der Kapselwunde –

die in der Regel zunächst etwas vorgewölbt ist – sich allmählich dem Kapselniveau annähert oder eine zunehmende Prominenz zeigt (s. Abb. 9-4, 9-14, 9-16). Man achtet darauf, ob die Kapselnarbe schrumpft und die Kapselwundränder sich zusehends adaptieren oder ob die Fläche der grauen Membran eher zunimmt und die Kapselränder weiter auseinanderklaffen (s. Abb. 9-14, 9-16, 9-21, 9-35). Die Nachuntersuchungen sollten möglichst vom gleichen Untersucher vorgenommen werden; wesentliche Veränderungen des Linsenbefundes sind, wenn irgend möglich, fotografisch im Auflicht und im regredienten Licht (ggf. auch anhand von Skizzen) zu dokumentieren (s. Kap. 9.5.1). Die Zeitintervalle zu den weiteren Nachuntersuchungen, die nötigenfalls auch in der Nacht vorgenommen werden müssen, hängen von der Progredienz und der Richtung beobachteter Veränderungen ab. Als Minimum ist in den folgenden Tagen eine zwei- bis dreimal tägliche Spaltlampenuntersuchung der verletzten Linse anzusehen.

In der gleichen Weise ist der Verlauf nach Fibrinklebung einer Linsenkapselwunde zu kontrollieren. Nur so kann sichergestellt werden, daß bei Heilungsstörungen bzw. bei Insuffizienz einer Spontanheilung rechtzeitig (evtl. erneut) mit einer Fibrinklebung eingegriffen werden kann (s. Abb. 9-14, 9-17, 9-21, 9-25). Mit zunehmender Schrumpfung der Kapselnarbe, Adaptation derselben an das Kapselniveau und Regression von Rosetten und Vakuolen können die Kontrollintervalle verlängert werden. Erweist sich auch im regredienten Licht die Narbe als optisch dicht, und fehlen Kapselfalten, so kommt es nur noch relativ selten zur Ablösung von Kapselwundrand-Anteilen von der Kapselnarbe und dünnen, nur mit Linsenepithel gedeckten Anteilen des Wundgebietes. Schon nach zwei Wochen genügen dann Nachuntersuchungen in wöchentlichen Abständen.

Bestehen dagegen noch Zweifel an der Festigkeit der Narbe wegen stärkerer Kapselfalten (s. Abb. 9-21, 9-34), im regredienten Licht dünn erscheinender Anteile der Kapselnarbe (s. Abb. 9-5), leichter Prominenz der die Wunde bedeckenden Fibrinmembran (s. Abb. 9-14, 9-16), unsicherer Rückbildungstendenz von Rosetten und Vakuolen (s. Abb. 9-26, 9-28) oder Elschnigscher Perlen (s. Abb. 9-17, 9-18, 9-21), so muß man den Befund in ein- bis zweitägigen Abständen kontrollieren und durch Fotos und Skizzen so dokumentieren, daß Veränderungen rechtzeitig und zuverlässig erkannt werden können. Ein Wechsel des nachuntersuchenden Arztes ist – wenn irgend möglich – zu vermeiden. Wird die inkomplette Zykloplegie beendet und setzen damit die Akkommodationsbewegungen wieder ein, so erhöht sich das Risiko von Komplikationen im Heilungsverlauf in den nachfolgenden Tagen und Wochen. Je nach Befund und Ausmaß der Linsenverletzung sollte deshalb in dieser Zeit das Nachuntersuchungsintervall vom wöchentlichen Abstand noch einmal vorübergehend auf zweimal wöchentlich verkürzt werden, um Störungen im Heilungsverlauf rechtzeitig zu erkennen. Die durch die Zykloplegiedauer und die Nachuntersuchungsintervalle gegebenen Beeinträchtigungen hinsichtlich der Berufs- und Verkehrstauglichkeit des Patienten müssen inkauf genommen werden. Dies ist angesichts der Auswirkungen einer einseitigen Pseudophakie oder Aphakie auf das gesamte künftige Berufsleben im Vergleich mit der Erhaltung einer funktionsfähigen Linse auch unter wirtschaftlichen Aspekten gerechtfertigt.

Zeigt sich im Verlauf der 4–6 Wochen nach dem Absetzen des Atropins ein weiterhin ungestörter Heilungsverlauf, so können die Kontrollintervalle allmählich auf monatliche Abstände verlängert werden. Bei kleinen Kapselwunden und komplikationslosem, raschen Heilungsverlauf kann die Behandlung 8 Monate nach dem Unfall bzw. nach der Versorgung der Linsenkapselwunde bezüglich der Linsenverletzung als abgeschlossen angesehen werden, bei komplizierteren Verläufen bzw. bei größeren Linsenverletzungen dagegen erst ein Jahr nach dem letzten chirurgischen Eingriff bzw. nach dem Absetzen der therapeutischen Zykloplegie.

9.9 Ergebnisse mit der bisherigen Technik

Ergebnisse, die unter Verwendung des Mikroapplikators erzielt wurden, liegen noch nicht vor. Alle nachfolgend beschriebenen Verläufe und Ergebnisse wurden mit den bisher verwendeten, in den Kap. 9.7.1 und 9.7.2 beschriebenen Techniken (alternierende Applikation der beiden Kleberkomponenten, keine automatische Dosisbegrenzung) erzielt. Die Patienten erhielten postoperativ Atropin oder Homatropin sowie Phakolen®. Ob letzteres Einfluß auf den Heilungsverlauf hatte, kann noch nicht sicher gesagt werden (Zweifel überwiegen). Eine abschließende Auswertung der Operationsergebnisse – einschließlich genügend langer Nachbeobachtungszeiträume – kann nachfolgend für die erste, in den Jahren 1982–84 behandelte konsekutive Serie von mit Fibrinklebung versorgten Verletzungen wiedergegeben werden. Dieser Ergebnisbericht enthält alle in noch fehlender Erfahrung begründeten anfänglichen Unzulänglichkeiten in Indikationsstellung, Operationstechnik und Nachbehandlung. Eine entsprechend zuverlässige Auswertung der in den Jahren 1985–87 mit dieser Methode operierten Patienten kann – abgesehen von Einzelfällen – leider noch nicht vorgelegt werden (s. Kap. 9.9.3).

9.9.1 Verläufe und Ergebnisse nach operativem Verschluß vorderer Linsenkapselwunden

Die von uns in der ersten Serie operierten Patienten sind in Tabelle 9-5 a und b zusammengefaßt. Keiner der erfolgreich versorgten Patienten mit einer Verletzung der vorderen Linsenkapsel konnte vor Ablauf von 5 Stunden nach dem Unfall versorgt werden, die meisten wesentlich später (Tab. 9-5 a). Anfänglich glaubten wir, daß wir deshalb mit dem Verschluß der Kapselwunde viel zu spät kämen, doch zeigen die Ergebnisse (Abb. 9-13 bis 9-21, Tab. 9-5 a), daß dem nicht so ist (s. auch Kap. 9.5.2 und 9.5.4). Daß die Erfolgschancen dennoch mit zunehmenden Zeitabstand zwischen Unfall und Verschluß der Kapselwunde abnehmen, verwundert nicht und zeigt sich in der Gruppe der Patienten, bei welchen uns die Rettung der verletzten Linse nicht gelang (Tab. 9-5 b). Hier lag der kürzeste Abstand zwischen Unfall und operativen Verschluß der Kapselwunde bei 7 Tagen! Faktoren, die das Operationsergebnis im Einzelfall wahrscheinlich wesentlich mit beeinflußt haben, sind in der Tabelle angegeben. Eine 2. Fibrinklebung wurde vorwiegend bei Patienten erforderlich, deren Kapselwunden erst 1–2 Wochen nach dem Unfall versorgt werden konnten (s. Tab. 9-5 a, b; Abb. 9-14, 9-17, 9-21, 9-34). Daß eine Heilung auch noch nach großen Zeitintervallen zwischen Unfall und Verschluß der Kapselwunde in manchen Fällen erzielt werden kann, ist auf eine anfängliche, sich erst im späteren Verlauf als insuffizient erweisende Spontanheilungstendenz zurückzuführen (s. Kap. 9.5.3, Tab. 9-5 a und 9-6 a sowie Abb. 9-14, 9-16, 9-17, 9-23, 9-28). Auch sehr große Verletzungen der vorderen Linsenkapsel (s. Abb. 9-14, 9-15, 9-16, 9-21) können zur Heilung gebracht werden, und zwar mit erstaunlich gutem Visusergebnis. Bei einem Patienten (M., 59 J., Tab. 9-5 a) kam es zwar nicht zu einer fortschreitenden Trübung der gesamten Linse, aber durch die verbleibende Narbe blieb eine Visusreduktion unter 0,3 bestehen. Wegen Cataracta coronaria provecta bds. erfolgte nach 1 1/2 Jahren die Katarakt-OP bds. mit Implantation einer Hinterkammerlinse.

Linsenstecksplitter s. Kap. 9.9.3.

Tabelle 9-5 a Mikrochirurgischer Verschluß vorderer Kapselwunden – erfolgreich.

Pat., Alter	Unfallart	Intervall Unfall – Kapselwunden-versorgung	Kontrollzeit-raum OP – letzter Befund	Visus zuletzt	Jahr der Operation	Abb.-Nr.
H., m. 39 J.	Schraubenzieher	25 Std.	11 Jahre	1,0	1983	9-13
M., m. 20 J.	Glassplitter von Brille	1. 9 Tage 2. 80 Tage	4 1/2 Jahre	0,5	1984	9-14
R., w. 33 J.	Drahtkern von Wäscheleine	26 Stunden	1 1/2 Jahre	0,5	1983	9-15
B., w. 51 J.	Schneiden von Draht (0,8 mm)	10 Tage	4 Jahre	1,0	1985	9-16
H., m. 27 J.	Glassplitter von Brille	1. 142 Tage 2. 176 Tage	6 Jahre	1,2	1984	9-17
P., m. 36 J.	Stahlnagel	7 Stunden	5 Jahre	1,0	1984	9-18
H., m. 17 J.	Fensterscheiben-splitter	ca. 8 Std.	6 Monate	0,6	1983	9-19
W., m. 21 J.	Abstemmen eines Plastikdeckels	2 Tage	8 Jahre	1,0	1986	9-20
G., m. 24 J.	Draht rotier. Draht-bürste	1. 5 Stunden 2. 14 Tage 3. 40 Tage	2 Jahre	0,6	1983	9-21
M., m. 59 J.	Drahtstück	ca. 8 Stunden (Kat.-OP + IOL bds. nach 2 Jahren)	7 Monate	0,1–0,3 (zentrale Kapsel-narbe) (Cat. coron. bds.)	1984	

Tabelle 9-5 b Mikrochirurgischer Verschluß vorderer Kapselwunden – erfolglos.

Pat., Alter	Unfallart	Intervall Unfall – Kapselwunden-versorgung	Zeit Operation – diffuse Katarakt	Bemerkungen	Jahr der OP	Abb.-Nr.
B., 48 J. m.	Holzstück	7 Tage	5 Wo.	11. Tag besser Contusio? Hintere Kap-selwunde?	1986	
N., 3 1/2 J. m.	Messerspitze	10 Tage	4 Tage	Erheblicher Quellungs-druck bei Klebung, Kap-sel reißt weiter auf	1985	9-4
M., 46 J. m.	Ast	1. 8 Tage 2. 14 Tage	4 Wo	Große Linsenverletz., anfangs Spontanheilung = verzögerte Klebung	1986	9-36
M., 40 J. m.	Schraubenzieher	103 Tage (ab 100. Tag Ver-schlechterung)	6 Mon.	Erhebliche Irisverletz., insuffiz. Spontanhei-lung. Synechie riß Kap-selwunde wieder auf	1983	
Sch., 14 J. m.	Büroklammer (U-Stück), Gummischleuder	44 Tage	5 Wo	Präoperativ schon Was-serspalten. Breite Syn-echie zur Kapselwunde	1982	

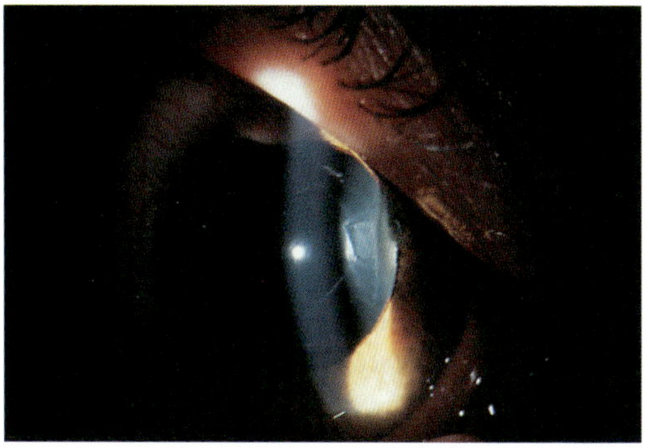

a

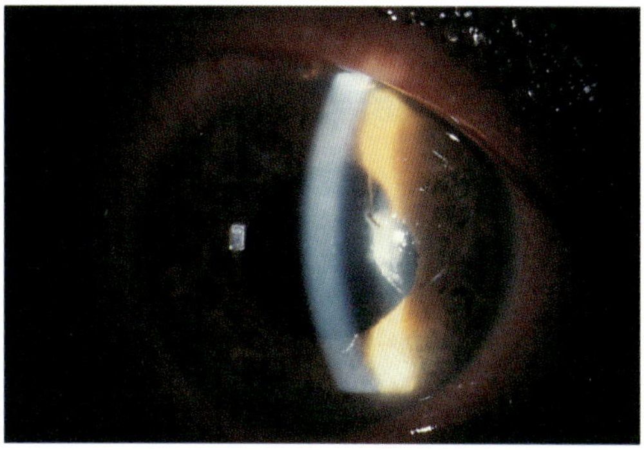

b

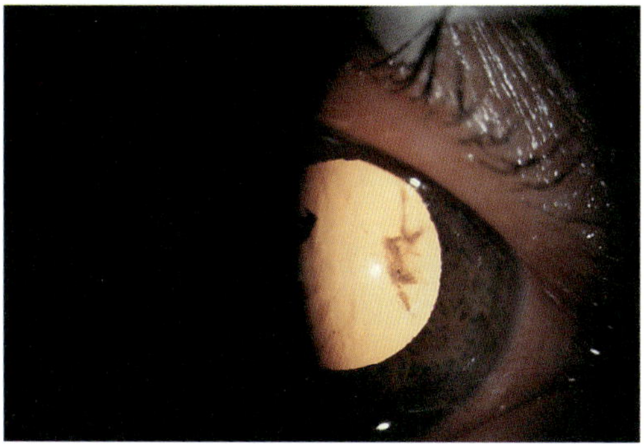

c

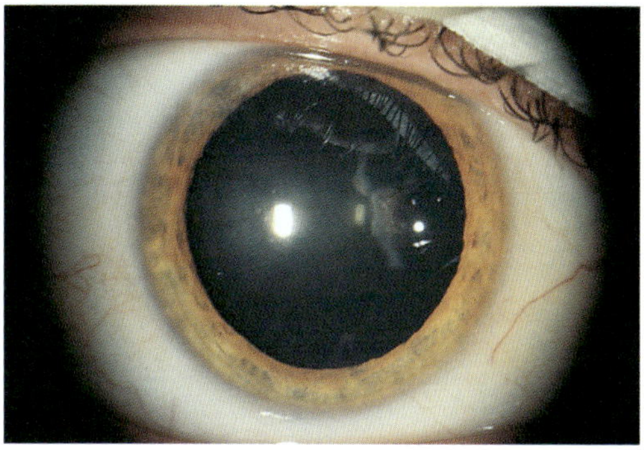

d

Abb. 9-13 a Pat. H., Tab. 9-5 a): Perforierende Verletzung von Hornhaut und Linsenvorderkapsel ohne nennenswerte Irisverletzung. Photo am Unfalltag vor der operativen Versorgung, Tyndall nur ganz schwach positiv, die rechteckige Kapselwunde ist klaffend offen (keine posttraumatische Fibrinabdeckung). (Abb. 9-13 a bis c aus *W. Buschmann:* Ophthalmic Surgery 18 (1987), 276–282, mit Genehmigung des Verlages Slack Inc., Thorofare, N.J., USA).

Abb. 9-13 b Erster postoperativer Tag. Die Kapselwunde ist durch die Fibrinklebung gut abgedeckt.

Abb. 9-13 c Bereits am 5. postoperativen Tag zeigt sich eine feste Kapselnarbe bei ansonsten klarer Linse.

Abb. 9-13 d Auflichtphoto 6 Monate nach der Operation, Visus 1,0.

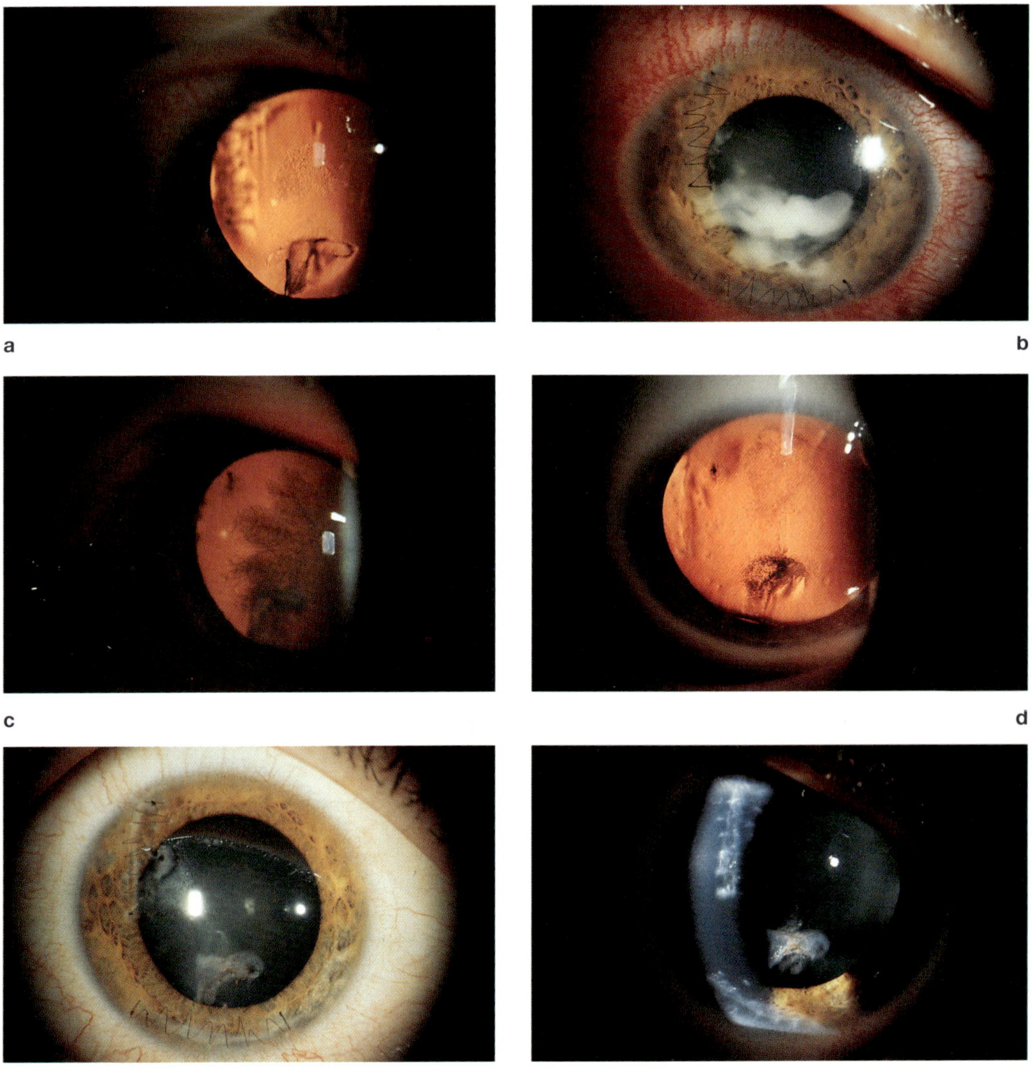

Abb. 9-14 a (Pat. M., Tab. 9.-5 a): Große Hornhautverletzung (links im Bild) und triangelförmige Verletzung der vorderen Linsenkapsel durch Brillenglassplitter. Nach auswärtiger Versorgung der Hornhautwunde Einlieferung in unsere Klinik am 8. Tage wegen zunehmender Quellung und Dehiszenz im Bereich der Linsenkapselwunde. Eine Pars-plana-Lensektomie war schon in Aussicht genommen worden (Abb. 9-14 a, d und e aus *W. Buschmann:* Klin. Mbl. Augenheilk. 196 (1990), 329–333, Enke, Stuttgart).

Abb. 9-14 b 1. Tag nach Eröffnung der zu dünnen Membranen im Wundbereich, Absaugung der gequollenen Linsenrindenanteile und Fibrinklebung. Deutlicher Fibrinüberschuß in der Vorderkammer.

Abb. 9-14 c Die Fibrinklebung mußte wegen der peripheren Lage der Linsenkapselverletzung in „Unterwassertechnik" ausgeführt werden. Dabei entwickelte sich eine große Rosette, die jetzt (8. postoperativer Tag) bereits in Rückbildung ist. Die Ausläufer zeigten teils feinblasige, teils aber auch noch grobblasige Vakuolen.

Abb. 9-14 d 1 Jahr später zeigt sich eine fest verheilte Kapselwunde, am hinteren Pol noch Rosettenreste. Visus 0,5.

Abb. 9-14 e Im Auflichtphoto sieht man 2 Monate nach der Fibrinklebung noch eine diffuse hauchige Trübung der Linse und am rechten Schenkel der Kapselnarbe einen kreisrunden Defekt. Dieser mußte am 80. Tag durch eine weitere Fibrinklebung verschlossen werden.

Abb. 9-14 f 1 Jahr und 4 Monate nach dem Unfall besteht jetzt eine feste Kapselnarbe unten. Links oben im Bild sieht man die Hornhautnarbe.

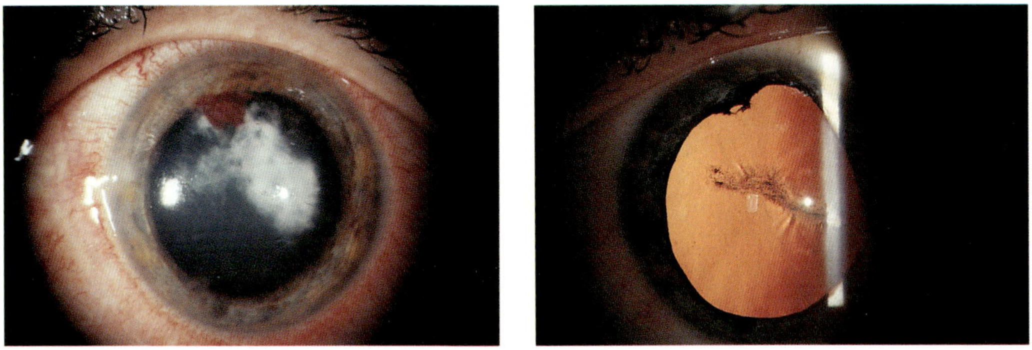

a b

Abb. 9-15 a (Pat. R., Tab. 9-5 a): Verletzung durch den Drahtkern einer Wäscheleine mit großem Riß in der vorderen Linsenkapsel. Fibrinüberschuß, der am 12. Tag noch nicht ganz abgebaut ist (Abb. 9-15 a und b aus *W. Buschmann:* Klin. Mbl. Augenheilk. 196 (1990), 329–333, Enke, Stuttgart).

Abb. 9-15 b 5 Monate nach dem Unfall feste Kapselnarbe im Wundbereich mit kleinen Kapselfalten am Rand, Visus 0,5.

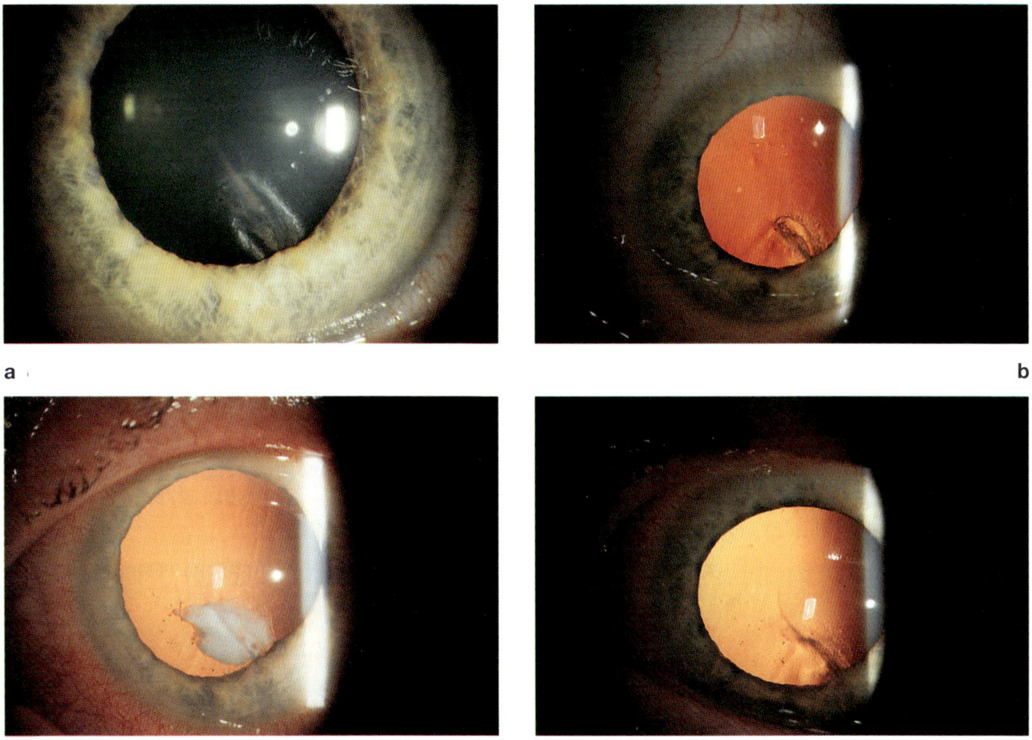

a b c d

Abb. 9-16 a (Pat. B., Tab. 9-5 a): Große Verletzung der vorderen Linsenkapsel durch einen Draht vor 10 Tagen. Einweisung wegen zunehmender Quellung im Bereich der Linsenwunde mit Dehiszenz der Wundränder (= verzögerte Versorgung der Kapselwunde) (Abb. 9-16 a, c und d aus *W. Buschmann:* Klin. Mbl. Augenheilk. 196 (1990), 329–333, Enke, Stuttgart).

Abb. 9-16 b Im regredienten Licht sieht man, daß die bedeckende Membran im Wundgebiet viel zu dünn ist. (Aus *W. Buschmann:* Ocular Surgery News 4 (1993), 25–26, mit Genehmigung des Verlages Slack Inc., Thorofare, N.J., USA).

Abb. 9-16 c Am 3. Tag nach Durchtrennung der bedeckenden dünnen Membran, Absaugung der geschädigten Linsenrinde und Fibrinklebung noch etwas Fibrinüberschuß in der Vorderkammer.

Abb. 9-16 d Am 8. Tag nach der Operation feste Kapselnarbe, übrige Linse klar, Visus 1,0 (Aus *W. Buschmann:* Wehrmed. Wochenschrift 33 (1989), 405–415 mit Genehmigung des Bernecker-Verlages, Melsungen.

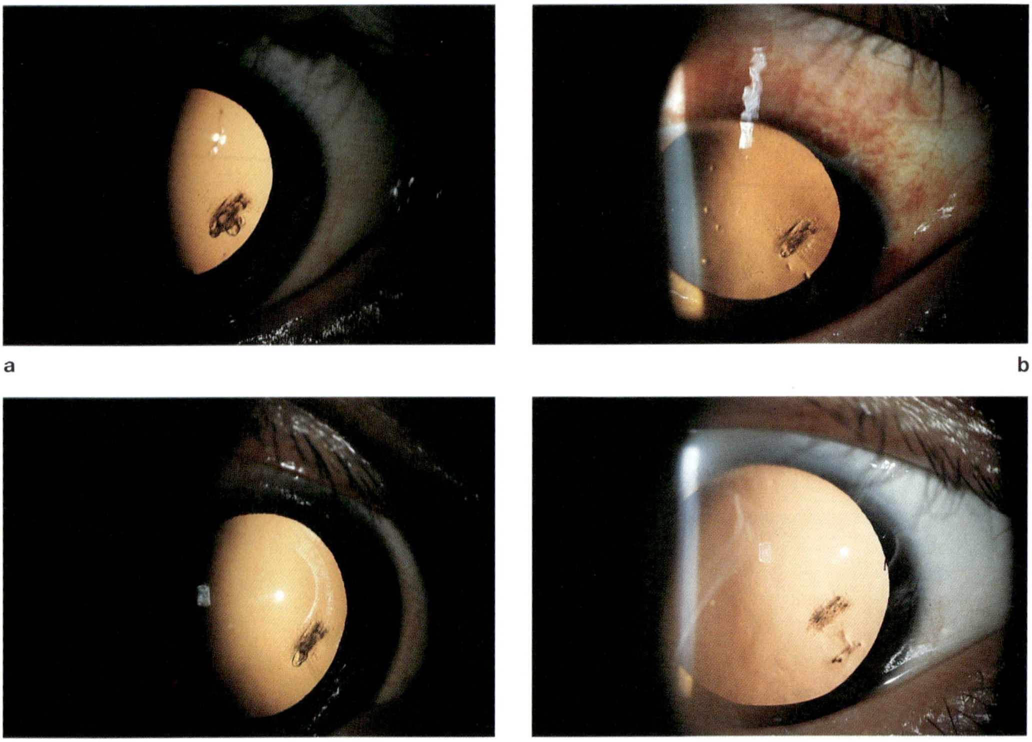

a b c d

Abb. 9-17 a (Pat. H., 27. J., Tab. 9-5 a): Vor 5 Monaten perforierende Verletzung durch einen Glassplitter der Brille. Insuffiziente Spontanheilung. Neben der als fest imponierenden Kapselnarbe entwickelte sich am unteren Rand eine zunehmend größer werdende Elschnigsche Perle mit sehr dünner Bedeckung. Nach deren Absaugung sah man, daß dort eine runde Öffnung neben der Kapselnarbe verblieben war. Eine Fibrinklebung wurde ausgeführt.

Abb. 9-17 b Nach 3 Wochen hat sich eine feste Kapselnarbe entwickelt; die weitere Nachbeobachtung ist dennoch erforderlich, ebenso Zykloplegie.

Abb. 9-17 c Nach weiteren 2 Wochen kommt es an der Spitze der Narbe erneut zur Ausbildung einer hervorquellenden Perle. Diese wird wiederum abgesaugt und der Defekt mit Fibrinklebung verschlossen.

Abb. 9-17 d Danach verheilte die Kapselwunde endgültig. 1 Jahr 9 Monate später sieht man die feste Kapselnarbe in einer ansonsten klaren Linse. Unterhalb davon ist hier die Hornhautnarbe zu erkennen.

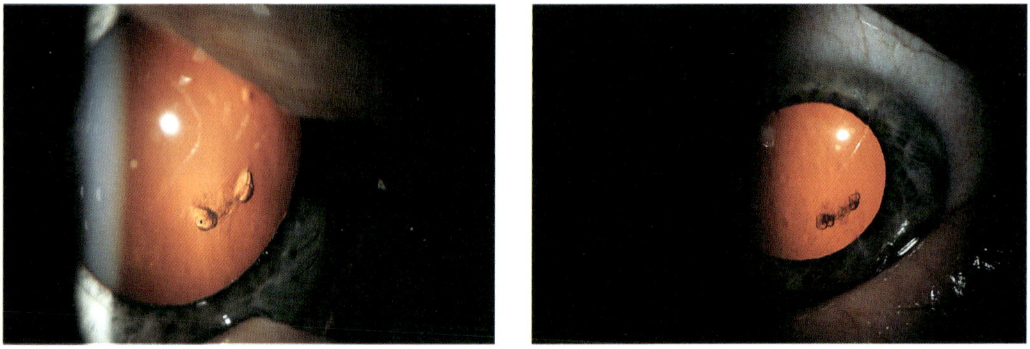

a b

Abb. 9-18 a (Pat. P., Tab. 9-5 a): Verletzung durch einen Stahlnagel. Wundversorgung mit Fibrinklebung der Kapselwunde am Unfalltag. Zunächst glatter Heilungsverlauf, ab 20. postoperativen Tag entwickelten sich jedoch an beiden Narbenende langsam größer werdende Elschnigsche Perlen, die bis zum 50. Tag (Photo) gering an Größe zunahmen, bei gleichzeitigem Rückgang der zarten Rosette. Deshalb nur weitere Zykloplegie und Beobachtung.

Abb. 9-18 b Einen Monat später sind die Elschnigschen Perlen weitgehend zurückgebildet, die Kapselnarbe hat sich gefestigt. Visus 1,0.

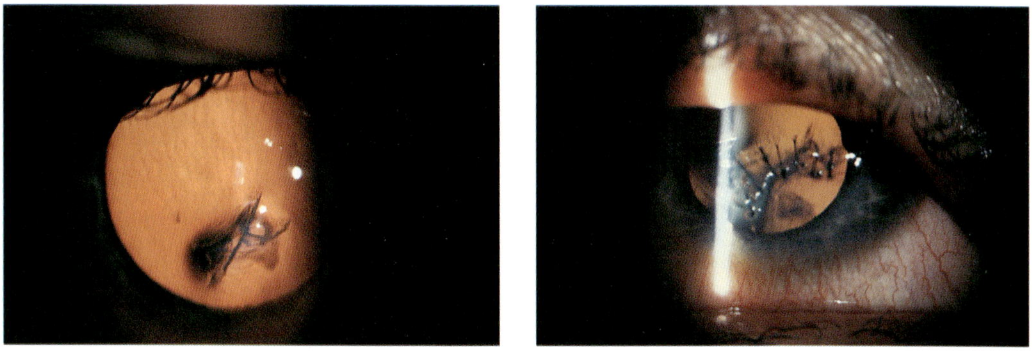

a b

Abb. 9-19 a (Pat. H., 17 J., Tab. 9-5 a): Perforierende Verletzung durch einen Fensterscheibensplitter, mit großer Hornhautwunde und triangelförmiger Linsenkapselwunde, präoperativer Befund.

Abb. 9-19 b Befund 2 Wochen nach Hornhautnaht und Fibrinklebung der Kapselwunde. Visus nach 8 Monaten: 0,6 (Visusminderung vorwiegend hornhautbedingt).

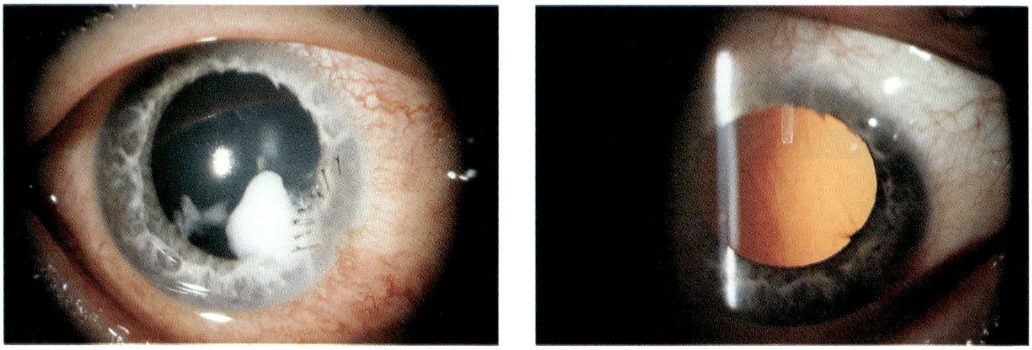

a b

Abb. 9-20 a (Pat. W., 21 J., Tab. 9-5 a): Fibrinklebung nach Verletzung der vorderen Linsenkapsel am Tag nach der Versorgung der Hornhautperforationswunde.

Abb. 9-20 b 20. Tag nach Fibrinklebung. Periphere kleine Linsenkapselnarbe mit zarter hinterer Synechie, übrige Linse klar. Visus nach 8 Jahren 1,0.

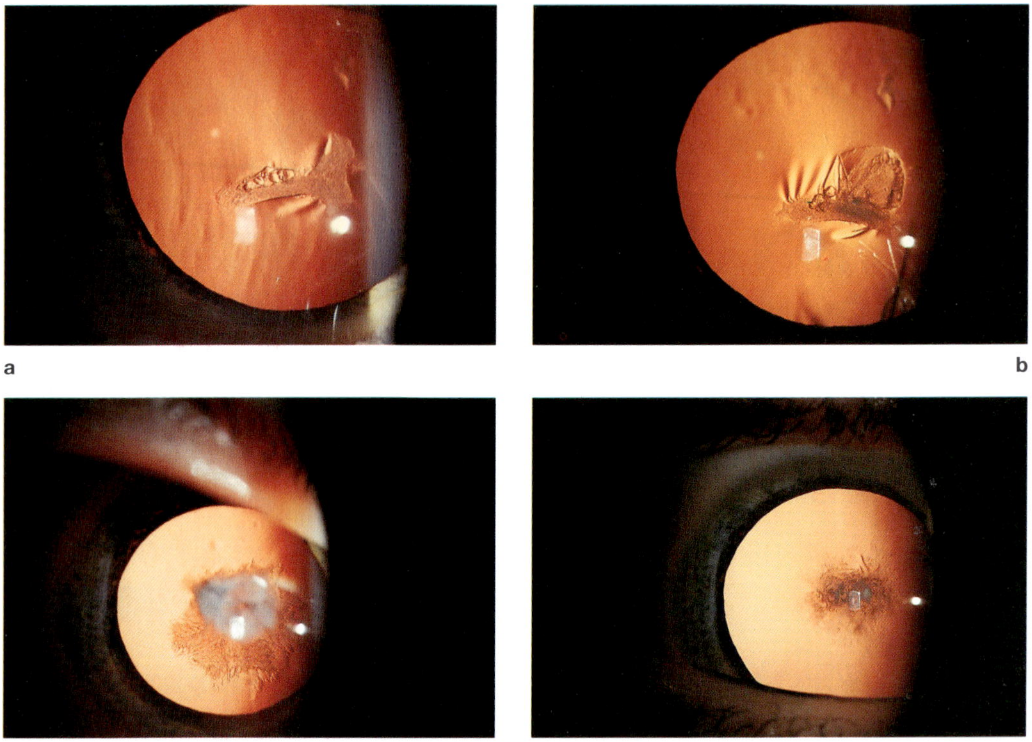

a b

c d

Abb. 9-21 a (Pat. G., Tab. 9-5 a): Große Verletzung der vorderen Linsenkapsel durch einen Draht einer rotierenden Drahtbürste. Am 14. Tag nach Fibrinklebung fest erscheinende Kapselnarbe, an den Rändern jedoch noch kleine Elschnigsche Perlen und Kapselfalten.

Abb. 9-21 b 2 Wochen später neue Dehiszenz am Oberrand der Kapselnarbe, die am Tag darauf mit Fibrinogen (ohne Eröffnung der bedeckenden Membran, ohne Absaugung der quellenden Linsenrinde) überschichtet wurde. Dies blieb ohne Erfolg.

Abb. 9-21 c Deshalb erfolgte am 40. Tag nach dem Unfall wegen weiterer Zunahme der Dehiszenz und der Quellung eine Absaugung der geschädigten Linsenrinde nach Eröffnung der zu dünnen bedeckenden Membran, danach erneute Fibrinklebung. Dabei Entstehung einer Rosette.

Abb. 9-21 d Weitgehende Rückbildung der Rosette innerhalb 4 Monaten, zentrale Kapselnarbe vorn, Visus 0,6.

9.9.2 Verläufe und Ergebnisse nach operativem Verschluß von Doppelperforationen der Linse

Bei Doppelperforationen (Tab. 9-6 a und b) haben wir zunächst nicht gewagt, auch die hintere Kapselwunde zu verkleben (Tab. 9-6 b, 11 Patienten). Nur bei einem von 12 Patienten, einem 13jährigen Jungen, heilte die Linsenverletzung (Pfeilschuß) mit umschriebener Narbe und sonst klarer Linse nach ausschließlicher Versorgung der vorderen Kapselwunde. Bei ihm tamponierte geformter Glaskörper die innerhalb des Wiegerschen Ligamentes (also ziemlich zentral) liegende kleine hintere Kapselwunde (s. Abb. 9.22). Aufgrund der Mißerfolge bei den anderen 11 Patienten dieser Gruppe versuchten wir dann zunächst hintere Kapselwunden, die nicht von geformtem Glaskörper tamponiert waren, über eine ganze basale Iridektomie – am Linsenäquator vorbei – mit einer stumpfen Kanüle durch Fibrinklebung zu versorgen (s. Kap. 9.7.2). Bei insgesamt 4 Patienten in dieser Gruppe sahen wir nur einen dauerhaft erfolgreichen Verlauf (Abb. 9-23).

Bei 2 weiteren Patienten war der postoperative Verlauf in den ersten Monaten günstig (s. Abb. 9-27, 9-28, Pat. K., 20 J. und R., Tab. 9-6 a), danach entwickelte sich aber doch noch eine diffuse Linsentrübung. Der 4. Patient hatte einen äquatorialen Linsendefekt (Pat. W., Tab. 9-6 b) und zeigte einen rasch fortschreitenden ungünstigen Verlauf. Deshalb haben wir dann in einer 3. Gruppe bei Doppelperforationen die Fibrinogen-Applikation zur hinteren Kapselwunde translental vorgenommen (s. Abb. 9-12, Kap. 9.7.2). Bei zwei in dieser Periode so behandelten Patienten (A. und Sch., Tab. 9-6 a) ergab sich ein dauerhaft erfolgreicher Verlauf (s. Abb. 9-24, 9-25). Bei einem weiteren Patienten (M., Tab. 9-6 a, Abb. 9-26) war der Verlauf im 1. postoperativen Monat günstig, dann aber kam es zur Kataraktentwicklung. Beim 4. Patienten (W., Tab. 9-6 b) stagnierten die Linsenveränderungen 6 Wochen lang, dann trübte sich die Linse ebenfalls. In Tabelle 9-6 a und b sind die Ergebnisse zusammengefaßt, wobei eine Einteilung nach der für die hintere Kapselwunde verwendeten Technik sowohl bei den erfolgreichen als auch bei den ungünstigen Verläufen vorgenommen wurde. Keiner der in dieser Gruppe erfolgreich operierten Patienten konnte früher als 9 Stunden nach dem Unfall bezüglich seiner Linsenverletzung versorgt werden.

Sowohl in Tabelle 9-5 b als auch in Tabelle 9-6 b sind bei den ungünstigen Verläufen die Zeitabstände zwischen der operativen Versorgung der Kapselwunde und dem Auftreten nicht mehr rückbildungsfähiger, erheblicher Linsentrübungen zu beachten. In keinem Fall kam es nach Ablauf des 6. Monats nach der Versorgung der Kapselwunden bei bis dahin günstigem Verlauf noch zu einer Eintrübung der Linse in den nachfolgenden Jahren (s. Tab. 9-5 a und 9-6 a). Das nach 6 Monaten erzielte Ergebnis kann daher als endgültiges Ergebnis angesehen werden. Die bei den günstigen Verläufen angegebenen Nachbeobachtungszeiten unterstreichen dies. Pessimistische Äußerungen erfahrener Kliniker „dies sei ja alles schön und gut, aber im langfristigen Verlauf würden sich die traumatisierten Linsen doch alle eintrüben“ sind damit eindeutig widerlegt. Späte Entwicklungen totaler Katarakte, wie sie *Fisher* und *Wakely* (1976) bei Kaninchen 18 Monate nach der Kapselverletzung und nach zunächst günstigem Verlauf fanden, haben wir bei Patienten nicht beobachtet. – Die insgesamt in dieser ersten Serie von 35 Patienten erzielte Heilungsrate (13 günstige Verläufe = 37%) ist noch nicht optimal. Faßt man allerdings nur die 19 Patienten zusammen, die mit den zuletzt bevorzugten Techniken behandelt wurden, so ergeben sich davon 11 günstige Verläufe = 58%. Wendet man das Verfahren auch bei schweren Linsenverletzungen an, so kann man in Einzelfällen noch weitere schöne Erfolge erzielen; die Heilungsquote sinkt jedoch. – Linsenverletzungen, die zu äquatorialen Defekten führen, haben anscheinend eine ungünstige Prognose (Abb. 9-29 bis 9-32, 9-34). Allerdings haben wir mit der damaligen Operationstechnik die Wundränder der hinteren Kapsel wahrscheinlich nicht erreicht. Prolabierter Glaskörper kann die Applikation des Fibrinogens auf die Linsenrinde außerdem verhindert haben, trotz vorderer Vitrektomie.

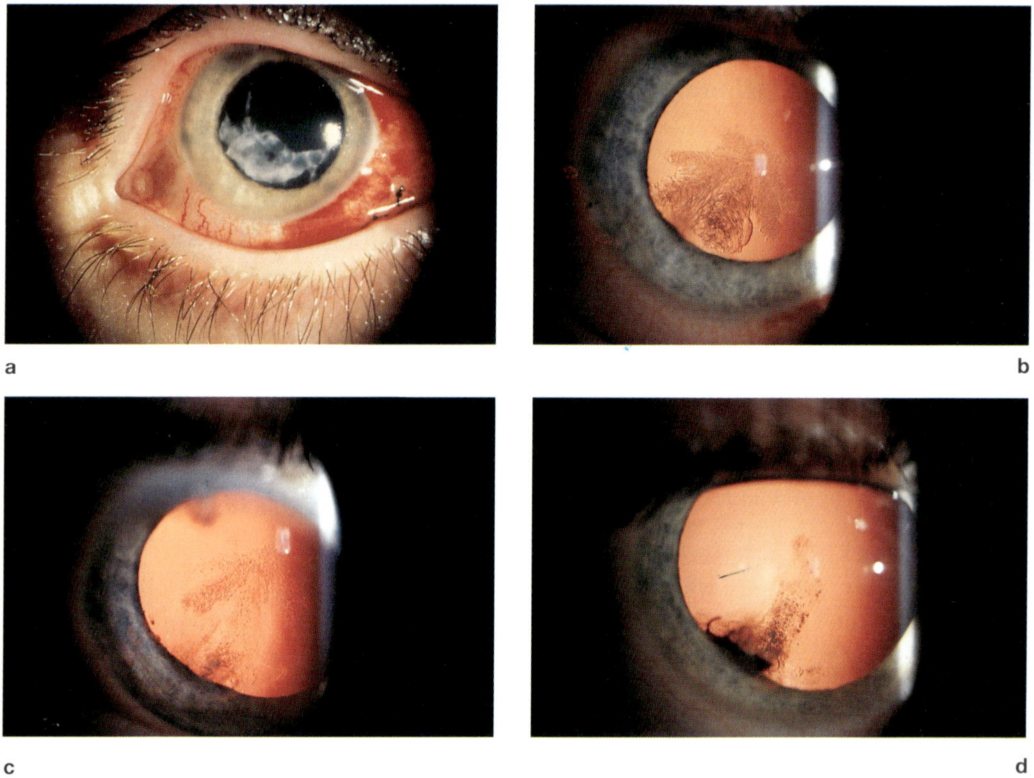

Abb. 9-22 a (Pat. K., 13 J., Tab. 9-6 a): Doppelperforation der Linse durch Pfeilschuß (Pfeilspitze = Stopfnadel). Fibrinklebung nur der vorderen Kapselwunde, 2. postoperativer Tag.

Abb. 9-22 b 7. postoperativer Tag, Rosette vor der hinteren Kapsel in Rückbildung. Die hintere Kapselwunde wird durch geformten Glaskörper abgedichtet.

Abb. 9-22 c 6 Wochen später ist die Rosette weiter zurückgebildet.

Abb. 9-22 d Endzustand mit fester Narbe, 3 1/2 Jahre später aufgenommen. Visus 0,8.

Tabelle 9-6 a Mikrochirurgischer Verschluß bei Doppelperforationen der Linse – erfolgreich.

Pat., Alter	Unfallart	Intervall Unfall – Kapselwundenversorgung	Operations-Technik, Klebung	Kontroll-Zeitraum Operation – letzter Befund	Visus zuletzt	Jahr der OP	Abb.-Nr.
K., 13 J. m.	Stopfnadel (als Pfeilspitze)	20 Std.	nur vorn, hinten dichtet Glaskörper	4 J.	0,8	1982	9-22
H., 44 J. m.	Hammer und Meißel, i.o. FK	41 Std.	vorn spontan verschlossen, nur hinten, via Äquator	6 J.	0,1 (Linse klar, Netzhautläsion)	1984	9-23
A., 25 J. m.	Hammer und Meißel, i.o. FK	11 Std.	translental	12 J.	1,2	1982	9-24
Sch., 21 J. m.	Hammer gegen Stahl, i.o. FK	1. 31 Std. 2. 6 Mo.	translental von vorn	7 J.	0,4	1982	9-25
vorübergehend erfolgreich:							
M., 21 J. m.	Kugellager zersplittert, i.o. FK	9 Std.	translental	1 Mo. 6. Mo.	bis 0,4 Katarakt	1984	9-26
K., 20 J. m.	Hammer und Meißel, i.o. FK	1. 13 Std. (vord.) 2. 2 Tage (hintere)	nur vorn hintere via Äquator (umgeschlagener Kapsellappen)	2 Mo. 6 Mo.	bis 0,6 Katarakt	1984	9-27
R., 35 J. m.	perf. Verletzung	5 Tage (vord.) 75 Tage (hint.)	nur vorn hintere via Äquator	5 Wo. 3 Mo. 9 Mo.	bis 0,6 erneut bis 0,6 Katarakt	1983 1984	9-28

Tabelle 9-6 b Mikrochirurgischer Verschluß bei Dopppelperforationen der Linse – kein Erfolg.

Pat., Alter	Unfallart	Intervall Unfall – Kapselwundenversorgung	Operations-Technik, Klebung	Zeit Operation – diffuse Katarakt	Bemerkungen	Jahr der OP
11 Pat.: 13–56 J. m.	5 x Hammer und Meißel oder Stahl, i.o. FK; Mikado-Pfeil, Ast, Stahlfeder, Holzhacken, rotierende Drahtbürste	5 Std. bis 6 Tage (8x unter 10 Std.)	nur vordere Kapselwunde geklebt	9 Tage bis 5 Mo.	7x äquatorialer Defekt 1x i.o. Infektion	1982–1984
W., 20 J. m.	Hammer und Meißel i.o. FK	ca. 8 Std.	vorn und via Äquator hinten	2 Mo.	äquator. Defekt. große Rosette, kontinuierlich Kataraktzunahme	1984
F., 19 J. m.	Glasfaser (9 mm lang)	15 Std.	translental	6 Wo Stagnation, dann Katarakt	sehr große Kapselwunden, hinten unvollständig verschlossen	1984

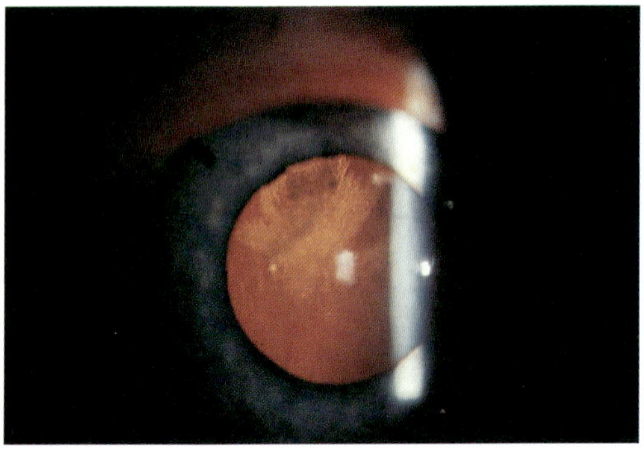

a

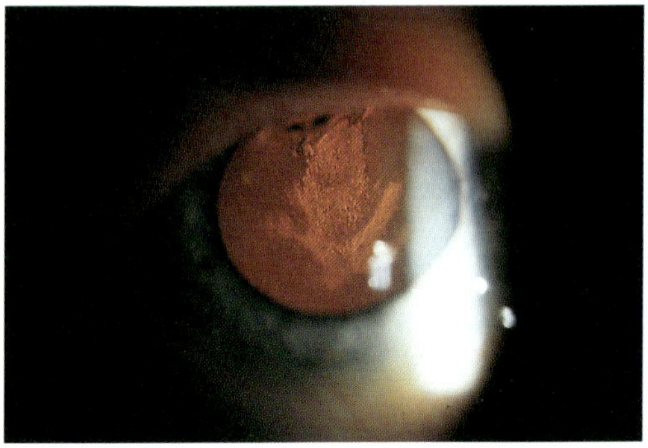

b

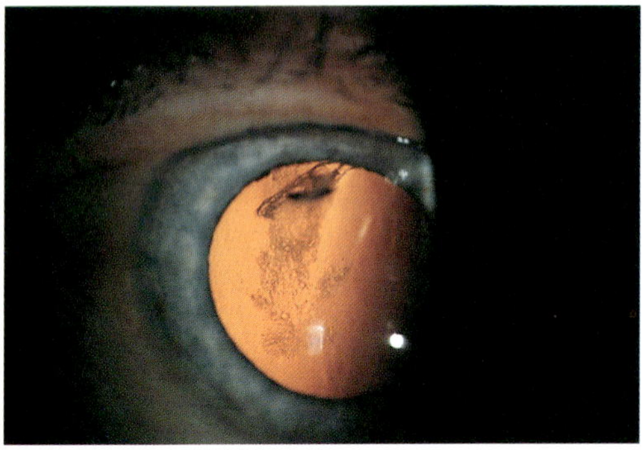

c

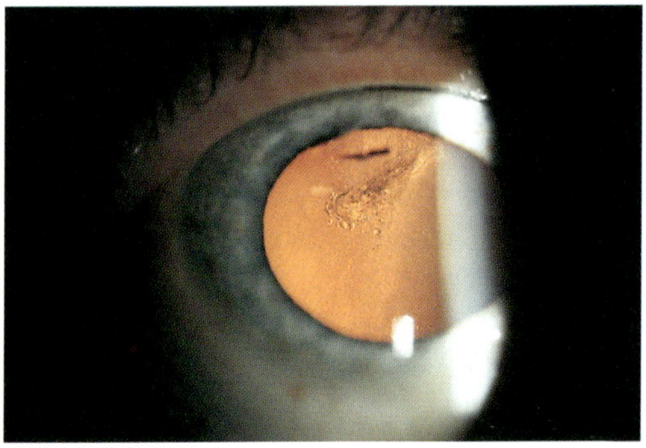

d

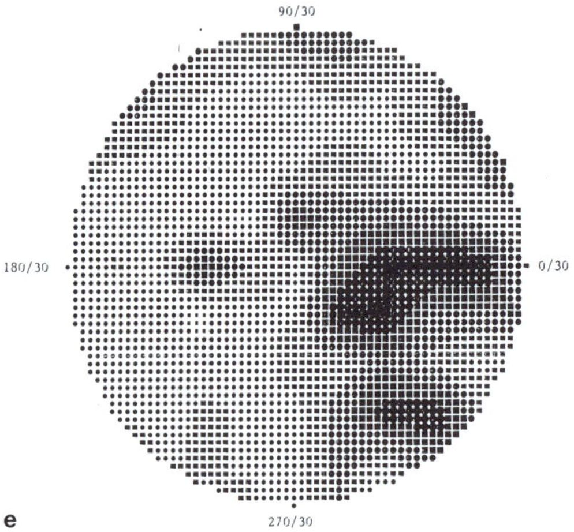

e

Abb. 9-23 a (Pat. H., Tab. 9-6 a): Verletzung durch intraokular eingedrungenen Stahlsplitter (Hammer und Meißel). Magnetextraktion des Fremdkörpers durch eine Sklerainzision, Kryopexie. Die vordere Kapselverletzung heilte spontan. Am 2. Tag nach dem Unfall deutliche Zunahme der hinteren Rosette, hintere Kapselwunde klaffend offen.

Abb. 9-23 b 5 Wochen nach Fibrinklebung der hinteren Kapselwunde (basale Iridektomie, Kanülenende bis in die Zonularegion am Linsenäquator eingeführt). Noch deutliche, aber aus kleinen Vakuolen bestehende Rosette.

Abb. 9-23 c Weitere 5 Wochen später deutliche Rückbildung der Rosette. (Aus *W. Buschmann:* Wehrmed. Wochenschrift 33 (1989), 405–415 mit Genehmigung des Bernecker-Verlages, Melsungen).

Abb. 9-23 d Feste Kapselnarben 2 Monate nach dem Unfall, Linse ansonsten klar. Visus trotzdem nur 0,1 infolge Kontusionsschaden der Makularegion mit partieller Optikusatrophie.

Abb. 9-23 e Gesichtsfeld von diesem Auge, 9 Monate nach dem Unfall aufgenommen. Das Zentralskotom ist durch den Netzhautschaden bedingt.

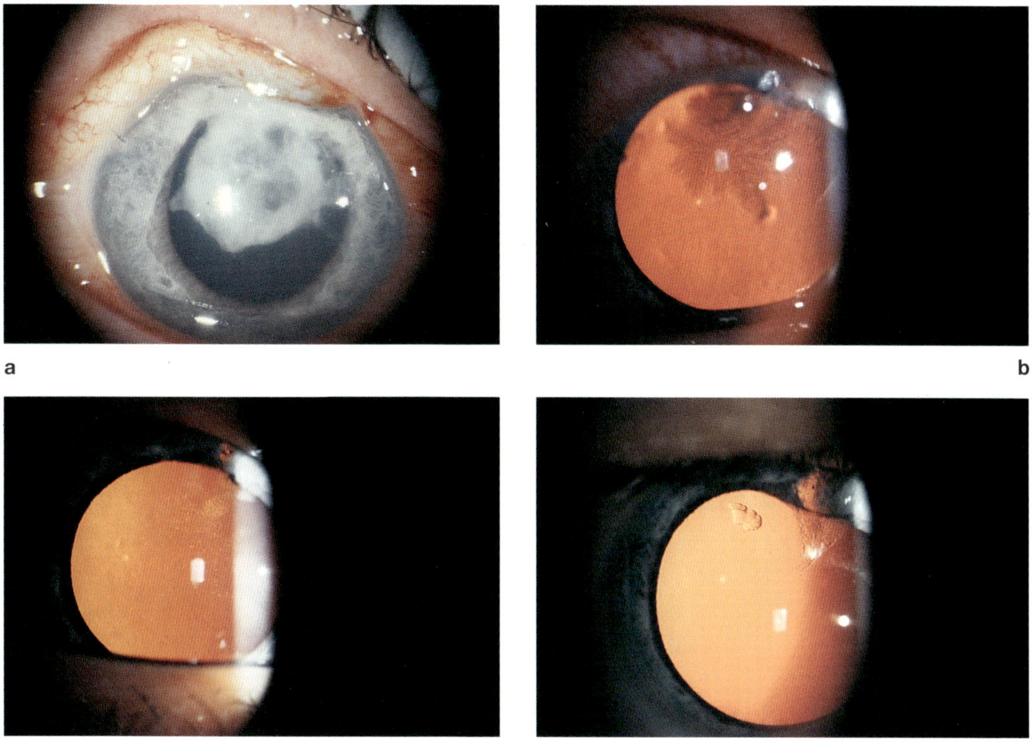

a b c d

Abb. 9-24 a (Pat. A., Tab. 9-6 a): Doppelperforation der Linse durch intraokular eingedrungenen Stahlsplitter (Hammer und Meißel). Magnetextraktion des Fremdkörpers durch eine Sklerainzision, Kryopexie der Netzhaut. 2. Tag nach Fibrinklebung mit reichlich Fibrinüberschuß in der Vorderkammer.

Abb. 9-24 b Der Fibrinüberschuß ist am 4. Tag bereits resorbiert, die Rosette wird kleiner.

Abb. 9-24 c Einen Monat nach der Operation ist die Rosette vollständig zurückgebildet, das kleine traumatische Iriskolobom ist zu erkennen.

Abb. 9-24 d Ein Jahr nach der Operation ist die Linse weiterhin klar. Die 2 neu aufgetretenen Vakuolen machten eine besonders genaue Kontrolle der Narbengebiete erforderlich, es war jedoch kein Defekt zu erkennen. Visus 1,2; seit 12 Jahren unverändert.

Abb. 9.25a–h

Abb. 9-25 a (Pat. Sch., Tab. 9-6 a): Doppelperforation der Linse durch intraokular eingedrungenen Stahlsplitter (Hammerschlag auf Stahl). Magnetextraktion des Fremdkörpers durch eine Sklerainzision, Kryopexie und Plombenaufnähung zur Versorgung der Netzhautwunde, Fibrinklebung der Linsenkapselwunden, 3. postoperativer Tag. Es ist noch ein kleiner Fibrinüberschuß in der Vorderkammer zu erkennen (Abb. 9-25 a, b und c aus *W. Buschmann:* Klin. Mbl. Augenheilk. 181 (1982), 487–489 und 183 (1983), 241–245, Enke, Stuttgart).

Abb. 9-25 b Am 6. postoperativen Tag noch sehr große Rosette unter der hinteren Kapsel.

Abb. 9-25 c Am 44. Tag ist eine feste Kapselnarbe vorhanden; die Rosette hat sich erheblich zurückgebildet. Visusanstieg auf 0,7. Die Zykloplegie wurde nun leider beendet, da der Pat. wieder auf Gerüsten arbeiten wollte.

Abb. 9-25 d Infolge vorzeitiger Beendigung der Zykloplegie haben Akkommodationsbewegungen wieder eine Undichtigkeit der Kapselwunde verursacht. Innerhalb 4 Wochen (Photo) Abgleiten in einen ungünstigen Verlauf mit großblasigen Rosetten-Vakuolen und Größenzunahme der Rosettenfläche.

Abb. 9-25 e Gonioskopisch ist die trichterförmige Einziehung der iris im Verletzungsbereich der Linse zu sehen. Zeitweise waren dort kleine Flocken austretender gequollener Linsenrinde zu erkennen.

Abb. 9-25 f Wegen langsamer weiterer Verschlechterung 6 Monate nach dem Unfall erneute Abdichtung der vorderen Kapselwunde durch nochmalige Fibrinklebung. Jetzt erneut für $7\,^1/_2$ Monate fast maximale Zykloplegie.

Abb. 9-25 g 3 Wochen nach der 2. Fibrinklebung wieder deutliche Rückbildung der Rosette mit kleinblasigen Vakuolen an den Rosettenausläufern. Der Fibrinüberschuß ist resorbiert. Feste Kapselnarbe.

Abb. 9-25 h Befund 3 Jahre nach dem Unfall. Die umschriebene Narbe und die Rosettenreste der Linse bedingen eine Visusminderung, Visus jetzt 0,4, Nieden 5. Der zum Unfallzeitpunkt 21jährige Patient ist damit glücklich und wünscht (insbesondere wegen der dann fehlenden Akkommodation) keine Katarakt-Operation.

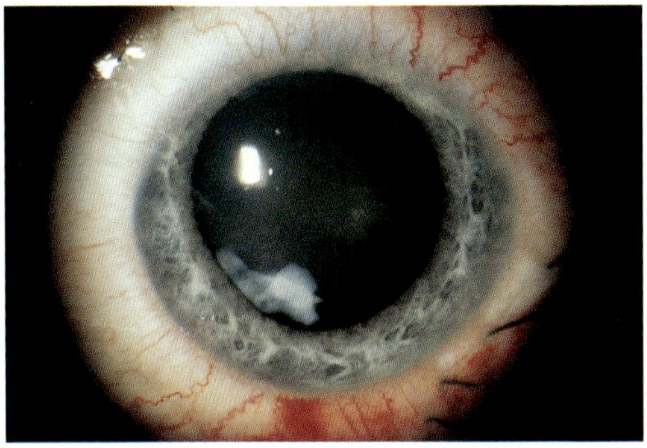
a

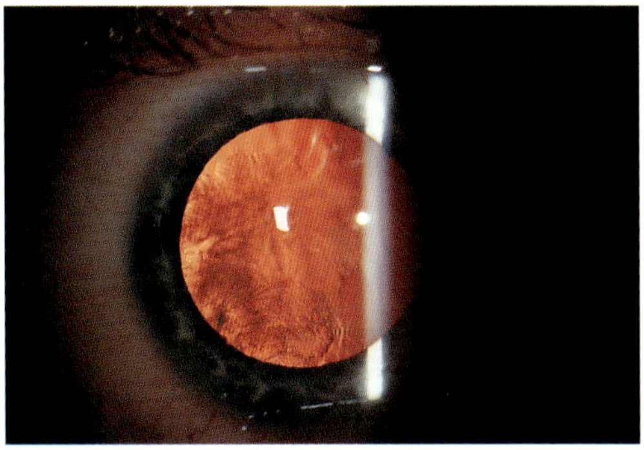
b

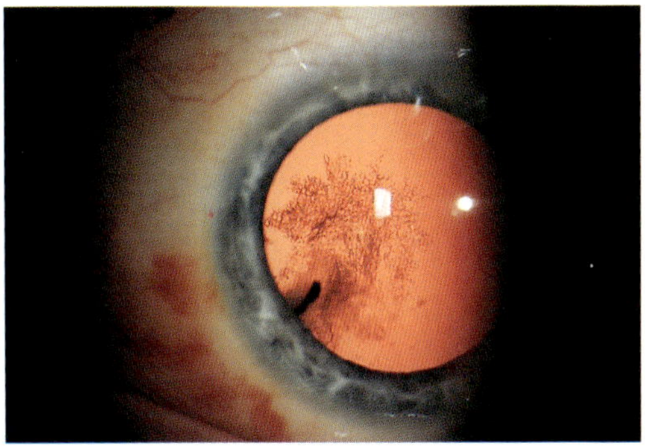
c

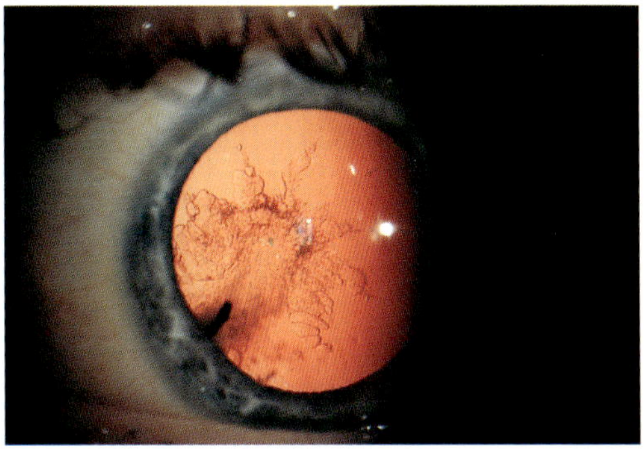
d

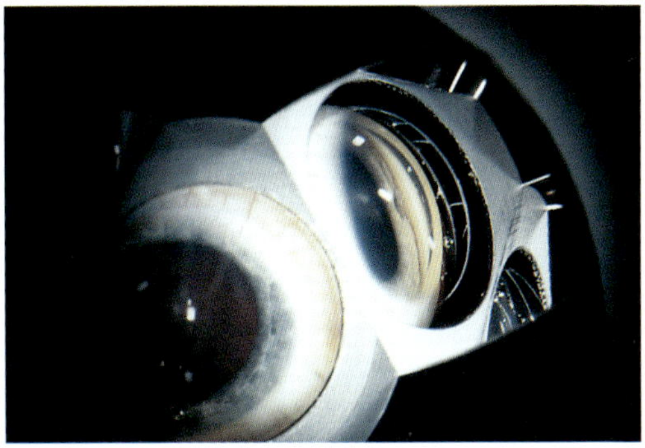
e

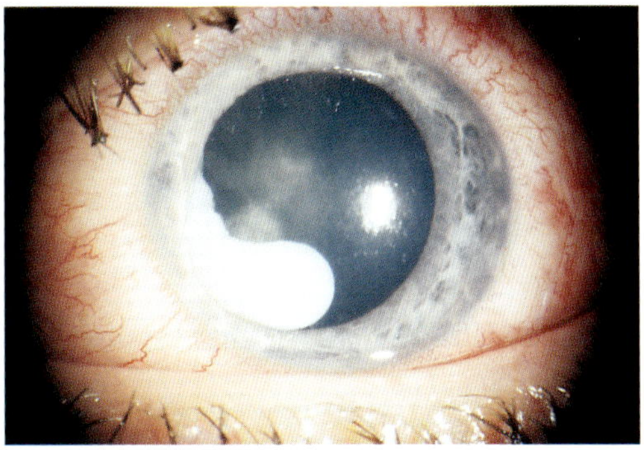
f

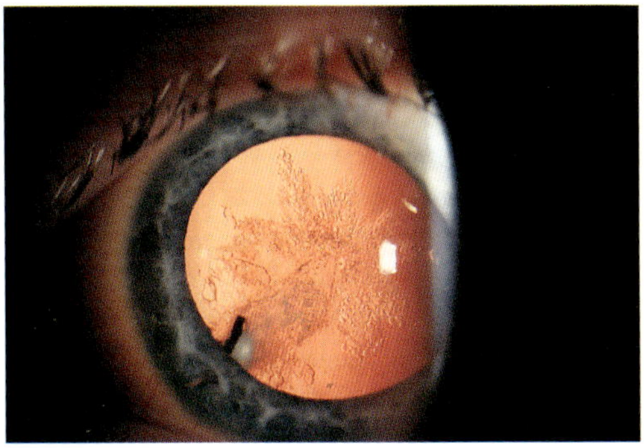
g

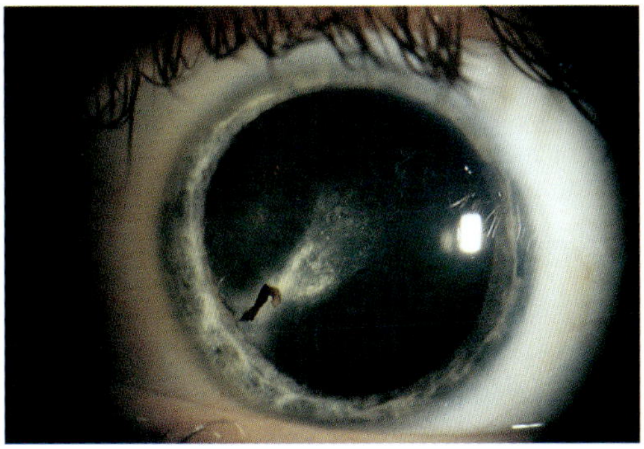
h

Abb. 9.25a–h

Abb. 9.26a–h

Abb. 9-26 a (Pat. M., Tab. 9-6 a): Doppelperforation der Linse durch intraokular eingedrungenen Stahlsplitter; beginnende Rosettenentwicklung, äquatoriale Vakuolen. Präoperative Aufnahme.

Abb. 9-26 b 3. Tag nach Magnetextraktion durch eine Inzision im Pars-plana-Bereich, Kryopexie der Netzhaut und Fibrinklebung der Linsenkapselwunden. Die Rosette ist während der Operation deutlich größer geworden, befindet sich jetzt aber bereits in Rückbildung (kleinblasiger Rosettenaufbau an den Ausläufern).

Abb. 9-26 c 2 Wochen später hat sich die Rosette deutlich weiter zurückgebildet, die übrige Linse ist klar. Visusanstieg auf 0,4.

Abb. 9-26 d Nach der 4. Woche langsam erneute Zunahme der Rosettenfläche und der äquatorialen Vakuolen. Nach 5 Monaten (Photo) deutlich größere Rosettenfläche, jedoch nur vereinzelt große Vakuolen in den Rosettenausläufern. Eine undichte Stelle an den Kapselwunden war nicht festzustellen, deshalb wurde weiter abgewartet.

Abb. 9-26 e 2 Wochen später Zunahme der Quellung und Trübung im Verletzungsbereich der Linse.

Abb. 9-26 f Verlauf bezüglich der äquatorialen Vakuolen: Am 3. Tag nach der Fibrinklebung sind fast zirkulär äquatoriale Vakuolen mehrreihig sichtbar.

Abb. 9-26 g 4 Wochen später deutliche Verminderung von Zahl und Größe der äquatorialen Vakuolen.

Abb. 9-26 h 9 Monate nach dem Unfall; starke Zunahme der Zahl und Größe der äquatorialen Vakuolen, Entwicklung einer traumatischen Katarakt. Der vorübergehende Erfolg zeigt, daß der beschrittene Behandlungsweg richtig war, daß das Ziel einer vollständigen und dauerhaften Abdichtung der Kapselverletzungen jedoch knapp verfehlt wurde.

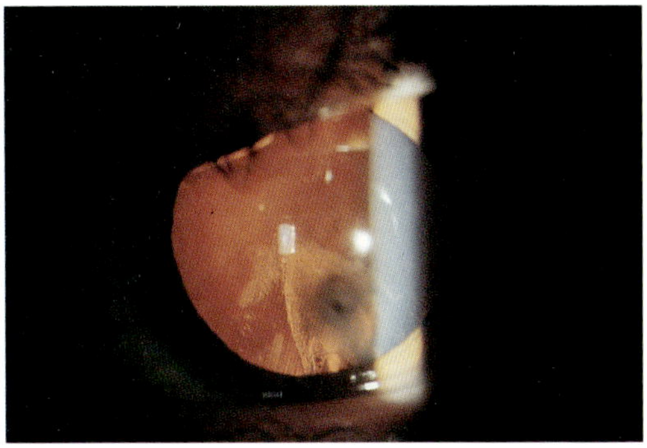

a

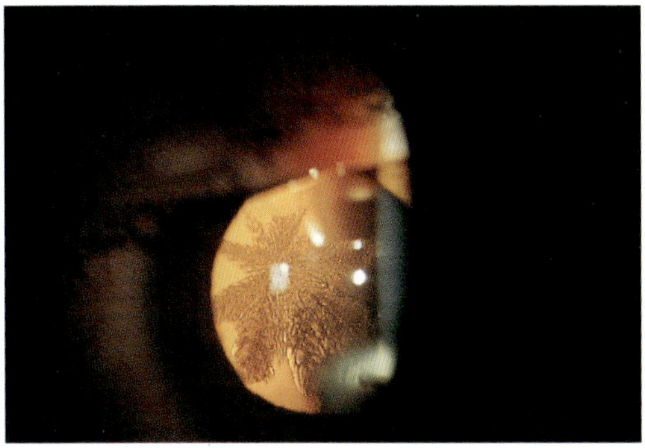

b

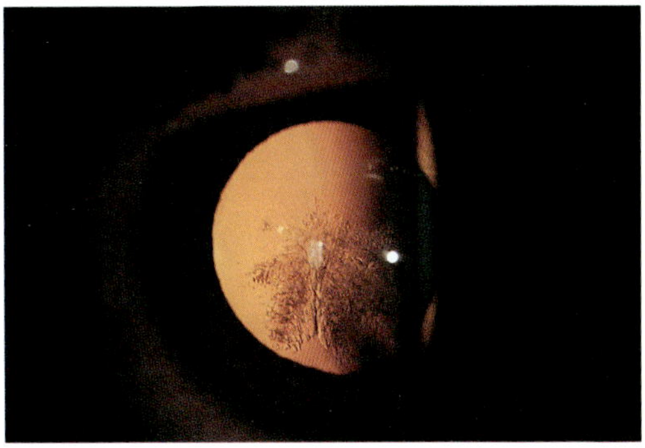

c

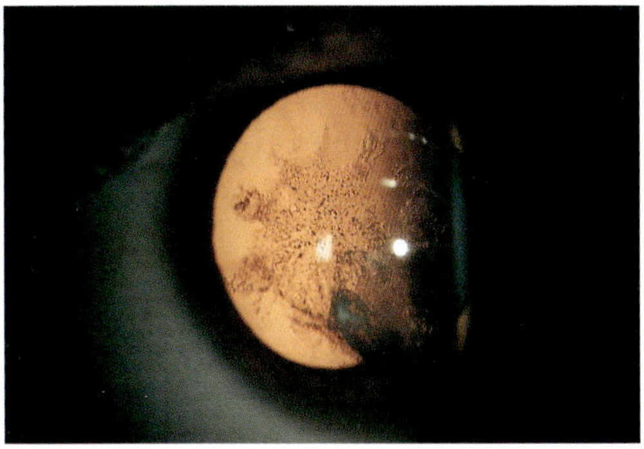

d

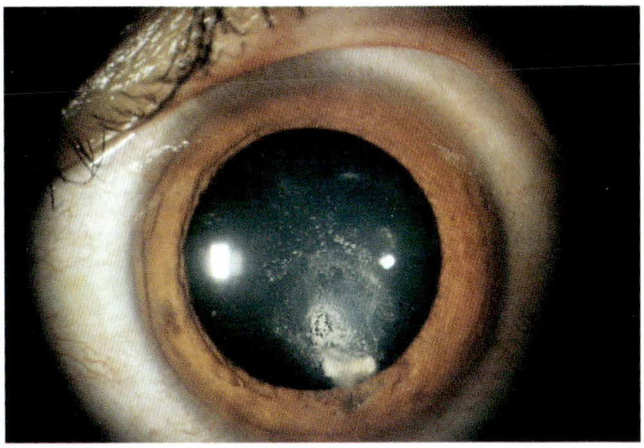

e

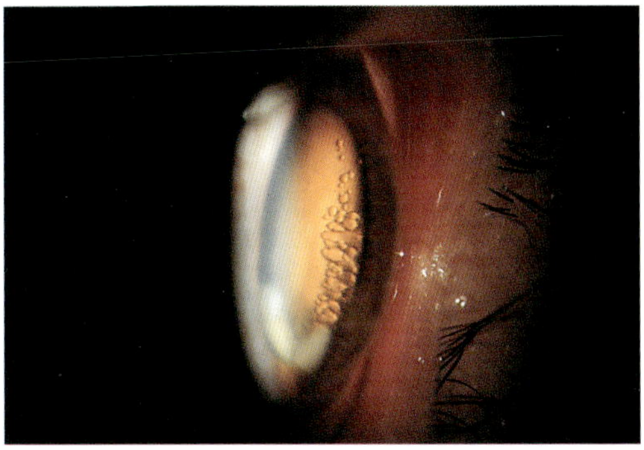

f

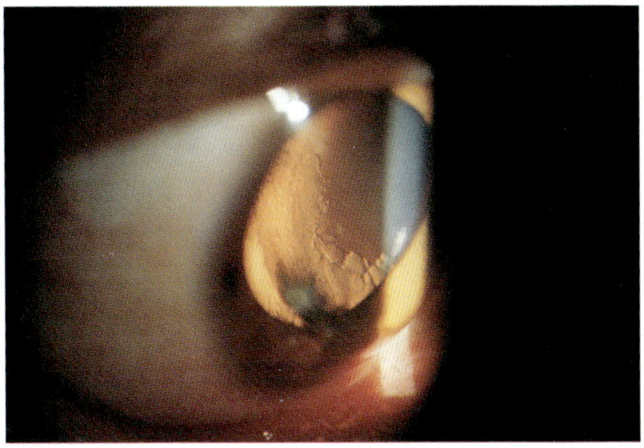

g

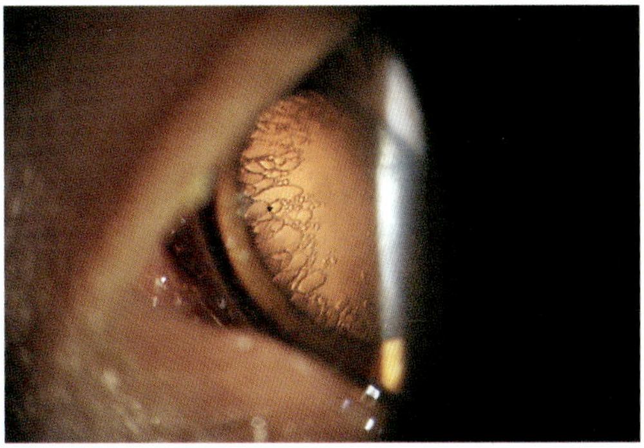

h

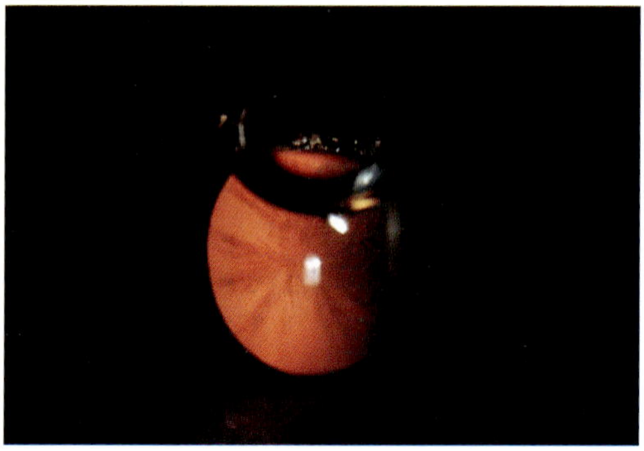

a

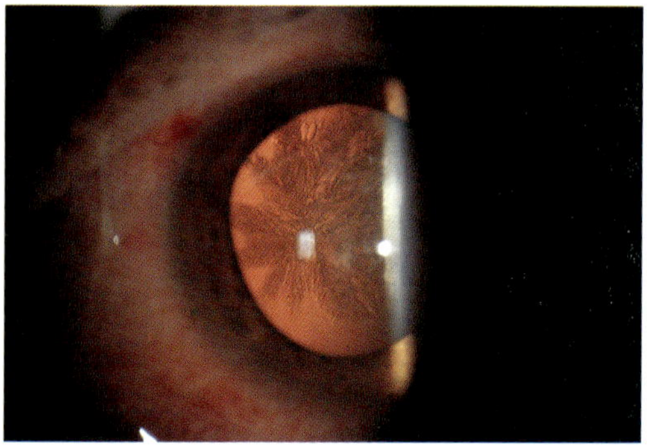

b

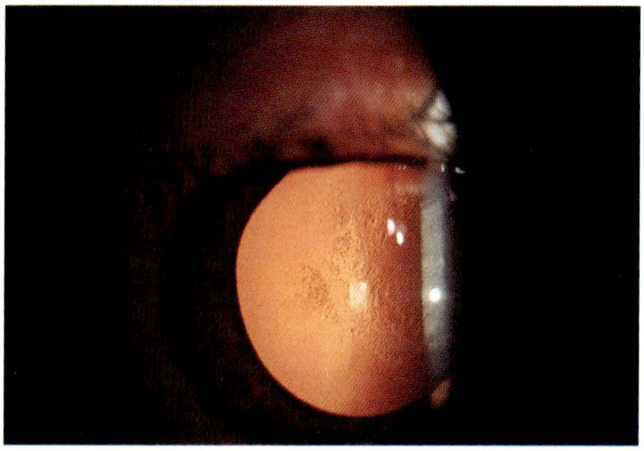

c

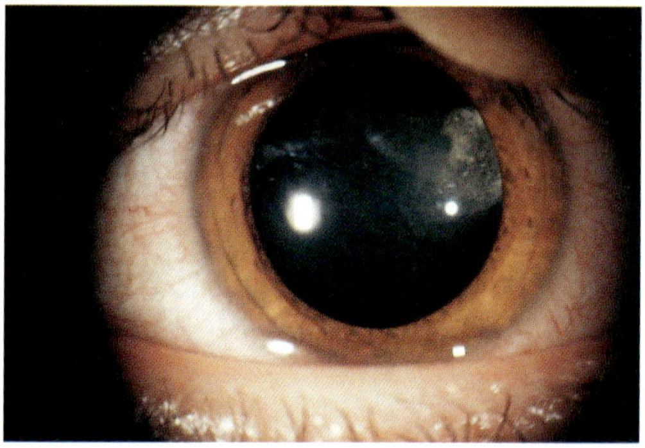

d

Abb. 9-27 a (Pat. K., Tab. 9-6 a): Doppelperforation der Linse durch intraokular eingedrungenen Stahlsplitter (Hammer und Meißel). Magnetextraktion nach Sklerainzision, Fibrinklebung der vorderen Kapselwunde. Am 1. postoperativen Tag besteht eine deutliche Rosette, an der hinteren Kapsel wird ein großer Defekt erkennbar, mit nach hinten umgeschlagenen Kapselrändern und deutlicher Protrusio der Linsenrinde korpuswärts. Zunahme der Rosettengröße in den folgenden 24 Stunden.

Abb. 9-27 b Deshalb am folgenden Tag Fibrinklebung der hinteren Kapselwunde mit Einführung der Kanüle über eine basale Iridektomie bis in die Zonula am Linsenäquator. Am 3. postoperativen Tag (Photo) noch große und dichte Rosette mit teils kleinblasigen, teils grobblasigen Ausläufern.

Abb. 9-27 c 2 Monate später ist die Rosette weitgehend verschwunden, Visusanstieg auf 0,6. Im Laufe der folgenden 6 Monate sehr langsame Verschlechterung mit Vergrößerung und Dichtezunahme der Rosette und Zunahme der äquatorialen Vakuolen. Die hintere Kapselwunde erschien zunächst als fest verschlossen, klaffte jedoch später wieder.

Abb. 9-27 d Zunehmende Kataraktentwicklung, Erfolg nur vorübergehend wegen unvollständiger Abdichtung der hinteren Kapselwunde.

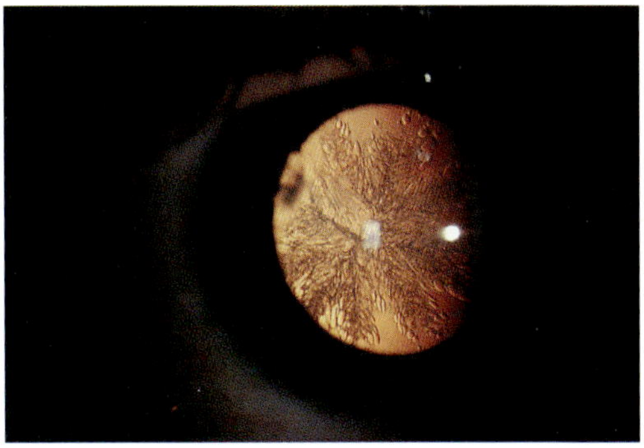

a

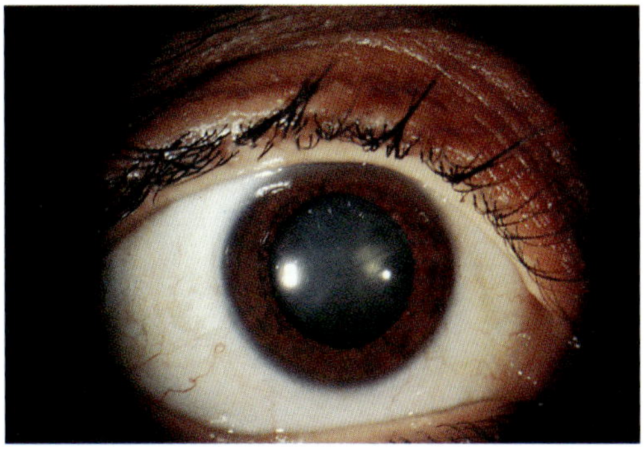

b

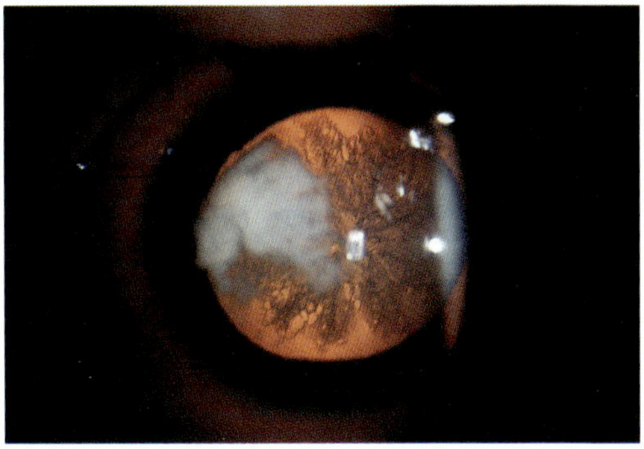

c

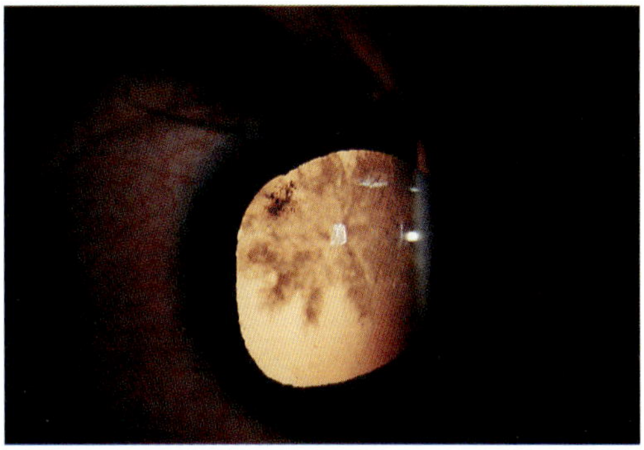

d

Abb. 9-28 a–e

Abb. 9-28 a (Pat. R., Tab. 9-6 a): Vom Augenarzt zunächst nicht erkannte perforierende Verletzung mit intraokularem Stahlsplitter (Hammer und Meißel). Einweisung am 5. Tag mit bereits großer, grobblasiger Rosette.

Abb. 9-28 b Präoperativ besteht schon eine diffuse hauchige Linsentrübung. Magnetextraktion nach Sklerainzision; Kryopexie und Fibrinklebung der vorderen Kapselwunde.

Abb. 9-28 c Am 4. postoperativen Tag noch Fibrinüberschuß in der Vorderkammer, Rosette noch ähnlich wie bei der Aufnahme, auch noch mit großen Vakuolen.

Abb. 9-28 d Am 21. Tag ganz erheblich gebesserter Befund, Rosette und Vakuolen kleiner. Visusanstieg bis zur 5. Woche auf 0,6.

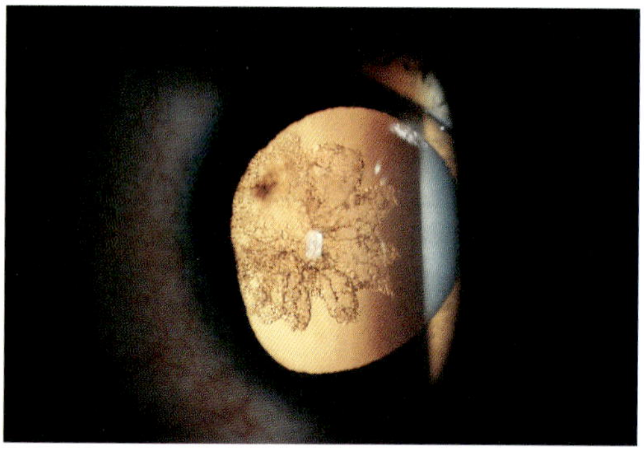

e

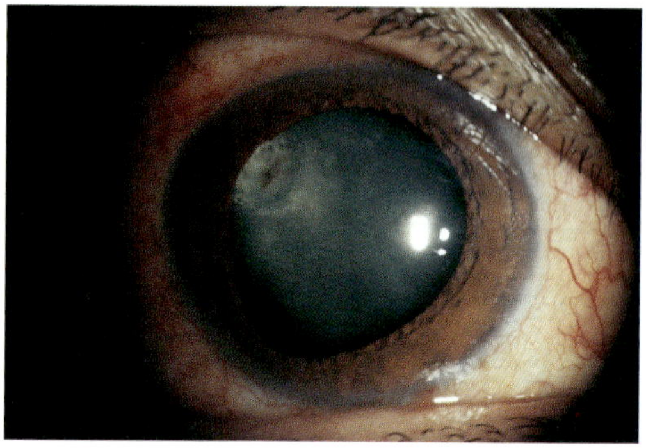

f

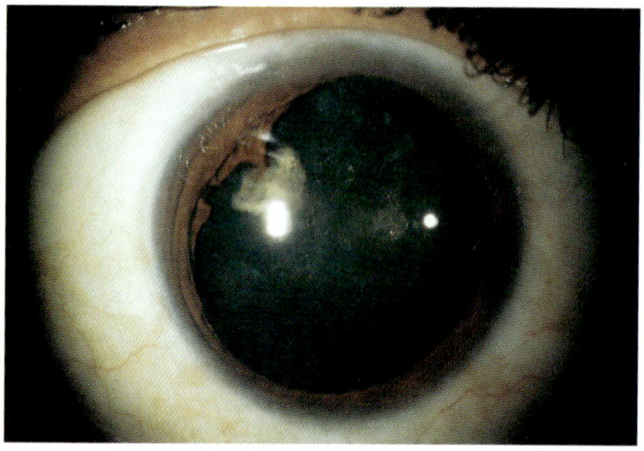

g

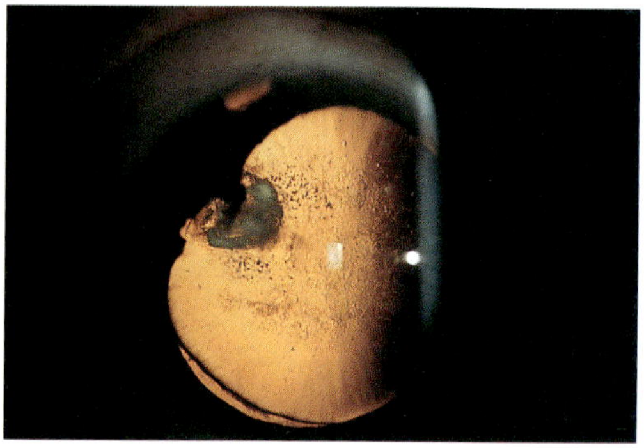

h

Abb. 9.28e–h

Abb. 9-28 e In den folgenden Wochen und Monaten langsame Verschlechterung, Vergrößerung der Rosette, grobblasige Struktur. Photo 2 Monate nach dem Unfall.

Abb. 9-28 f Wegen Undichtigkeit der hinteren Kapselwunde erfolgte am 75. Tag eine Fibrinklebung über eine basale Iridektomie mit bis in die Zonula am Äquator eingeführter Kanüle. 5. postoperativer Tag, es besteht schon eine diffuse Graufärbung der Linse.

Abb. 9-28 g Nach Fibrinklebung der hinteren Kapselwunde erneute Besserung im Lauf der folgenden 8 Monate, Linse deutlich klarer. Photo 1 Jahr nach dem Unfall.

Abb. 9-28 h Auch im regredienten Licht 1 Jahr nach dem Unfall feste Kapselnarbe und nur umschriebene Rosettenreste, Visus erneut auf 0,6 angestiegen. Die Vorwölbung der Linsenrinde im Defektbereich der hinteren Kapsel flachte ab und war mit einer Membran bedeckt. Im weiteren Verlauf wurde der Rosettenrest am hinteren Pol optisch immer dichter, der Visus sank wieder ab, deshalb nach 4 Jahren Katarakt-Operation.
Die Fibrinklebung hatte nur vorübergehend auch funktionell guten Erfolg, wegen des zu spät erfolgten Verschlusses der Linsenkapselwunden war der Linsenschaden (Rosette) nicht mehr ausreichend rückbildungsfähig.

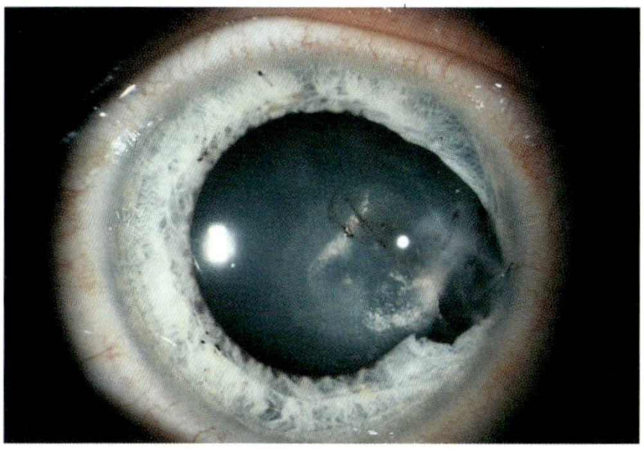

Abb. 9-29 Verletzung durch einen Ast, großer äquatorialer Defekt der Linse, sektoraler Defekt der hinteren Kapsel. Fibrinklebung nur von vorn am Tag nach dem Unfall, Photo 3 1/2 Monate danach. Postoperativ bis zur 3. Woche Visusanstieg auf 0,5 und bis zur 10. Woche Stagnation, in den folgenden 3 Monaten langsame Verschlechterung, schließlich Katarakt-Operation.

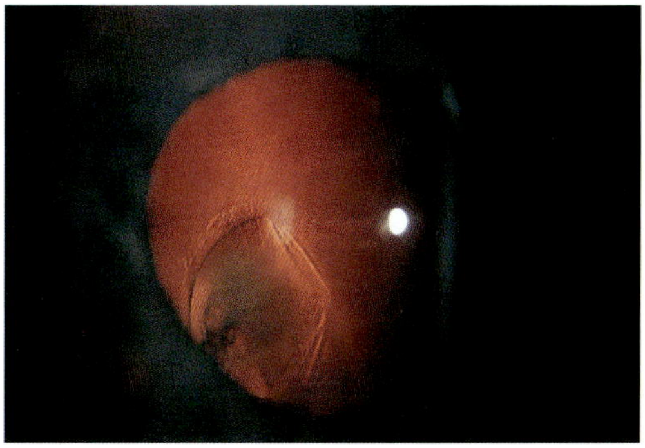

Abb. 9-30 Doppelperforation der Linse durch intraokular eingedrungenen Stahlsplitter (Hammer und Meißel). Magnetextraktion nach Sklerainzision, Kryopexie, Fibrinklebung nur der vorderen Kapselwunde; am 2. postoperativen Tag sieht man hier die geschlossene Kapselnarbe vorn und die klaffend offene große Wunde der hinteren Kapsel. Innerhalb von 10 Tagen sehr rasche Katarakt-Entwicklung, da die hintere Wunde nicht verschlossen wurde.

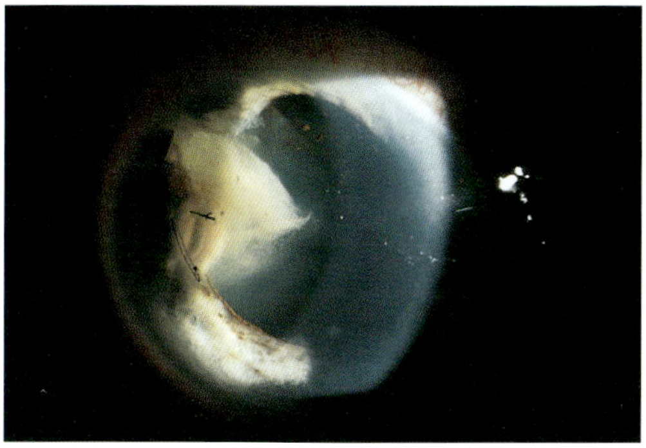

Abb. 9-31 Perforierende Verletzung durch eine Drahtfeder; Fibrinklebung des sektoralen, bis zum Äquator reichenden Linsendefektes. Nach 2 Wochen ist der Verletzungsbereich mit einer dichten Membran bedeckt, die übrige Linse ist weitgehend klar. Katarakt-Entwicklung innerhalb 6 Wochen – der Defekt war wohl zu groß.

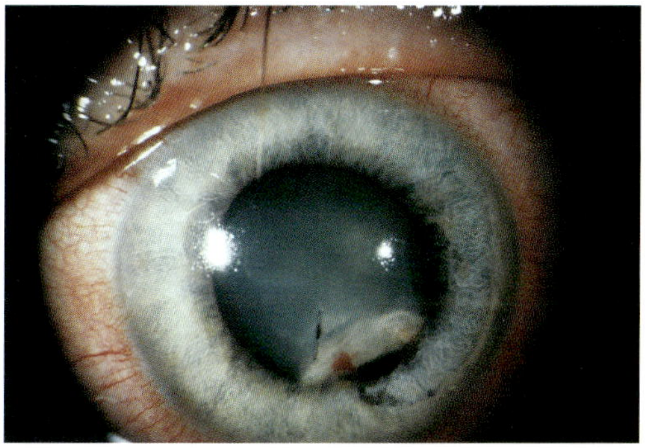

Abb. 9-32 Äquatorialer Linsendefekt durch großen Stahlsplitter (4,5 x 3 mm). Magnetextraktion nach Sklerainzision, Fibrinklebung des durchgreifenden Defektbereiches von vorn, Befund 5 Wochen postoperativ. Bis dahin stagnierende Rosetten-Ausdehnung mit allmählicher Vergrößerung der Vakuolen in der Rosette, dann innerhalb 2 Monaten fortschreitende Katarakt-Entwicklung.

9.9.3 Linsenstecksplitter

Linsenstecksplitter führen im langfristigen Verlauf fast immer zu einer traumatischen Katarakt, auch wenn sie zunächst einheilen (Tab. 9-7 und Abb. 9-33). Das liegt in diesen Fällen an einer chemisch-toxischen Wirkung der Fremdkörper auf die Linsensubstanz und nicht am weiteren Eindringen von Kammerwasser. Sie sollten deshalb stets sofort entfernt werden (*Keeney* 1971), mit sogleich angeschlossener Reinigung und Fibrinklebung der Kapselwunde. Beläßt man eisenhaltige Fremdkörper in der Linse, so kann das eine Siderosis bulbi zur Folge haben. Bei der Extraktion ist das Kammerwasser von der Linsenwunde möglichst fernzuhalten (Luftblasentechnik oder evtl. Hyaluronsäure). Die Extraktion muß behutsam erfolgen, mit vorsichtiger Lösung der Kapselränder vom Fremdkörper, damit die Kapselwunde nicht weiter aufgerissen wird. *Riebel* (1979) füllte zur Entfernung intralentikulärer Fremdkörper bei klaren Linsen die Vorderkammer mit Zitratplasma, das aus dem Blut des Patienten gewonnen wurde, und fügte Calcium-Gluconat hinzu. Der Fremdkörper wurde dann mit dem Magneten entfernt. Er berichtete, daß bei 17 Patienten die Linse klar geblieben sei (Intervall Unfall – Operation 3 Stunden bis 12 Tage), bei 3 Patienten habe sich eine traumatische Katarakt entwickelt (2 nach 5 Tagen, 1 nach 6 Monaten, Intervall Unfall – Operation 4, 60 und 103 Tage). Die Nachbeobachtungszeiten bei den Patienten mit klar gebliebener Linse sind mit 2 bis 21 Jahren angegeben (bei 8 Pat. 10 oder mehr Jahre). Komplikationen seien im postoperativen Verlauf nicht aufgetreten. Unseres Wissens hat jedoch keine andere Augenklinik der Tschechoslowakei oder des Auslandes die Methode aufgegriffen, und es liegen seither keine weiteren Veröffentlichungen vor.

Wir haben 4 Linsenstecksplitter (s. Tab. 9-7) mit dem Magneten entfernt und die Kapselwunde sofort mit Fibrinklebung verschlossen. Dennoch kam es in allen 4 Fällen im Laufe eines Monats zur Katarakt, und zwar in 2 Fällen bei fest verschlossener Kapselwunde (s. Abb. 9-33) infolge toxischer Linsenschäden wegen zu langer Verweildauer des Splitters in der Linse – man hatte auf ein „Einheilen" des Splitters gehofft. Beim 3. Patienten wurde leider die Zykloplegie in der Nachbehandlung versäumt, so daß die Kapselwunde in der 4. postoperativen Woche wieder aufbrach und rasch eine diffuse Linsentrübung entstand. Im 4. Fall lag eine äquatoriale Linsenverletzung vor.

Tabelle 9-7 Linsenstecksplitter.

Pat., Alter	Unfallart	Intervall Unfall – Splitterentfernung	Operations-Technik	Zeitabstand OP – Katarakt	Bemerkungen	Jahr der OP	Abb.-Nr.
E., w. 34 J.	magnet. FK	HH. schon vernarbt!	Vorderkammer luftgefüllt	1 Mo.	postop. Kapselnarbe fest geschlossen – tox. Schaden	1985	
W., m. 37 J.	Eisensplitter	(Angaben fehlen, siehe Kap. 9.9.4)		1 Mo.	postop. Kapsel fest geschlossen, Siderosis lentis	1982	9-33
V., m. 37 J.	Hammer und Meißel, intralentaler FK	10 Std.	Vorderkammer mit Healon gefüllt	2 Wo. klar, nach 6 Wo. diffuse Katarakt	postoperativ keine Zykloplegie! 4. Wo.: Quellung im Wundbereich	1984	
M., m. 39 J.	Hammer und Meißel	20 Std.	Vorderkammer luftgefüllt	2 Wochen	Äquatoriale Linsenverletzung	1984	9-34

9.9.4 Ergebnisse 1985–87

Nach 1984 hinderten mich eine wachsende Belastung mit anderen klinischen Aufgaben sowie zunehmende gesundheitliche Probleme immer mehr daran, diese Operationen zu jeder Tages- und Nachtzeit persönlich auszuführen (unabhängig von der Bereitschaftsdienst-Einteilung) und die postoperativen Verläufe selbst engmaschig zu kontrollieren.

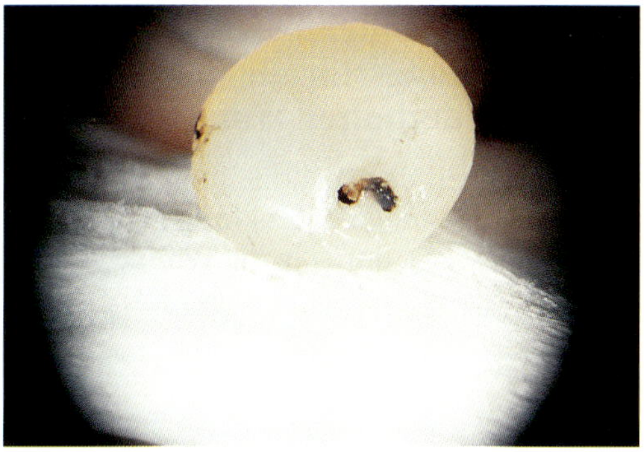

Abb. 9-33 (Pat. W., Tab. 9-7): Nach Entfernung eines Linsenstecksplitters und Fibrinklebung der Kapselwunde kam es wahrscheinlich wegen zu langer Verweildauer des Splitters in der Linse – der zunächst einzuheilen schien – zu Siderosis lentis und Katarakt. Intrakapsuläre Extraktion der getrübten Linse zur Vermeidung einer Siderosis bulbi. Die Kapselwunde ist fest verschlossen.

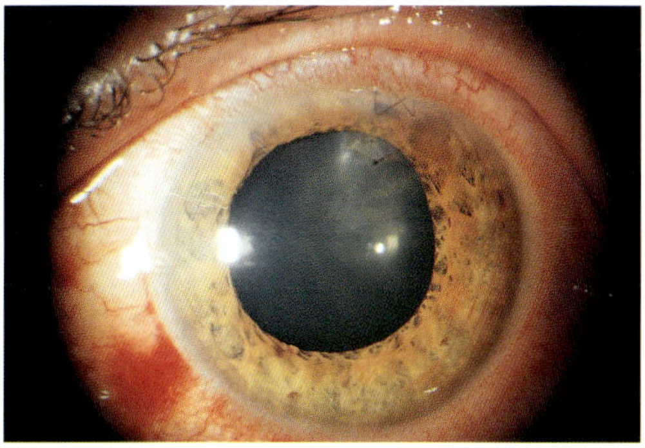

a

Abb. 9-34 a (Pat. M., Tab. 9-7): 2. Tag nach Magnetextraktion eines Linsenstecksplitters und anschließender Fibrinklebung der Linsenkapselwunde; Operation am Tag nach dem Unfall. Es ist bereits zu einer diffusen Trübung der Linse gekommen.

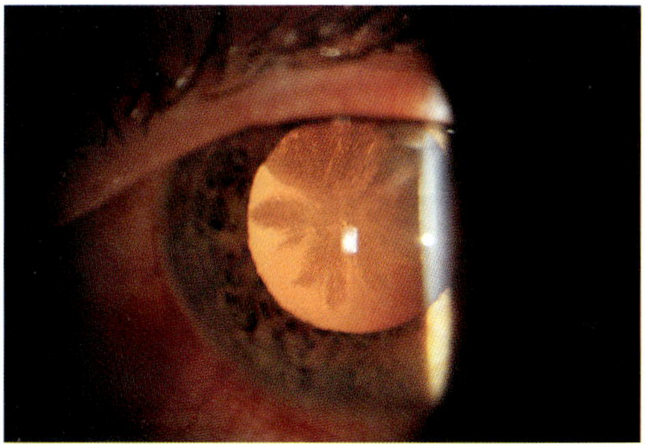

b

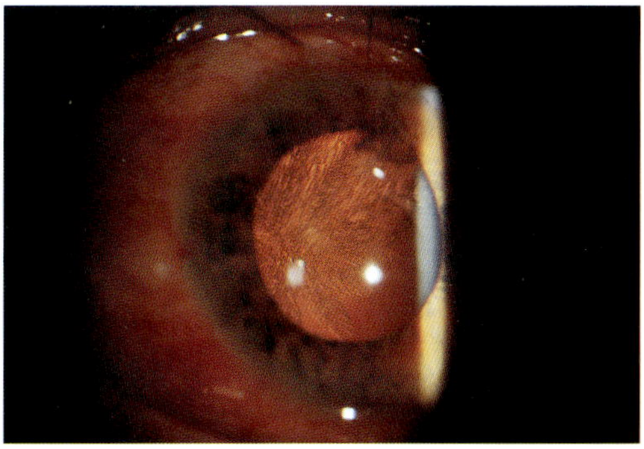

c

Abb. 9-34 b Im regredienten Licht große, jedoch feinblasige Rosette unter der hinteren Linsenkapsel. Nur oben einzelne gröbere Vakuolen. Verlauf dennoch ungünstig.

Abb. 9-34 c Am 5. postoperativen Tag ist die Rosette größer und vor allem wesentlich grobblasiger. Nach 2 Wochen diffuse Katarakt. Vermutlich war der Zeitabstand zwischen Unfall und Splitterentfernung mit Fibrinklebung zu groß; eine chemotoxische Wirkung des Splitters oder eine Undichtigkeit der Klebestelle sowie eine äquatoriale Lage des Kapseldefektes kommen als Ursachen für den ungünstigen Verlauf ebenfalls in Betracht.

Schließlich hielt es ein nach der Emeritierung von *Leydhecker* einige Jahre in Würzburg tätiger Klinikdirektor für richtig, ohne eigene Erfahrungen mit der Methode und ohne Sichtung des vorliegenden umfangreichen experimentellen und klinischen Materials die weitere Anwendung zu untersagen. Sein Mitarbeiter und kommissarischer Nachfolger verhielt sich ebenso. Die ergänzende Auswertung der bisher vorliegenden klinischen Resultate wurde durch Sperrung des Zugangs zu den Krankenblättern und Photodokumentationen verhindert, ohne daß ich dazu einen Anlaß gegeben hätte. Deshalb war eine abschließende Beurteilung der Ergebnisse bei den 1985–1987 operierten Patienten bisher nur in Einzelfällen möglich.

9.10 Spontanheilungen, Komplikationen

9.10.1 Spontanheilungen, Heilungsstörungen, wiederholter Wundverschluß

Auf Störungen der Wundheilung durch vorzeitige Beendigung der Zykloplegie (s. Kap. 9.8.1, Abb. 9-25), durch in die Wunde hineinragende Iris-Gewebsfetzen (s. Kap. 9.5.1)

Tabelle 9-8 Spontanheilungen nach Kapselverletzungen.

Pat., Alter	Unfallart	Art der Linsenverletzung	Tyndall bei Aufnahme	Zeitabstand Unfall – stat. Aufnahme	Kontrollzeitraum (letzter Befund)	Visus zuletzt	Bemerkungen, Nachbehandlung	Jahr der OP	Abb. Nr.
Ö., 22 J. w.	Glassplitter (Autounfall)	vordere Kapsel	Iris- und Ziliarkörper-Prolaps	OP am Unfalltag	4 J.	0,7	Erhebliche Irisquetschung	1978	9-2
E., 39 J. m.	Ast	vordere Kapsel	Fibrin auf Kapselwunde knapp ausreichend	4 Tage	20 Mo.	0,8	4 Mo. Zykloplegie, Dehiszenz gedeckt, nach 10–16 Mo verheilt	1983	9-5
F., m. 57 J.	rotier. Drahtbürste	vordere Kapsel	++ Kapselwunde mit Fibrin bedeckt	1 Std.	6 Mo.	0,6	Iris erhebl. verletzt 2. Tag: diffuse Trübung, Wasserspalten, hint. Synechie; Zykloplegie	1983 Nach 5 Wo. Linse klar	9-35
M., 24 J. m.	Windschutzscheibensplitter	vord. Kapsel (große Wunde)	+++	ca. 4 Std.	3 Mo.	0,3	Iris erhebl. verletzt	1982	
K., 17 J. m.	Hammer und Meißel, i.o. FK	Doppelperforation	+++ (Hyphaema, präretinale Blutung)	ca. 4 Std.	3 J.	1,0	Irisquetschung Blutaustritt	1978	9-3
Insuffiziente Spontanheilung:									
C., 21 J. m.	Übungsgranate	Doppelperforation (2x)	++ Fibrinauflage auf vord. Kapselwunde	ca. 3 Std.	? 1 Mo.	10. T. 0,4, dann Katarakt	Synechien zur Kapselwunde	1983	

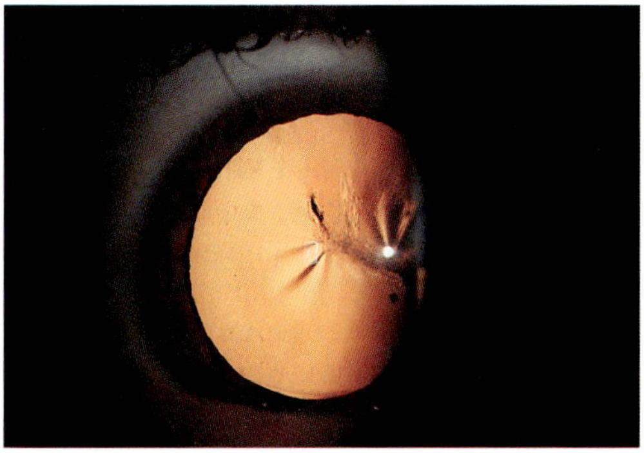

Abb. 9-35 (Pat. F., Tab. 9-8): Spontanheilung einer großen Verletzung der vorderen Linsenkapsel durch Draht einer rotierenden Drahtbürste. Bei der stationären Aufnahme war der Kapseldefekt mit einer dünnen Fibrinschicht bedeckt, Tyndall zweifach positiv; es bestand eine diffuse Kern- und Rindentrübung mit Wasserspalten. Auf eine Fibrinklebung haben wir verzichtet, weil wir den diffusen Linsenschaden – fälschlich! – für irreparabel hielten. Es bestand eine hintere Synechie zum Ende der Kapselwunde. Spontanheilung der Kapselwunde unter Homatropin-Nachbehandlung, Visusanstieg auf 0,5 innerhalb 8 Tagen. Nach 5 Wochen feste Narbe der vorderen Kapsel, noch ausgeprägte Kapselfalten, übrige Linse klar, Visus 0,6, Nachbeobachtungszeit 6 Monate.

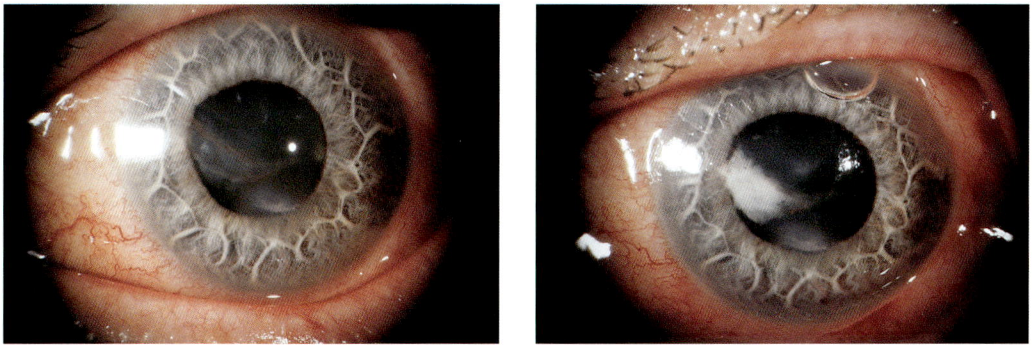

a b

Abb. 9-36 a (Pat. M., Tab. 9-5 b): Große Verletzung der vorderen Linsenkapsel durch einen Ast. Mäßige posttraumatische Iritis, am 3. Tag dicht erscheinende weiße Narbe der Linsenkapsel und nur kleine Rosette. 1 Woche nach dem Unfall (Photo) starke Dehnung der Narbe, bedeckende Membran zu dünn, Rosettengröße verdoppelt.

Abb. 9-36 b 1. Tag nach Eröffnung der zu dünnen Membran, Absaugung der gequollenen Linsenrindenanteile und Fibrinklebung. Die Wunde ist fest verschlossen. Im weiteren Verlauf trotzdem erneute Aufsprengung der Kapselwunde innerhalb einer Woche. Am temporalen Ende der Wunde war hinter der Iris die Absaugung der geschädigten Linsenanteile wahrscheinlich nicht vollständig gelungen. Nach einem Monat Katarakt-Operation.

und durch Wundrandabrisse bei der Glättung von Kapselfalten im Heilungsverlauf (s. Kap. 9.8.2, Abb. 9-21) wurde bereits eingegangen. Spontan posttraumatisch verheilende Linsenkapselverletzungen (Tab. 9-8, Abb. 9-35) bedürfen der gleichen Nachbeobachtung und Nachbehandlung wie operativ versorgte Kapselwunden, da die gleichen Heilungsstörungen auftreten können.

In 7 Fällen haben wir die Fibrinklebung wiederholt, in einem Fall sogar zweimal (Tab. 9-5 a und 9-6 a). Die wiederholten Applikationen des Fibrinklebers wurden völlig problemlos und ohne Auftreten von Reizerscheinungen vertragen. Bei 4 Patienten (s. Abb. 9-14, 9-17, 9-21, 9-25) gelang es, durch die wiederholte Applikation doch noch einen günstigen Verlauf zu erzielen und eine funktionstüchtige Linse zu erhalten bzw. wiederherzustellen. Bei anderen Patienten beschränkten wir uns auf eine genaue Kontrolle des Befundes in kurzen Zeitabständen, weil wir hofften, daß es ohne weiteren Eingriff doch noch zu einem endgültig dichten und festen Verschluß der Kapselwunde käme (M., 40 J., Tab. 9-5 b, M., Tab. 9-6 a, Abb. 9-26). Die Indikation zu einem erneuten operativen Verschluß der Kapselwunde sahen wir erst dann als gegeben an, wenn eine zunehmende Vorwölbung der die Kapselwunde bedeckenden Narbenmembran auf fortschreitende Quellungsvorgänge hinwies, zunehmende Rosetten und Vakuolen einen ungünstigen Verlauf signalisierten (s. Abb. 9-25) oder das Areal einer Wundrand-Dehiszenz mit zu dünner Bedeckung der Linsenrinde in diesem Bereich immer größer wurde. Gerade im letzteren Fall ist es schwierig vorherzusehen, wie der weitere Verlauf ohne erneuten Eingriff sein wird (s. Abb. 9-5, 9-21). Ein erneuter Eingriff ist mit dem Risiko einer größeren verbleibenden Narbe bzw. verbleibender Rosettenreste verbunden, ein zu spät erfolgter operativer Verschluß mit dem Risiko der vollständigen Trübung der Linse (s. Tab. 9-5 b, Abb. 9-36).

Die in den Kap. 9.9.1 und 9.9.2 beschriebenen Fälle mit Entwicklung einer traumatischen Katarakt wurden bereits dort bezüglich der wahrscheinlichen Ursachen für den ungünstigen Verlauf analysiert (s. Tab. 9-5 b und 9-6 b). Der Versuch, die Linse mit Fibrinklebung zu retten, hatte für keinen unserer Patienten irgendwelche dauerhaften negativen Auswirkungen. Im Gegenteil machten sowohl *Mertz* (persönliche Mitteilung) als auch wir die Erfahrung, daß die Fibrinklebung der Kapselwunde für den Patienten und den Operateur auch dann Vorteile brachte, wenn die Entwicklung einer traumatischen Katarakt nicht mehr verhindert werden konnte. Die Abdeckung der Kapselwunde mit Fibrin unterbindet die phakogene Komponente der posttraumatischen Uveitis. Die Augen werden schneller reizfrei, die Entfernung der traumatischen Katarakt kann aufgeschoben werden und später unter wesentlich günstigeren Bedingungen erfolgen.

9.10.2 Unerwünschte Nebenwirkungen, intraokularer Druck, Infektionsgefahren

Auf iatrogene Synechien als Folge der Fibrinklebung und auf deren Auflösung wurde im Kap. 9.7.4 bereits eingegangen. Dort wurde auch auf die bei zu reichlicher Fibrinogen-Applikation beobachteten passageren Druckanstiege hingewiesen, ebenso auf die Verzögerung des Abbaues überschüssigen Fibrins durch drucksenkende Maßnahmen, welche die Kammerwasserproduktion reduzieren. Bei sehr großem Fibrinüberschuß in der Vorderkammer kam es bei einem Patienten (Sch., s. Tab. 9-6 a, Abb. 9-25, 2. Fibrinklebung) am 1. postoperativen Tag zu einem akuten Druckanstieg auf 57 mmHg; mit Diamox® und Timolol® gelang innerhalb 4 Stunden eine Drucksenkung auf 32 mmHg; am nächsten Tag – ohne drucksenkende Therapie – lag er bei 24 mmHg. Ein weiterer Patient (mit maximal 42 mmHg) reagierte ebenso prompt auf diese Behandlung. Nach 1–2 Tagen lagen bei den betroffenen Patienten die Augeninnendruckwerte ohne drucksenkende Therapie wieder im Normbereich. Druckwerte bis 35 mmHg sollte man bei Fibrinüberschuß für einige Tage tolerieren (Kap. 9.7.4). Zu einer bleibenden Erhöhung des intraokularen Druckes kam es in keinem Fall. Die in Anwendung von lokal appliziertem Heparin oder rt-PA zur Auflösung überschüssigen Fibrins wäre möglich (s. Kap. 9.7.4), wurde von uns aber nicht benötigt.

Das Fibringerinnsel ist für Bakterien wegen des Fehlens von Nährstoffen ein sehr viel schlechterer Nährboden als ein Blutgerinnsel (*Stanek* und Mitarb. 1980). Es verwundert daher nicht, daß wir in keinem Fall im Bereich der Klebestelle bakterielle Infektionen feststellen mußten. Nur bei einem der behandelten Patienten ist eine auf die perforierende Verletzung zurückzuführende intraokulare Infektion aufgetreten. Das gilt auch für die Patienten, bei welchen die Linse nicht gerettet werden konnte. Daß Fälle mit posttraumatischer Endophthalmitis in dieser Serie so selten sind, liegt zweifellos nicht nur an der sofort eingeleiteten systemischen antibiotischen Therapie, sondern auch daran, daß Patienten mit starkem Blut- oder Eiweißaustritt in die Vorderkammer nach dem Trauma von vornherein von der mikrochirurgischen Versorgung der Linsenkapselwunden mit Fibrinklebung ausgeschlossen wurden (s. Kap. 9.5.2).

Virusinfektionen (Hepatitis, Aids) durch den aus menschlichem Spenderblut gewonnenen

Fibrinkleber sind bei millionenfacher Anwendung in den verschiedensten medizinischen Fachgebieten nicht festgestellt worden (s. Kap. 1). Das Hepatitis-Virus ist wesentlich resistenter gegenüber den verwendeten Inaktivierungsverfahren als das HIV-Virus. Trotzdem haben umfangreiche Nachuntersuchungen von mit Fibrinklebung behandelten Patienten in anderen Fachgebieten keinen Anhalt für Virusübertragungen durch den Fibrinkleber ergeben; wurden im postoperativen Verlauf Infektionen (Hepatitis) festgestellt, so waren diese auf gleichzeitig verabreichte Blutkonserven oder Blutprodukte zurückzuführen, die nicht so intensiven Inaktivierungsmaßnahmen unterzogen werden können wie der Fibrinkleber. Will man dennoch ein – wenn auch sehr geringes – Rest-Risiko unterstellen, so ist darauf hinzuweisen, daß die Bedingungen für das Angehen einer Infektion in unserem Fachgebiet ganz besonders schlecht sind. Im Vergleich zu den anderen Anwendungsbereichen in der Medizin applizieren wir Mengen, die um mehrere Größenordnungen kleiner sind als man sie dort verwendet. Außerdem applizieren wir an der Linse einen einen gefäßlosen Bereich. Somit ist bei den hier beschriebenen Anwendungen eine noch größere Sicherheit gegen die Übertragung von Virusinfektionen gegeben als bei den Anwendungen in den anderen medizinischen Fachgebieten.

9.11 Zentralisierung der linsenerhaltenden operativen Versorgung von Verletzungen der Linse (LVVL)

Über die in Würzburg entwickelte Methode zur organerhaltenden mikrochirurgischen Versorgung von Linsenkapselverletzungen wurde wiederholt auf Tagungen und in Publikationen berichtet (*Buschmann* 1982, 1983, 1986, 1987, 1990, 1993; *Buschmann* und Mitarb. 1981, 1984, 1987. Schon 1983/84 konnte zweifelsfrei nachgewiesen werden, daß damit die Erhaltung funktionsfähiger Linsen nach Verletzungen gelingt und die Verträglichkeit des Fibrinklebers bei dieser Anwendung sehr gut ist. Dennoch ist es in den seither vergangenen 10 Jahren nicht zu einer routinemäßigen Anwendung des Verfahrens in anderen Kliniken gekommen. Alle Operateure konzentrierten sich weiterhin auf den bestmöglichen Ersatz verletzter Linsen durch Implantate. – Nur eine weitere Klinik hat sich ansatzweise mit dem Verfahren beschäftigt (*Mertz,* damals Hannover). Auch die Aufnahme des Verfahrens in das Ausbildungsprogramm der Mikrochirurgie-Kurse, die von *Mertz* in Hannover und München veranstaltet wurden, änderte daran nichts. Dies und die im Kap. 9.9.3 beschriebenen Vorgänge machten im Interesse der betroffenen Patienten weitere Aktivitäten erforderlich. In persönlichen Gesprächen mit Klinikdirektoren und Chefärzten stellte sich heraus, daß vor allem zwei Gründe die routinemäßige Anwendung bisher verhindert haben. Das ist erstens die Tatsache, daß der Fibrinkleber in den Augenkliniken (von ganz wenigen Ausnahmen abgesehen) bisher überhaupt noch nicht in Gebrauch ist, im Gegensatz zu der vielseitigen und routinemäßigen Anwendung in vielen anderen Fachgebieten (Chirurgie, Neurochirurgie, HNO-Heilkunde, Gynäkologie usw: *Schimpf* 1980; *Schlag* und *Redl* 1986; *Freigang* und *Weerda* 1992; *Gebhardt* 1992). Der Fibrinkleber steht daher im Operationssaal der Augenkliniken routinemäßig noch nicht zur Verfügung und das Operationspersonal ist mit der Handhabung nicht vertraut.

Der zweite und wichtigere Grund liegt in der begrenzten Zahl von Patienten pro Klinik (und erst recht pro Operateur), bei welchen die Anwendung des Verfahrens infrage käme. Nur im Sinne einer sehr groben Schätzung ist es möglich, Anhaltspunkte für die Zahl der Patienten zu finden, die perforierende Linsenverletzungen erleiden. Beim Hauptverband der gewerblichen Berufsgenossenschaften werden nur die Patienten erfaßt, bei welchen eine Minderung der Erwerbsfähigkeit von mindestens 20% oder eine Rehabilitationsmaßnahme resultiert. Das waren in den Jahren 1988–1990 durchschnittlich pro Jahr 200 Unfallverletzungen mit Verlust der Augenlinse (*Rothe*, HV der gewerblichen Berufsgenossenschaften, persönliche Mitteilung 1991). Unfälle aus dem Bereich der Unfallversicherungsträger der öffentlichen Hand und der landwirtschaftlichen Berufsgenossenschaften sowie private Unfälle sind in dieser Zahl nicht erfaßt. Eine statistische Untersuchung von *Schiefelbein* (1992) ergab, daß die Zahl privater Unfälle mit perforierenden Augenverletzungen etwa ebenso hoch ist wie die der beruflichen Unfälle. Daraus ergibt sich als grobe Schätzung für die alten Bundesländer eine Gesamtzahl von mindestens 500 Unfällen mit Verletzung der Augenlinse pro Jahr.

Mindestens 200 weitere Fälle kommen aus den neuen Bundesländern hinzu (extrapolierte Zahl) = insgesamt 700 Patienten/Jahr. Seit 1990 werden auf Beschluß der DOG einseitige Pseudophakien mit einem Visus von mindestens 0,63 mit weniger als 20% MdE bewertet und diese sind deshalb in den Zahlen der Berufsgenossenschaften nicht enthalten. Andererseits sind unter den genannten 700 perforierenden Augenverletzungen mit Verlust der Augenlinse pro Jahr viele so schwer, daß die linsenerhaltende Operationstechnik nicht eingesetzt werden kann (zu ausgedehnte Zerstörung der Linse). So verbleiben – wiederum als grobe Schätzung – etwa 250 Patienten pro Jahr, bei welchen das neue Operationsverfahren erfolgreich genutzt werden könnte.

Werden diese auf alle Augenkliniken gleichmäßig verteilt, so ergeben sich pro Klinik und Jahr weniger als 10 Patienten, deren operative Versorgung außerdem je nach Bereitschaftsdienstplan von verschiedenen Operateuren ausgeführt würde. So haben diese Operateure kaum die Möglichkeit, Erfahrungen mit der Methode zu sammeln und der Ansporn ist nicht groß, sich in diese neue Operationstechnik einzuarbeiten. Unsere Würzburger Patientenzahlen wurden nur dank überregionaler Zuweisungen durch 14 niedergelassene Augenärzte und auswärtige Kliniken erreicht, und innerhalb unserer Klinik haben nur 3 ausgewählte Operateure diese Operationen ausgeführt (ggf. auch an dienstfreien Tagen).

Daher erwies es sich als erforderlich, solche Patienten einer zentralisierten Versorgung an Kliniken zuzuführen, die die Methode bereithalten und über eingearbeitete Operateure verfügen (*Buschmann* 1994). Eine solche Zentralisation hat sich z.B. in der Diagnostik und der Therapie intraokularer Tumoren bereits gut bewährt und wird auch von den Berufsgenossenschaften unterstützt. Bei der Einbeziehung der einzelnen Kliniken wurden bereits dort vorhandene Erfahrungen im Umgang mit dem Fibrinkleber, die schwerpunktmäßige Beschäftigung mit Unfallverletzten und das besondere Interesse am Aufgreifen der Methode berücksichtigt. Die Mitarbeiter dieser Kliniken haben sich die Mikroapplikatoren, die Doppelkanülen und die Fibrinotherm-Geräte beschafft. Im Laufe der Jahre 1993/94 erfolgte die Einarbeitung der Operateure (Kap. 9.6) und des Operationspersonals in die Operationstechnik und in den Umgang mit dem Fibrinkleber, unter Verwendung von enukleierten Schweineaugen und Spenderaugen (auch Keratoplastiken).

Die Einarbeitung wurde so geplant, daß die nachstehend genannten Kliniken die linsenerhaltende Versorgung von Verletzungen der Linsen (LVVL) routinemäßig ab Mitte April 1994 bzw. ab November 1994 flächendeckend für die gesamte Bundesrepublik aufnehmen konnten.

Es sind dies die folgenden Kliniken:

Aachen: Augenklinik der RWTH Aachen,
Pauwelsstr. 30, 52057 Aachen,
Tel.: 0241/80 88 191, Fax: 0241/88 88 408
(Direktor: Prof. Dr. *Reim*)

Berlin: Augenklinik der FU im Klinikum Steglitz,
Hindenburgdamm 30, 12294 Berlin,
Tel.: 030/97 81
(Direktor: Prof. Dr. *Foerster*)

Berlin: Augenklinik am Städt. Krankenhaus Friedrichshain (Unfallschwerpunktkrankenhaus), Landsberger Allee 49, 10249 Berlin-Friedrichshain, Tel.: 030/42 21-12 72 (Direktor: PD Dr. *Dietze*)

Frankfurt/M.: Univ.-Augenklinik, Sternkai 7, 60596 Frankfurt/M., Tel.: 069/63 01 51 87 (Direktor: Prof. Dr. *Ohrloff*)

Görlitz: Augenklinik der Städt. Kliniken Görlitz, Juliot-Curie-Str. 12, 02826 Görlitz, Tel.: 093581/40 68 03 (Direktor: PD Dr. *Walther*)

Halle/Saale: Univ.-Augenklinik, Magdeburger Str. 8, 06112 Halle, Tel.: 0345/67 18 78 (Direktor: Prof. Dr. *Tost*)

Hamburg: Univ.-Augenklinik, Martinistr. 52, 20251 Hamburg-Eppendorf, Tel.: 040/47 23 02 (Direktor: Prof. Dr. *Draeger*).

Hannover: Augenkl. d. Med. Hochschule, Konstanty-Gutschow-Str. 8, 30625 Hannover, Tel.: 0511/5 32 30 60 (Direktor: Prof. Dr. *Winter*)

Jena: Univ.-Augenklinik Jena, Bachstraße, 07740 Jena, Tel.: 093641/63 32 70 (Direktor: Prof. Dr. *Strobel*)

München: Augenklinik rechts der Isar der TU München, Ismaninger Str. 22, 81675 München, Tel.: 089/41 40 23 21 (Direktor: Prof. Dr. *Mertz*)

Münster: Univ.-Augenklinik, Domagkstr. 15, 48149 Münster, Tel.: 0251/8 31 (Direktor: Prof. Dr. *Busse*)

Schwerin: Augenklinikum am Klinikum Schwerin, Wismarsche Str. 393, 19049 Schwerin, Tel.: 09385/5 20 30 60 (Chefarzt: PD Dr. *Koester*)

Sulzbach/Saar: Augenklinik des Bundesknappschaftskrankenhauses, 66280 Sulzbach/Saar, Tel.: 06897/57 40 (Direktor: Prof. Dr. *Mester*)

Tübingen: Univ.-Augenklinik, Abt. I, Schleichstr. 12, 72076 Tübingen, Tel.: 07071/29 37 21 (Direktor: Prof. Dr. *Thiel*)

Würzburg: Univ.-Augenklinik Würzburg, Josef-Schneider Straße 11, 97080 Würzburg, Tel.: 0931/201-1

An der Würzburger Klinik stehen Operateure zur Verfügung, die die Methode bereits erfolgreich angewendet haben. Ob sich die Klinik am Programm der zentralisierten Versorgung solcher Patienten beteiligt, bleibt jedoch der Entscheidung des wiederum neu zu berufenden Klinikdirektors vorbehalten.

Der erstversorgende Augenarzt wird entscheiden, ob der Patient direkt in eine dieser Kliniken eingewiesen werden kann oder (zunächst) in einer näher gelegenen Klinik versorgt werden muß (s. Kap. 9.5.2).

Weitere Kliniken – insbesondere solche, die viele Unfallverletzte zu versorgen haben – können selbstverständlich das Verfahren aufgreifen und sich an der zentralisierten Versorgung beteiligen; die Einführung dieser Operationsmethode an allen Augenkliniken erscheint dagegen aus den o.g. Gründen als unzweckmäßig. Entsprechende gegenseitige Patientenzuweisungen der Kliniken untereinander sollten – wie bei Tumoren üblich – kein Problem sein, zumal der Zeitabstand zwischen Unfall und Versorgung der Linsenkapselwunden nicht ganz so kritisch ist wie zunächst vermutet (s. Kap. 9.9.1 und 9.9.2; Tab. 9-5 a und 9-6a).

9.12 Zur weiteren Entwicklung der Methode

9.12.1 Mikroapplikator, Farbstoff-Zusatz zum Fibrinkleber

Wegen der einfachen Sterilisierbarkeit und der niedrigeren Kosten haben wir beim Mikroapplikator (s. Abb. 9-7) zunächst die einfache mechanische Lösung bevorzugt. Sollte sich zeigen, daß diese hinsichtlich feinfühliger Handhabung im klinischen Gebrauch nicht befriedigt, käme der Einbau eines elektrischen Schrittmotors mit Batterieantrieb oder Kabelzuführung infrage.

Um das noch nicht geronnene Fibrinogen bei der Applikation an der Linse schon vor der beginnenden Graufärbung besser sichtbar zu machen, haben wir eine Anfärbung der Fibrinogen-Lösung mit Fluorescein (0,05 mg/ml) versucht. Die Grenzen des intraokular applizierten Fibrinogens waren durch die deutlich grüne Farbe sehr viel besser zu erkennen, allerdings nur bei seitlich einfallendem Licht, nicht bei koaxialer Beleuchtung. Mit einem geeigneten Blaufilter – das für unser Operationsmikroskop im Labor-OP nicht zur Verfügung stand – könnte die Sichtbarkeit wahrscheinlich noch weiter verbessert werden. Soweit das zu zu beurteilen war, wurde der Gerinnungsvorgang nicht beeinträchtigt. Durch den jetzt verfügbaren Mikroapplikator hat diese Anfärbemöglichkeit etwas an Bedeutung verloren, weil die Dosierung exakt begrenzt werden kann. Die Erfahrungen damit werden zeigen, ob man trotzdem Vorteile von einer Anfärbung hätte.

9.12.2 Calciumchloridanteil, Hyaluronsäure, Prostaglandinsynthese-Hemmstoffe

Die während des operativen Eingriffes in mehreren Fällen beobachtete Vergrößerung oder Neuentstehung von Rosetten, die sich bei gelungenem Verschluß der Kapselwunde dann allerdings wieder zurückbilden (s. Abb. 9-14, 9-21, 9-26, 9-27), führen wir auf das Eindringen von Kammerwasser in die Linsenwunde beim Absaugen der geschädigten Linsenrindenanteile zurück, aber auch auf die Applikation der Thrombin-Calcium-Chlorid-Lösung. Es ist daher zu prüfen, ob eine Reduktion des Calcium-Chlorid-Anteiles diesbezüglich Vorteile bringt, ohne eine Beeinträchtigung des Gerinnungsvorganges herbeizuführen. Es kann auch sein, daß diese zusätzliche, in der Regel vorübergehende Schädigung – sofern sie auf der Applikation der Thrombin-Calcium-Chlorid-Lösung beruht – bei Verwendung des Mikroapplikators wegen der gezielteren Applikation kleinerer Mengen, die sofort mit dem Fibrinkleber eine Verbindung eingehen, gar nicht mehr in Erscheinung tritt.

Sollte das Eindringen von Kammerwasser in die noch offene Linsenwunde die Hauptursache sein, so könnte eine Auffüllung der Vorderkammer mit Hyaluronsäure vor der Reinigung der Linsenwunde evtl. Abhilfe schaffen. Dies haben wir noch nicht systematisch erprobt, weil wir die methodischen Änderungen innerhalb der ersten Serie im Interesse der Vergleichbarkeit der Ergebnisse einzelner Entwicklungsschritte der Methode begrenzt halten wollten. Außerdem ist noch nicht geklärt, ob die Hyaluronsäure die Applikation und Haftung des Fibrinklebers beeinträchtigt und ob die nicht ganz vermeidbare Vermischung von Hyaluronsäure und Fibrinogen Nachteile mit sich bringt. Bei einem Patienten mit Doppelperforation (nur vordere Wunde geklebt) und bei einem Linsensteckspliter (s. Tab. 9-7, Patient V.) verwendeten wir Healon® zur Auffüllung der Vorderkammer – ohne sicheren Erfolg. Die Linse trübte sich trotzdem oder deswegen oder – wahrscheinlicher – aus anderen Gründen.

Fagerholm und Mitarb. (1992) haben bei Kaninchen 4 mm lange Einschnitte in die vordere Linsenkapsel gemacht und die Wundheilung an histologischen Schnitten studiert, die speziell zum Nachweis von Hyaluronsäure angefärbt waren. Es fand sich eine deutliche, auf das Wundgebiet beschränkte Anreicherung nach 2 Wochen, woraus zu schließen ist, daß Hyaluronsäure in der Wundheilung eine wichtige Rolle spielt.

Außerdem ist es möglich, daß die Applikation von Hyaluronsäure osmotisch günstig wirkt und es infolge Wasserentzuges erlaubt, auf die Absaugung von geschädigter Linsenrindensubstanz zumindest teilweise zu verzichten. Das hätte erhebliche Vorteile vor allem bei größeren Linsenkapselwunden bzw. schon etwas länger zurückliegenden Unfällen, weil bei einem geringeren Verlust von Linsensubstanz mit weniger Linsenastigmatismus und vor allem mit weniger Kapselfalten zu rechnen wäre. Ob zu diesem Zweck andere osmotisch wirksame Substanzen in betracht kommen, wäre ebenfalls noch zu prüfen.

Fagerholm und *Philipson* (1979) konnten bei Ratten- und Kaninchenlinsen nachweisen, daß es bei der Entwicklung einer traumatischen Katarakt in den subkapsulären Rindenanteilen vor allem zu einer Hydratation kommt und die Grenzflächen zwischen den Bereichen erhöhten und normalen Wassergehaltes wahrscheinlich die Hauptursache der Lichtstreuung sind.

Die prä- (und post-?) operative lokale Applikation von Prostaglandinsynthese-Hemmstoffen haben wir noch nicht erprobt. Die Aufrechterhaltung der Mydriasis während und nach der Operation könnte damit unterstützt werden, doch sind auch negative Einflüsse auf den Heilungsprozeß möglich.

9.12.3 Inhibition der Phasentrennung

Hierbei handelt es sich um einen völlig neuen Ansatz zur Prophylaxe und Therapie der Katarakt (*Morill* 1992, 1993). *Tanaka* und Mitarb. (1975, 1983) hatten bei Untersuchungen in vitro gezeigt, daß die Umwandlung einer normal transparenten Linse in eine Kataraktlinse einer Protein-Wasser-Phasentrennung zuzuschreiben ist. Nach *Clark* und Mitarb. (1983, 1987, 1992) gibt es eine Temperaturgrenze, welche normalerweise deutlich unter der Körpertemperatur liegt. Bei deren Unterschreitung kommt es in vivo zur Phasentrennung und Trübung im Zytoplasma. In verschiedenen Tiermodellen zeigte sich, daß ein Anstieg dieser Temperaturgrenze in Richtung auf die Körpertemperatur eine grundlegende Eigenschaft der frühesten Entwicklungsstadien von Linsentrübungen ist. Durch toxische Substanzen verursachte Verschiebungen dieser Temperaturgrenze und die damit verbundenen Linsentrübungen (Selenium induziert = Calcium induzierte Katarakt) konnten tierexperimentell in vivo durch Verwendung einer der Phasentrennung entgegenwirkenden Substanz (Pantethine®, Oculon Corp., ein Derivat der Pantothensäure) verhindert werden. Diese Substanz kann im Tierexperiment außerdem sowohl die durch Röntgenstrahlen induzierte als auch die diabetische Katarakt verhindern. Untersuchungen zur Wirksamkeit beim Menschen sind eingeleitet. Diese Forschungsarbeiten können zu weiteren Fortschritten in der Behandlung verletzter Linsen führen, da die Substanz möglicherweise in der Lage ist, die Bildung oder Vergrößerung von Rosetten, Vakuolen und Quellungsschäden zu bremen oder zu verhüten. Dieses Pantothensäure-Derivat ist nach *Post* (1993) einer der effektivsten, natürlich vorkommenden Inhibitoren der Phasentrennung. Die klinische Prüfung bei Patienten erfolgt zuerst im Zusammenhang mit Vitrektomien, da (nach *Post*) 40% der Patienten innerhalb 12 Monaten (und bis zu 70% innerhalb 18 Monaten) nach dieser Operation eine Katarakt entwickeln.

9.12.4 Cataracta senilis – Auffüllung des wieder verschlossenen Kapselsackes mit neuem Linsenmaterial

Der Verschluß von Kapselwunden durch Fibrinklebung kann auch dazu beitragen, die Katarakt-Chirurgie bei seniler Katarakt zu revolutionieren. Die Entfernung der getrübten Linsensubstanz durch eine relativ kleine Kapselöffnung ist mit Hilfe der Phakoemulsifikation bereits möglich geworden. Wenn es eines Tages gelingen sollte, eine Substanz zu finden, die den optischen Ansprüchen genügt, von den Linsenepithelien toleriert wird und zur Wiederauffüllung des Kapselsackes verwendet werden kann, dann ist der Weg zu einer Wiederherstellung einer akkommodationsfähigen klaren Linse auch bei seniler Katarakt gefunden. Versuche in dieser Richtung sind schon seit langem immer wieder gemacht worden (*Kessler* 1975). Kürzlich wurden aus der Lübecker Univ.-Augenklinik experimentelle Arbeiten zur Auffüllung des Kapselsackes mit flüssigem, injizierbaren Linsenmaterial, welches mittels Kaltlicht polymerisiert werden kann, veröffentlicht (*Lucke* und Mitarb. 1972; *Hettlich* und Mitarb. 1992). Auf weitere vorangegangene experimentelle Arbeiten zu diesem Thema wird von den Autoren hingewiesen. Der Verschluß der für die Absaugung und die Injektion erforderlichen kleinen Kapselwunden durch die Fibrinklebung könnte diese Methoden wirkungsvoll ergänzen, sofern das für die endgültige Heilung erforderliche vitale Linsenepithel erhalten bleibt.

Literatur

Bakker, A.: Die Regeneration der verwundeten Linsenkapsel von Kaninchenlinsen in der Durchströmungskultur. Albrecht v. Graefes Arch. klin. exp. Ophthalmol. 136 (1937), 333–340

Buschmann, W.: Wiederherstellung einer weitgehend klaren Linse nach perforierender Verletzung. Klin. Mbl. Augenheilk. 181 (1982), 487–489

Buschmann, W.: Operationstechnik und Nachbehandlung bei Linsenverletzungen. Klin. Mbl. Augenheilk. 183 (1983), 241–245

Buschmann, W.: Fibrin sealant in the treatment of perforating injuries of the anterior and posterior lens capsule. In: *Schlag, G.* und *H. Redl* (Hrsg.): Fibrin Sealant in Operative Medicine, Vol. 2, Ophthalmolgy – Neurosurgery, Springer, Berlin, Heidelberg, New York (1986), 63–67

Buschmann, W.: Nachweis und Lokalisation von intraokularen Fremdkörpern. In: *Buschmann, W.* und *H.-G. Trier* (Hrsg.): Ophthalmologische Ultraschalldiagnostik, Springer, Berlin, Heidelberg, New York (1989), 58–64

Buschmann, W.: Microsurgical treatment of lens capsule perforations – part II: Clinical applications and results. Ophthalmic Surgery 18 (1987), 276–282

Buschmann, W.: Erhaltung verletzter Linsen durch mikrochirurgische Versorgung der Kapselwunden. Klin. Mbl. Augenheilk. 196 (1990), 329–333

Buschmann, W.: Fibrinogen glue helps preserve wounded lens. Ocular Surgery News 4 (1993), 25–26

Buschmann, W.: Zentralisierung der linsenerhaltenden Versorgung von Linsenverletzungen. Der Augenspiegel 40 (1994), H. 5, 48–51 und H. 7, 57

Buschmann, W., O. Gehrig und *H. Raab:* Zur Behandlung von Verletzungen der vorderen Linsenkapsel. Ber. Dtsch. Ophthalmol. Ges. 78 (1981), 533–540

Buschmann, W., A. Stemberger, G. Blümel und *W. Leydhecker:* Fibrinklebung und antifibrinolytische Nachbehandlung von Bindehautwunden. Klin. Mbl. Augenheilk. 184 (1984), 185–188

Buschmann, W., W. Waller und *D. Behringer:* Bisherige Ergebnisse in der Behandlung von Verletzungen der Linsenkapsel. Fortschr. Ophthalmol. 81 (1984), 59–61

Buschmann, W., O.M. Gehrig, E. Vogt, H. Raab und *M. Römer:* Microsurgical treatment of lens capsule perforations – part I: Experimental research. Ophthalmic Surgery 18 (1987), 731–773

Clark, J.I., J.R. Neuringer und *G.B. Benedek:* Phase separation and lens cell age. Journal of Gerontology 38 (1983), 287–292

Clark, J.I., Th.B. Osgood und *S.J. Trask:* Inhibition of phase separation by reagents that prevent X-irridation cataract in vivo. Exp. Exe Res. 45 (1987), 961–967

Clark, J.I. und *E. Steele:* Phase-separation inhibitors and prevention of selenite cataract. Proc. Natl. Acad. Sci. USA 89 (1992), 1720–1724 (Biophysics)

Davson, H.: Physiology of the ocular and cerebrospinal fluids. J. & A. Churchill Ltd., London (1956), 60–76

Duke-Elder, S.: System of Ophthalmology. Mechanical Injuries. Vol. XIV, part I, Kimpton, London (1972), 121–142, 351–360 und 528–529

Ehrich, W. und *K. Kolbegger:* Posttraumatische einseitige Aphakie und Kontaktlinse – binokulare Funktionen beim Erwachsenen. Albrecht v. Graefes Arch. klin. exp. Ophthalmol. 197 (1975), 177–192

Fagerholm, P. und *B.T. Philipson:* Experimental traumatic cataract. Invest. Ophthalmol. Visual Sci. 18 (1979), 1151–1159

Fagerholm, P., Th. Fitzsimmons, A. Härfstrand und *M. Schenholm:* Reaktive formation of hyaluronic acid in the lens. International Symposium on Ocular Trauma, Genf 1992

Fisher, R.F. und *J. Wakely:* Changes in lens fibres after damage to the lens capsule. Trans. ophthal. Soc. U.K. 96 (1976), 278–284

Freigan, B. und *H. Weerda* (Hrsg.): Fibrinklebung in der Otorhinolaryngologie. Springer, Berlin, Heidelberg, New York 1992

Gareis-Helferich, E., W. de Decker, G. Gross, P. Dokter und *H. Geering:* Bindehautverschluß durch fibrinöse Verklebung. Klin. Mbl. Augenheilk. 153 (1968), 74–78

Gebhardt, Ch. (Hrsg.): Fibrinklebung in der Allgemein- und Unfallchirurgie, Orthopädie, Kinder- und Thoraxchirurgie. Springer, Berlin, Heidelberg 1992

Gehrig, O.M.: Fibrinklebung der Linse nach Verletzung der vorderen Linsenkapsel. Med. Diss. Würzburg 1982

Gross, G.: Kryoextraktion der Linse. Klin. Mbl. Augenheilk. 149 (1966), 185–191

Hettlich, H.-J., K. Lucke und *Ch.F. Kreiner:* Light-induced endocapsular polymerization of injectable lens refilling materials. German J. Ophthalm. 1 (1992), 346–349

Hockwin, O., V. Dragomirescu und *H.-R. Koch:* Photographic documentation of disturbances of the lens transparency during ageing with a Scheimpflug camera system. Ophthalmic. Res. 11 (1979), 404–410

Keeney, A.H.: Intralenticular foreign bodies. Arch. Ophthal. (Chicago) 86 (1971), 499–501

Kessler, J.: Lens refilling and regrowth of lens substance in the rabbit eye. Annals of Ophthalmology, Vol. 7 (1975), 1059–1062

Koerner, F. und *M. Boehnke:* Clinical use of recombinant plasminogen activator for intraocular fibrinolysis. German J. Ophthalmol. 1 (1992), 354–360

Kuhn, F., R. Morris, C.D. Witherspoon, Ch.L. Harris und *S. Brown:* Magnetische intraokulare Fremdkörper im hinteren Augenabschnitt. Ophthalmologe 90 (1993), 539–548

Levi-Minzi, S. und *G. Zavarise:* Sul passagio nei liquidi intraoculari dell'eparina somministrata per via locale. Ann. Ottal. 97 (1971), 187–194

Lucke, K., H.-J. Hettlich und *Ch.F. Kreiner:* A method of lens extraction for the injection of liquid intraocular lenses. German J. Ophthalm. 1 (1992), 342–345

Morill, K.: Cataract inhibitor nears end of animal testing. Ocular Surgery News 3 (1992), 6–7

Morill, K.: Cataract inhibitor enters efficacy study. Ocular Surgery News 4 (1993), 3

Naumann, G.O.H.: Pathologie des Auges. Springer, Berlin, Heidelberg, New York (1980), 184 und 204

Pandolfi, M.: Studies on fibrinolysis in some tissues and aqueous humour. Med. Diss. Lund (1969), 15–19

Post, Ch.T.: Cataract inhibitor enters efficacy study. Ocular Surgery News 4 (1993), 39

Raab, H.: Untersuchungen zur Fibrinklebung der menschlichen Linse nach Verletzung der vorderen Linsenkapsel, Med. Diss. Würzburg 1983

Redl, H., G. Schlag und *H.P. Dinges:* Einfluß ionischer Zusätze auf Fibrinstruktur sowie Morphologie und Wachstum menschlicher Fibroblasten – Vergleich zweier Fibrinkleber. Die Medizinische Welt 36 (1985), 3–10

Redl, H. und *G. Schlag:* Fibrin sealant and its modes of application. In: *Schlag, G.* und *H. Redl* (Hrsg.): Fibrin Sealant in Operative Medicine, Vol. 2, Ophthalmolgy – Neurosurgery, Springer, Berlin, Heidelberg, New York 1986

Riebel, O.: Cataracts caused by intralental foreign bodies (suggestion of treatment). Českoslov. ofthalmol. 14 (1958), 56–59 (Ref. in Zbl. Ophthalmol. 44 (1958), 233)

Riebel, O.: Unsere Erfahrungen mit der Extraktion von Eisensplittern aus der ungetrübten Linse. Klin. Mbl. Augenheilk. 149 (1966), 506–512

Riebel, O.: Extraction of magnetic foreign bodies from the clear lens. Amer. J. Ophthalmol. 88 (1979), 935–938

Römer, M.: Untersuchungen zum Verschluß von Linsenkapselwunden mittels fibringeklebter Kapseltransplantate. Med. Diss. Würzburg 1985 (Manuskript)

Schiefelbein, B.: Ergebnis operativer Versorgung nach perforierender Augenverletzung. Klin. Mbl. Augenheilk. 200 (1992), 692–693

Schilling, M., A. Heiligenhaus und *K.-B. Mellin:* Gewebs-Plasminogen Aktivator (tPA) zur Therapie von Fibrinmembranen nach Kataraktoperationen. 92. Tagung der Deutschen Ophthalmol. Gesellschaft, Mannheim 1994

Schimpf, K. (Hrsg.): Fibrinogen, Fibrin und Fibrinkleber. Schattauer, Stuttgart, New York 1980

Schirmer, O.: Histologische und histochemische Untersuchungen über Kapselnarbe und Kapselkatarakt nebst Bemerkungen über das physiologische Wachstum und die Struktur der vorderen Linsenkapsel. Albrecht v. Graefes Arch. klin. exp. Ophthalm. 35 (1889), 220–270

Schlag, G. und *H. Redl* (Hrsg.): Fibrin Sealant in Operative Medicine, Vol. 2, Ophthalmolgy – Neurosurgery, Springer, Berlin, Heidelberg, New York 1986

Schmut, O. und *H. Hofmann:* Der Nachweis von Antithrombin III im menschlichen Kammerwasser. Albrecht v. Graefes Arch. klin. exp. Ophthalmol. 210 (1979), 219–221

Stanek, G., P. Bösch und *P. Weber:* Über die Keimvermehrung in einem Fibrin-Klebesystem im Vergleich zu Blut und das Lyseverhalten mit und ohne Faktor XIII. In: *Schimpf, K.* (Hrsg.): Fibrinogen, Fibrin und Fibrinkleber. Schattauer, Stuttgart, New York (1980), 239–241

Steinkamp, G.W.K., W. Heider, R. Schalnus und *O. Hattenbach:* Intraokulare rt-PA Injektion bei Fibrinbildung nach kombinierter Glaukom- und Kataraktoperation. 92. Tagung der Deutschen Ophthalmol. Gesellschaft, Mannheim 1994

Tabatabay, C., St. Bernatchez und *D. Belin:* Urokinase-type plasminogen activator in human aqueous humor. 2nd International Symposium on Ocular Trauma, Genf (1992), 62

Tanaka, T. und *B. Benedek:* Observation of protein diffusivity in intact human and bovine lenses with application to cataract. Invest. Ophthalmol. 14 (1975), 449–456

Tanaka, T., S. Rubin, S.T. Sun, I. Nishio, W.H. Tung und L.T. Chylack: Phase separation in rat lenses cultured in low glucose media. Invest. Ophthalmol. Vis. Sci. 24 (1983), 522–525

Unakar, N.J., C.V. Harding Jr., J.R. Reddan und *R.A. Shapiro:* Characterization of wound healing in the rabbit lens. J. Microscopie 16 (1973), 309–320

Vannas, S.: Experimental and clinical investigations into the effect of locally administered heparin on the eye. Acta ophthalmol. (Kbh). Suppl. 40 (1952), 5–101

Vogt, E.: Verschluß von Verletzungen der vorderen Linsenkapsel mittels Kapseltransplantat und Fibrinklebung. Med. Diss. Würzburg 1984

10 Fibrinklebung in der Orbitachirurgie

W. Buschmann

10.1 Enukleationen

Busacca (1938) setzte ein selbst hergestelltes pulverförmiges Blutplättchen-Präparat zur lokalen Blutstillung nach Enukleationen ein. Mit dem jetzt erhältlichen Fibrinogenkonzentrat-Gewebekleber dürfte die Blutstillung noch besser zu erreichen sein. Auf die Verwendung des kommerziell hergestellten Fibrinklebers (Tissucol) zur Fixation von Implantaten nach Enukleation wurde im Kap. 7 hingewiesen.

10.2 Orbitawand-Defekte

Auch in der Rekonstruktion der Orbitawände leistet dieser Fibrinkleber gute Dienste. Hierbei muß jedoch darauf geachtet werden, daß der Fibrinkleber nicht mit beweglichen Teilen des Orbitainhaltes (Orbitafett, Muskelscheiden, Muskeln) in Berührung kommt, da dann die Schrumpfung des Gerinnsels und die Narbenbildung zu erheblichen Motilitätseinschränkungen führen könnten. Deshalb werden posttraumatische Orbita-Wanddefekte bzw. Defekte der Periorbita mit lyophilisierter Dura abgedeckt, die nur zur Orbitawand hin mit Fibrinkleber fixiert wird.

Bei der Orbitadekompressions-Operation nach *Buschmann* und *Richter* (1984), mit welcher eine rasche und wirksame Entlastung der Augenhöhle bei schweren Verläufen der endokrinen Orbitopathie (M. Basedow) und eine wesentliche Motilitätsverbesserung erzielt werden, ist die Entfernung der medialen Orbitawand und der Siebbeinzellen erforderlich. Außerdem werden Teile des Orbitadaches (= Stirnhöhlenboden) und des Orbitabodens (= Dach der Kieferhöhle) entfernt, um den geschwollenen Geweben ausreichend Platz zu verschaffen. Die Orbita soll aber nicht zu einem Nebenraum der Nase werden, sondern als steriler Bereich völlig von dieser getrennt bleiben. Deshalb ist es notwendig, die vorhandenen Öffnungen des ausgeräumten Siebbeines zur Nase hin mit Lyodura abzudecken. Auch hierbei bewährte sich die Befestigung der Dura-Implantate mit Fibrinkleber sehr gut. Bei Einbeziehung von Teilen der Stirnhöhle und der Kieferhöhle in die Erweiterung der Orbita werden die verbleibenden Anteile von Kieferhöhle und Stirnhöhle ebenfalls mit Hilfe fibringeklebter Lyodura von der erweiterten Orbita abgegrenzt (*Richter, Kley* und *Buschmann* 1984).

Für diese Anwendungen werden größere Fibrinogenmengen benötigt, so daß man statt der 0,5 ml-Abpackung ggf. besser die 1,0 ml Packung verwendet. Der Fibrinkleber kann hier mit dem beigefügten Duploject-System simultan mit der Thrombinlösung aufgetragen werden; unsere Kooperationspartner aus der HNO-Klinik bevorzugten es jedoch häufig, die beiden Kleberkomponenten nacheinander mit 1 ml-Spritzen aufzutragen. Nach kurzem Andrücken ist die Lyodura durch den Kleber gut fixiert. In der Nachbehandlung dieser Patienten fiel auf, daß trotz der erheblichen Verlagerung von Muskelanteilen, die zur Entlastung des Sehnerven erforderlich ist, und trotz der krankhaften Veränderungen der Augenmuskeln die Motilitätsergebnisse postoperativ bei Basedow-Patienten in der Regel erheblich besser sind als nach Orbita-Traumen, die mit Wandfrakturen und Gewebseinklemmungen verbunden waren.

Deshalb ist davon auszugehen, daß die Techniken zur Versorgung von traumatisierten und frakturierten Orbitawänden noch deutlich verbessert werden müssen. Es kann nicht mehr empfohlen werden, Frakturspalten mit grober Kraft zu erweitern und eingeklemmtes Gewebe herauszuhebeln sowie Periorbita-Defekte offen zu lassen und nur die Knochenwand bestmöglich zu rekonstruieren. Vielmehr wird man es bevorzugen müssen, in Frakturspalten eingeklemmte Orbitagewebe sehr vorsichtig und schonend zu befreien durch temporäre Herausnahme knöcherner Anteile auf einer Seite des Frakturspaltes. Nach schonender Befreiung der an den Knochenzacken des Frakturrandes verhakten weichen Gewebsanteile ist die Periorbita durch Naht und durch Lyodura wieder herzustellen, wobei die Lyodura auf die rekonstruierte knöcherne Orbitawand aufgeklemmt wird. Ein intensives Motilitätstraining, möglichst unmittelbar postoperativ beginnend, ist sowohl bei Dekompressions-Operationen als auch bei Trauma-Versorgungen für das Erreichen einer guten postoperativen Motilität entscheidend wichtig, nach schweren Schädel-Hirntraumen aber leider nicht früh genug zu verwirklichen.

10.3 Hämangiome der Lider und der Orbita

Krüger (1986) hat über günstige Verläufe bei kavernösen und bei kapillären Hämangiomen nach (wiederholter) Fibrinkleber-Injektion in die Gefäßkonvolute berichtet. Es kam zur Thrombosierung der Geschwulstgefäße und zur weitgehenden Rückbildung oder völligem Verschwinden der Tumoren. Bei vielen Patienten erleichterte die Regression der Gefäßgeschwülste die chirurgische Entfernung, die unmittelbar nach der Thrombosierung erfolgte. Trotz dieser Erfolge ist die Fibrinkleber-Injektion in Hämangiome umstritten. *Krüger* vertritt die Auffassung, daß bei simultaner Applikation beider Gewebekleberkomponenten (mit hoher Thrombinkonzentration) in Blutgefäße sofort ein festhaftender Thrombus entsteht, so daß eine davon ausgehende Embolie unwahrscheinlich sei. Er verwendete die Methode auch bei Kindern mit stark pulsierend durchbluteten Hämangiomen. Eine vorausgehend vorgenommene Angiographie läßt größere Abfluß-Gefäße erkennen, die man evtl. unterbinden könnte. Letzteres erwies sich bei *Krügers* Patienten nicht als erforderlich.

Zur Behandlung von Hämangiomen stehen andere Verfahren zur Verfügung, die nicht mit einem möglichen Embolie-Risiko behaftet sind. Eine sehr sorgfältige Abwägung von Risiko und Nutzen dieser Therapieform ist daher erforderlich, desgleichen eine besonders ausführliche Aufklärung des Patienten (bzw. der Eltern). *Krüger* selbst verwendete die Kryochirurgie mit NO_2 Lachgas-Kryogeräten (teilweise auch mit einem Stickstoff-**Sprüh**-Gerät) bei kleineren Hämangiomen ohne Fibringabe erfolgreich, bei größeren Hämangiomen zusätzlich zur Fibrininjektion. Mit flüssigem Stickstoff (N_2) läßt sich eine noch weitaus stärkere kryotherapeutische Wirkung erzielen, insbesondere bei Verwendung geschlossener Kryosonden, die eine Kompression der Tumoren während der Kälteapplikation erlauben. *Matthäus* (1989) sowie *Scholz* und *Sebastian* (1989) behandelten damit auch große Hämangiome mit gutem Ergebnis – ohne gleichzeitige Fibrinogeninjektion.

Literatur

Busacca, A.: Advantages of use of coagulants in ocular operations especially in extraction of cataract and in plastic operations. Arch. Ophthalmol. 20 (1938), 406–409

Buschmann, W. und *W. Richter:* Ophthalmorhinochirurgische Entlastungsoperation bei malignem endokrinen Exopthalmus. Klin. Mbl. Augenheilk. 185 (1984), 1–8

Krüger, A. New aspects of haemangioma treatment. In: *Schlag, G.* und *H. Redl:* Fibrin Sealent in Operative Medicine, Vol. 4. Plastic Surgery-Maxillofacial and Dental Surgery, Springer, Berlin, Heidelberg (1986), 127–132

Matthäus, W.: Kryotherapie des Hämangiomes. In: *Matthäus, W.* (Hrsg.): Kryotherapie in Ophthalmologie und Dermatologie und Grundlagen der therapeutischen Kälteanwendung. G. Fischer, Stuttgart, New York (1989), 229–232

Richter, W., W. Kley und *W. Buschmann:* Ethmoidektomie und Orbita-Dekompression bei endokriner Orbitopathie. Laryng. Rhinol. Otol. 63 (1984), 356–360

Scholz, A. und *G. Sebastian:* Kryotherapie benigner Tumoren. In: *Matthäus, W.* (Hrsg.): Kryotherapie in Ophthalmologie und Dermatologie und Grundlagen der therapeutischen Kälteanwendung. G. Fischer, Stuttgart, New York (1989), 265–269

Sachregister